التوازن الجميل

دليلك الصحي والنفسي نحو التغذية الجيّدة والحياة السعيدة.

زوي بالمر-رايت

دار جامعة حمد بن خليفة للنشر
HAMAD BIN KHALIFA UNIVERSITY PRESS

التوازن الجميل
دليلك الصحي والنفسي نحو التغذية الجيّدة والحياة السعيدة.

الطبعة العربية الأولى عام ٢٠١٩
دار جامعة حمد بن خليفة للنشر
صندوق بريد ٥٨٢٥
الدوحة، دولة قطر
www.hbkupress.com

حقوق النشر © محمد المسند، ٢٠١٩
الحقوق الفكرية للمؤلف محفوظة

....

جميع الحقوق محفوظة.
لا يجوز استخدام أو إعادة طباعة أي جزء من هذا الكتاب بأي طريقة بدون الحصول على الموافقة الخطية من الناشر باستثناء في حالة الاقتباسات المختصرة التي تتجسد في الدراسات النقدية أو المراجعات.

الترقيم الدولي: ٩٧٨٩٩٢٧١٢٩٨٩٦

....

فهرسة مكتبة قطر الوطنية أثناء النشر:
يوجد بيانات فهرسة متاحة من خلال موقع مكتبة قطر الوطنية (http://elibrary.qnl.qa/iii/encore)

جدول المحتويات

شكر وامتنان 5

بين يدي الكتاب 7

إطار الصحة: ركائز الصحة البدنية والنفسية الست 9

فلسفتي للطعام 13

الطعام دواء 17

طعامنا والأرض 18

المكوِّنات الجيِّدة هي الأساس 21

الأكل بوعي 35

نهج متوازن 39

وصفات إعداد الطعام 45

السموثي والمشروبات 47

الإفطار 61

الغداء والعشاء 77

الوجبات الخفيفة والحلويات 125

قائمة طعام لخمسة أيام 136

دليل مكوِّنات الطعام الصحي والمفيد 165

الفهرس 166

شكر وامتنان

أود أن أعرب في مستهل هذا الكتاب عن جزيل شكري وعظيم امتناني لكل من ساهم في خروج هذا العمل إلى النور. ولعلَّ أول هؤلاء الأفراد وأعمقهم أثرًا هو محمد المسند الذي لم يألُ جهدًا في شحذ همتي وإسداء النصيحة لي، فضلًا عن توفيره سبل الدعم اللازمة لإتمام هذا العمل، ولولاه ما كان هذا الكتاب ليجد سبيله بين يدي القراء، فالشكر له موصول على إيمانه بهذا العمل وثقته التي أودعها إيايَّ.

كما لا يسعني سوى الامتنان لـ كريسي هاركورت-وود إزاء جهدها الدؤوب في إعداد الوصفات المبتكرة للوجبات، فقد أمضينا معًا وقتًا ممتعًا بين جنبات المطبخ، نطهو الوصفات الجديدة، ونجرِّبها ونتذوَّقها.

ولا أنسى أن أشكر كلير باربوزا وجولي هوبر على الصور الفوتوغرافية الرائعة، وتصميمهما الخلاب للمأكولات، فقد أماطا اللثام عن وجهٍ مختلفٍ للأطعمة الصحية، يجعل منها وجبات شهية، ومُستساغة، وجذَّابة في الوقت ذاته.

والشكر موصول أيضًا لـ ماريا سيكل-جلكمان والدكتور سيجفريد تريفزر، نظير إرشادهما وتوجيههما لي.

وكذا أتوجه بالشكر إلى عملائي وطلابي الذين عرفتهم على مدار العديد من السنوات، وتعلَّمت بفضلهم الكثير من الأشياء.

وفي الختام، أجدها فرصةً مواتية لأعبر عن خالص امتناني لأفراد عائلتي، الذين غمرتني محبتهم: فيكي، وجون، ولا، وميلي، ودان، وماكس، وسكارليت، وديكستر، ومابل، وكذا أصدقائي المخلصين الذين أسروني بدعمهم وأسعدوني بودهم.

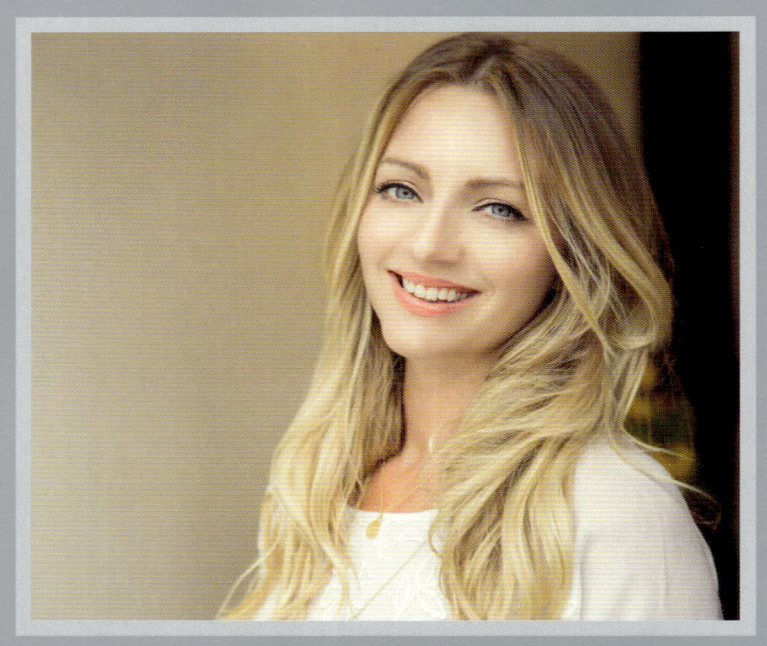

زوي بالمر-رايت

بين يدي الكتاب

تكمن غايتي من وضع هذا الكتاب في أن أُبيِّن للقارئ الكريم أنَّ الطعام الصحي يفوق في روعة مذاقه وتميُّزه غيره من الأطعمة المعالَجة والوجبات السريعة بمراحل كثيرة، إذ إنه يعمل على تنشيط براعم التذوُّق، بجانب إمداد الجسم بما يحتاج إليه من مقوِّمات. وسيكتشف كل من يطالع هذه الصفحات أنه بمجرد أن يعتاد على الطعام الصحي، فلن يصبح الطعام المعالَج، الذي كثيرًا ما استمتع به، مُستساغًا لديه، بل ستتلاشى رويدًا رويدًا رغبته في تناوله. أعلم جيدًا أنَّ الأمر قد يبدو مستغربًا للوهلة الأولى، لكني أصدقك القول بأنَّ هذا ما ستقف على صحته بنفسك. فأنا لم آتِ بهذه المُحصِّلة من فراغ، بل كانت ثمرة تجربة شخصية صحبني خلالها عملائي الذين شاركوني غمارها، وأيَّدت آراؤهم على الدوام ما انتهيت إليه.

آن الأوان للإقلاع عن الحمية، واستبدالها بأطعمة لذيذة تأسر شغاف قلبك بمذاقها الفريد!

من الآن فصاعدًا، سيتسنى لك بكل سهولة الانتقاء بين باقة حافلة من أنواع الطعام الشهي والمفيد، التي لن تتوانى عن مشاركة طرق إعدادها مع من تحب. وأعتقد أنَّه ليس ثمة شعور أفضل من الحصول على وجبات تبدو شهية في مذاقها، ومفيدة في تكوينها، وتُشبع، في الوقت ذاته، احتياجات جسمك.

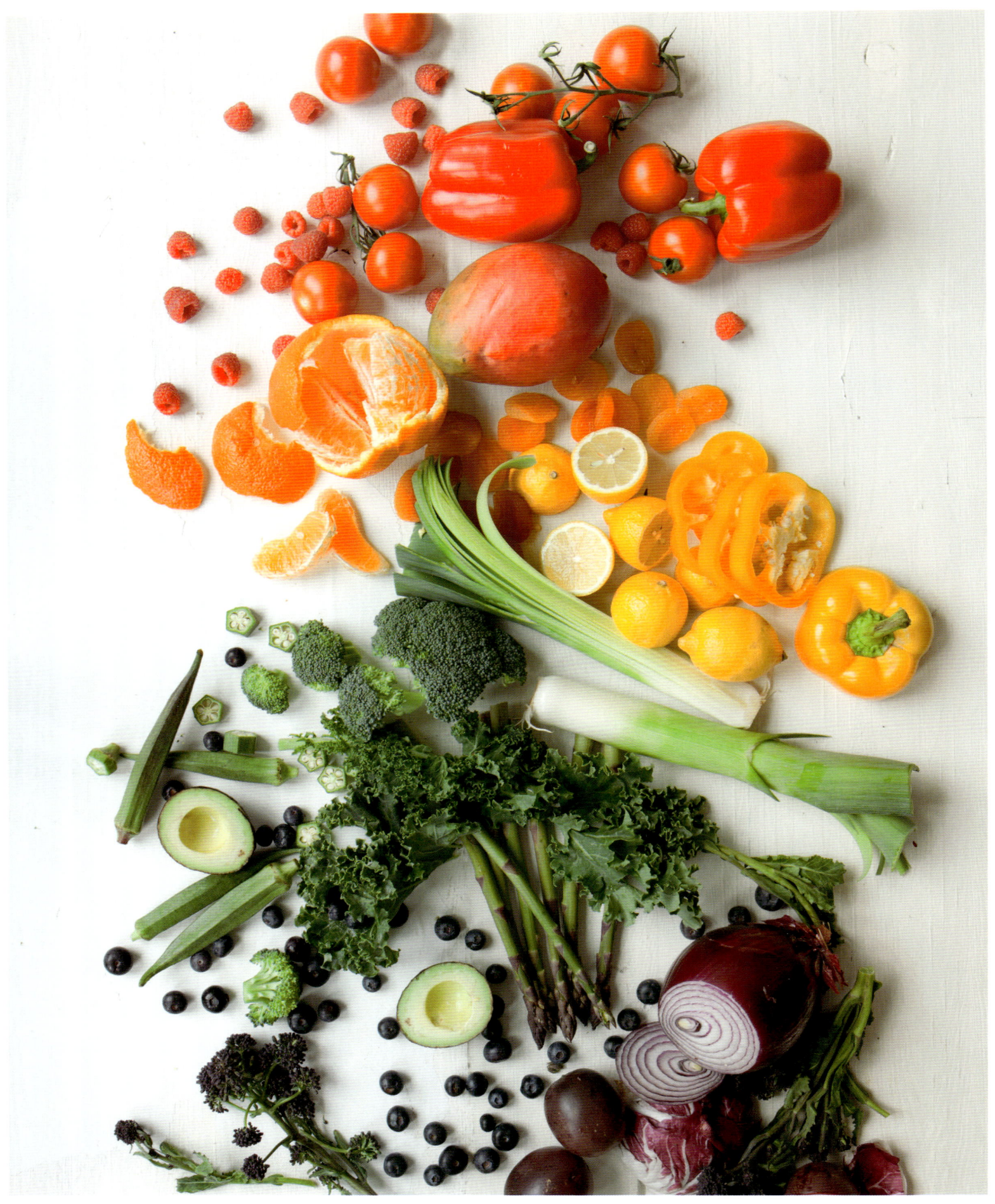

إطار الصحة
ركائز الصحة البدنية والنفسية الست

يجمع مصطلح «الصحة» في مفهومه بين مظاهر العافية والسلامة البدنية والذهنية والاجتماعية في أتم صورها، ولا يقتصر على خلو الجسم من الأمراض أو العلل.

وقد بدا لي جليًّا أنَّ هذا التعريف، الذي يتسم بشموليته، من الأهمية بمكان، إذ لا يساورني أدنى شك في أنَّ الصحة المثالية هي حصيلة اتباع نهج متعدِّد الطرائق، يفضي في نهايته إلى العناية بأنفسنا، والحفاظ على صحتنا. ويقوم هذا النهج على الاهتمام بالجانبين العقلي والنفسي، وليس البدني فحسب.

من هذا المنطلق، أدعم عملائي من خلال تبنِّي نهج شمولي، يُسهم في وضع أيديهم على العديد من الوسائل التي تعمل على الارتقاء بمستوى صحتهم.

ويتلخَّص إطار الصحة الذي أُقدِّمه لهم في ركائز ست رئيسية، أنشد من خلالها الوصول إلى غايتي. وألفت الانتباه إلى أنَّ كل ركيزة من هذه الركائز لا تقل في أهميتها عن أختها، وفي حال أولينا كلًّا منها مزيدًا من الاهتمام، ستكون النتيجة الحتمية هي الحصول على معدلات كبيرة من الصحة والسعادة.

ركائز الصحة البدنية والنفسية الست

النوم

التغذية

التواصل الاجتماعي

الحركة

وجود غاية

التفكير الإيجابي

التغذية هي اختيار الأطعمة والمشروبات عالية الجودة، التي تتميز بوفرة عناصرها الغذائية اللازمة لنمو الجسم بشكل سليم، إذ يجب أن يحصل الجسم، من خلال هذه الأطعمة والمشروبات، على كفايته من أفضل وحدات البناء الضرورية لتكوين الأنسجة والخلايا الجديدة. فالنظام الغذائي السليم يمنح الإنسان أعلى مستوى من الحيوية، ويجعله في حالة مزاجية متوازنة، ويضمن له السلامة العقلية والنفسية، ذلك أنَّه يساعد أعضاء الجسم، كالجهاز الهضمي والمخ، في أداء مهامها بكفاءة عالية. إضافةً إلى ما سلف، يساعد هذا النظام الغذائي السليم الإنسان في النمو بشكل جيد، ويعمل على تغيير التعبير الجيني في أجسامنا، ويقف حائط صدٍّ منيعًا أمام الإصابة بالأمراض المزمنة. أما عند اتباع نظام غذائي غير صحي، فسيسلب هذا النهج منَّا على المدى البعيد طاقة أجسامنا، وسيُسفر عن الإصابة بالسمنة والأمراض المزمنة (مثل: أمراض الجهاز الهضمي، وأمراض القلب، والسرطانات، وداء السكري من النوع 2).

الحركة هي الانخراط في الأنشطة المعيشية التي تتضمَّن الأعمال البدنية اليومية (مثل: المشي، والعناية بالحديقة). وتقوم هذه الركيزة على ممارسة الأنشطة البدنية بصورة منتظمة وعلى النحو الذي يُعزِّز من قوة البدن ومرونته، إضافةً إلى العناية بوضعية الجسم وصحة العمود الفقري. ومن المعروف أن للأنشطة البدنية أثرًا عميقًا ومفيدًا للجسم والعقل، على حدٍّ سواء. فكما تُسهم هذه الأنشطة في بناء العضلات، وتقوية العظام، وتحسين عملية الهضم، فإنَّها تحمي الإنسان من الإصابة بالتوتر والقلق والاكتئاب، وتُخفِّف من حدة تلك الأعراض عند حدوثها. على الجانب الآخر، نجد أنَّ نمط الحياة الذي يتسم بالدعة والخمول يُعدُّ مؤشرًا خطيرًا لاحتمالية إصابة الإنسان بنوبات الاكتئاب، ومشكلات الجهاز الهضمي، وأمراض القلب والأوعية الدموية، ناهيك عن الإصابة ببعض أنواع السرطان، وداء السكري، والسمنة.

التفكير الإيجابي هو الآلية التي نتصوَّر بها الأشياء، والمهارات والعادات التي نكتسبها للحفاظ على سلامتنا على الجانبين العقلي والنفسي. وتقوم هذه الركيزة على الارتقاء بمهاراتنا وقناعاتنا الاجتماعية، بما في ذلك اكتساب مشاعر احترام الذات، والاعتزاز بالنفس، وغرس قيم التعاطف الذاتي، إضافةً إلى الإلمام باستراتيجيات التعامل مع التجارب الصعبة والمواقف المؤثرة. وفي حال غياب مثل هذا النوع من التفكير، يوجد ما يُسمَّى بـ«التفكير السلبي»، والذي تتبعه حالة من التردي في المهارات الاجتماعية والعاطفية، الأمر الذي قد يُسهم بدوره في وقوع أضرار جسيمة على صحة الإنسان، وربما يُفضي في نهاية المطاف إلى الإضرار بعلاقاته الاجتماعية أو تدميرها. ليس هذا فحسب، بل من شأن هذا النوع من التفكير أن يُفوِّت على الإنسان العديد من الفرص، ويحُول دون اكتسابه المزيد من الخبرات.

النوم هو الحصول على قسط وافٍ من النوم العميق من أجل تعزيز قدراتنا على القيام بأعمالنا اليومية، وبناء أنسجة أجسامنا وإصلاحها، وتقوية جهاز المناعة، والحد من فرص الإصابة بالأمراض الخطيرة. كما يعمل النوم الجيِّد على خفض معدلات ضغط الدم، وتحسين كفاءة الذاكرة، وزيادة مستوى التركيز. ولا يخفى ما للنوم من أثر ملحوظ في تحسين الحالة المزاجية، إذ يُضفي على الإنسان شعورًا بالسعادة والأريحية، يجعله حاضر الذهن وهادئ الأعصاب. وعلى العكس من ذلك، يرتبط الأرق المزمن بأمراض القلب، والأوعية الدموية، وداء السكري، والوفاة المبكرة، ارتباطًا وثيقًا. ومما هو معلوم، أنَّ للسهاد وقلة النوم دورًا كبيرًا في زيادة الوزن، ذلك أنَّهما يُسببان خللًا في توازن الهرمونات المنظِّمة للإحساس بالجوع، وبالتالي تزداد شهية الإنسان وتتنامى رغبته في تناول الأطعمة الدسمة والأخرى الغنية بالسكر والكربوهيدرات.

التواصل الاجتماعي هو أمر لا غنى عنه للإحساس بالسعادة التي تنعكس على صحة الإنسان وعافيته. فانخراط الإنسان في المجتمع، وتكوينه روابط اجتماعية متينة، يُعزِّزان من صحة الجهاز المناعي لجسمه، ويُسرِّعان من وتيرة التعافي من الأمراض. كما يسهم التواصل الاجتماعي في اكتساب مشاعر احترام الذات، والثقة بالنفس، والتعاطف مع الآخرين، وجميعها من مسببات طول العمر. على الجانب الآخر، أثبتت الدراسات أنَّ قلة التواصل الاجتماعي، والعزلة والوحدة، تحمل في طياتها عواقب وخيمة على صحة الإنسان وعافيته، فهي تجلب له عددًا من الأمراض (مثل: ارتفاع ضغط الدم، والسمنة)، وتحثه على التدخين، ناهيك عن أنَّها تجعل الإنسان فريسة للقلق، والاكتئاب، والإدمان، ولربما تدفعه إلى الانتحار.

وجود غاية أعني به أن يشعر الإنسان بأنَّ له هدفًا في هذه الحياة. وتقوم هذه الركيزة على السمو بالنفس والتخلي عن مشاعر الأنانية، بحيث يدرك الإنسان أنَّ لحياته هدفًا أسمى يتجاوز أطماعه ونزواته. وقد تجد هذه المعاني طريقها إلى الإنسان من خلال المعتقدات أو الروحانيات، ولربما تجد طريقها كذلك من خلال الأنشطة التي تشبع أرواحنا وتفتح السبيل أمامنا للتواصل مع الآخرين، وخدمتهم، والمشاركة في تحقيق نفع يعود على الجميع، أو من خلال الأنشطة التي تحثنا على التأمل في مغزى الحياة، والتفتيش في طياتها عن إجابة لأسئلتها المُحيِّرة للعقل. فإيجاد مغزى من وراء الحياة يُسهم في تعزيز صحتنا النفسية، ويملؤنا بالقناعة والرضا، كما يُضفي علينا شعورًا بالسعادة والطمأنينة عند خلودنا إلى النوم، ناهيك عن دوره في الحد من مخاطر الإصابة بأمراض القلب والخرَف.

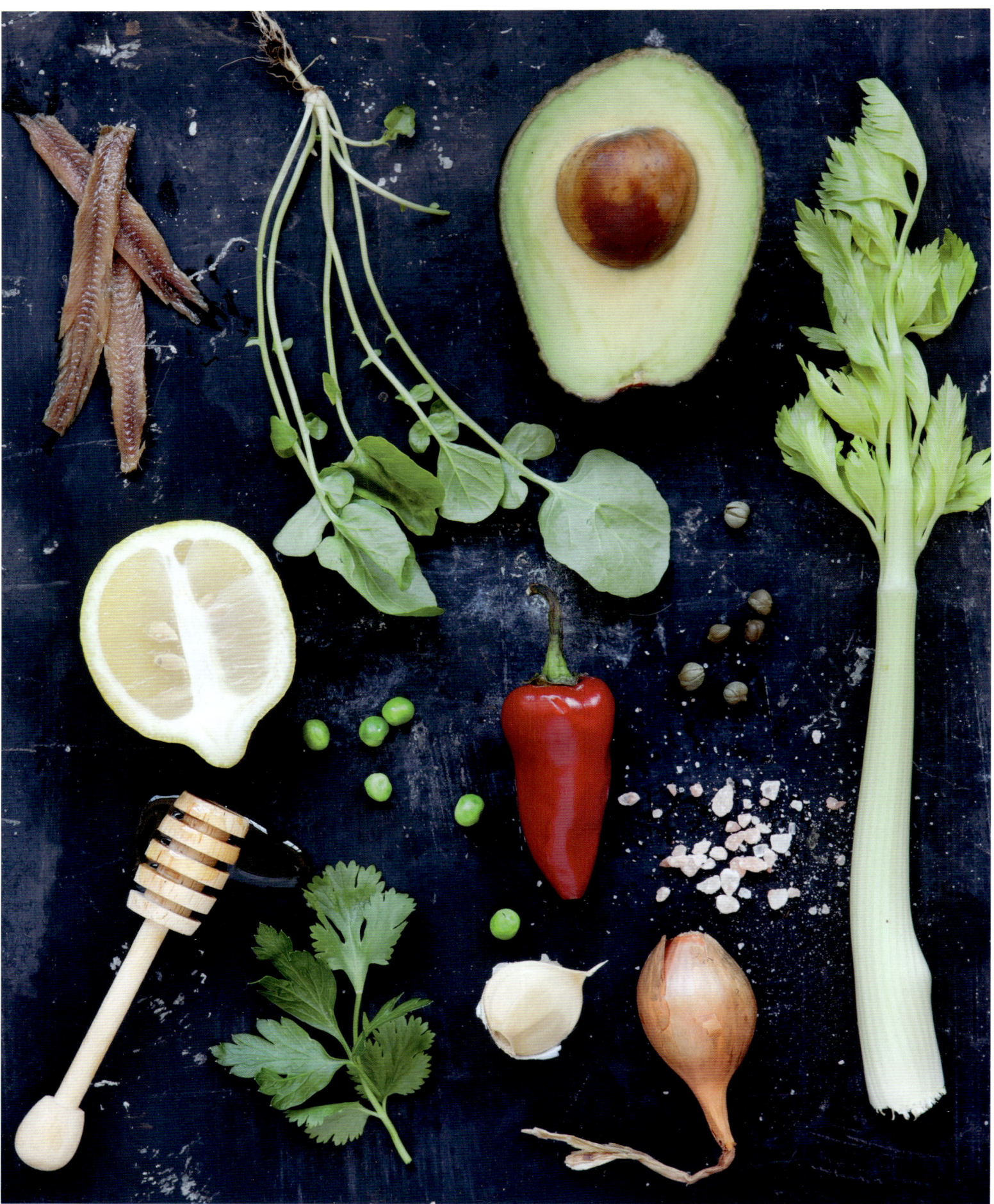

فلسفتي للطعام

الطعام دواء

طعامنا والأرض

المكوِّنات الجيِّدة هي الأساس

الأكل بوعي

نهج متوازن

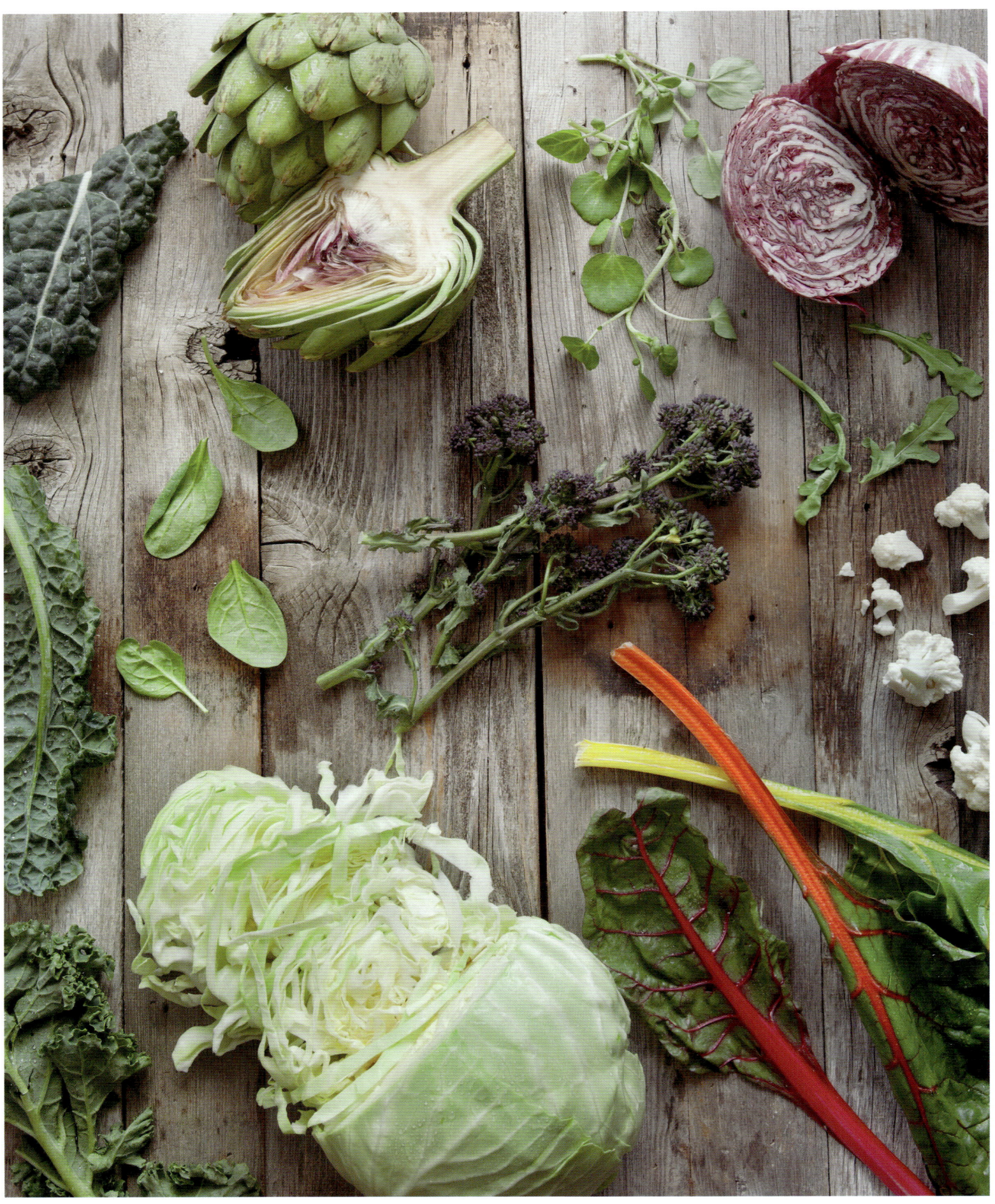

طعامنا والأرض

ترتكز فلسفتي للطعام على اعتقادي الجازم بأنَّ الأشياء التي تعود بالنفع على الطبيعة والبيئة من حولنا، هي ذاتها المورد الخصيب الذي يجلب لنا الخير ويعود على صحتنا بالنفع. فنحن لا نعدو كوننا جزءًا من هذه الطبيعة التي لا ننفك عنها بحال من الأحوال. فمن الأرض يخرج الرزق، وبالتالي فإنَّ إيلاء الأرض رعايتنا يُعدُّ مساهمة منا في الوقت ذاته في الاعتناء بأنفسنا، وأطفالنا والأجيال المقبلة.

ومما لا شك فيه أنَّ النظام الغذائي الصحي هو نظام مستدام من الناحية البيئية، فللطعام الذي نأكله مردود مباشر على صحتنا، وعلى مستقبل كوكبنا. لذا، فمن نافلة القول أن نؤكد أنَّ عملية تصنيع الطعام تُمثِّل أحد المصادر الرئيسية في انبعاثات غاز الدفيئة، والذي يُعدُّ هو الآخر عاملًا جوهريًا في حدوث الاحتباس الحراري. وبتغييرك لمحتويات طبق طعامك، يمكنك الحفاظ، بما تحمله هذه الكلمة من معنى، على كوكب الأرض، من ناحية، ووقاية صحتك، من ناحية أخرى.

> "الطعام الجيِّد لا يعود نفعه عليك فحسب، بل على البيئة من حولك"

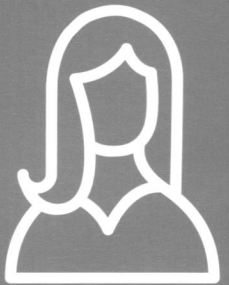

دراسة حالة

ذات يوم، زارتني إحدى الأمهات برفقة ابنتها المراهقة لتعرض مشكلتها المُتمثِّلة في حَب الشباب المنتشر بطريقة مقززة على وجهها وصدرها، الأمر الذي أفقدها ثقتها في نفسها واحترامها لذاتها. وبالنظر في عاداتها الغذائية، تبيَّن لي إفراطها في تناول الأطعمة المعالَجة والسُّكريات، مما تسبب في إصابتها بنوبات انخفاض سكر الدم، الذي أحدث بدوره خللًا في هرموناتها. لم ينتهِ الأمر عند هذا الحد، بل ارتفعت نسبة هرمون التستوستيرون لدى الفتاة بصورة بالغة، وبالتالي أفرزت الغدد الدهنية كمية كبيرة من الزهم في جلدها، لينتهي المطاف بانتشار هذه الحبوبَ على جسمها.

بدوري، قمت بوضع نظام غذائي لها يحد من تناولها للسُّكريات، بغرض استعادة توازن نسبة السكر في دمها، ويحفِّزها على تناول الكثير من الخضراوات الطازجة ومضادات الأكسدة، لمنح الجلد المزيد من العناصر التي تعمل على تغذيته. كما عمل هذا النظام الغذائي على زيادة تحصيلها من الدهون المفيدة (بما في ذلك أوميجا 3)، لتهدئة التهابات الجلد، ومن البروتين الخالي من الدهون، لإمدادها بالوحدات اللازمة لبناء الهرمونات بصورة سليمة. كما حرصت على إعطائها المزيد من الزنك المعدني، إذ إنَّه من أهم العناصر الغذائية اللازمة لمعالجة الجلد وإزالة ندبات حب الشباب.

ما لبثت الفتاة أن تعافت بعد توازن مستويات الهرمونات لديها، فأصبحت بشرتها أقل دهنية مما كانت عليه بكثير، وفي غضون ثلاثة أشهر خلت بشرتها تمامًا من أي حبوب، وأضحت أكثر نقاءً، مما ساهم في استعادة ثقتها بنفسها.

دراسة حالة

وفد عليٌّ شاب في أواخر العشرينيات من عمره، يشتكي أعراض حمى القش المزمنة التي جعلته يعاني باستمرار من العطس، وحكة العينين، وسيلان الأنف، مما دفعه إلى التعويل بشكل تام على مضادات الهيستامين، غير أن هذا النوع من الأدوية جعله يشعر بالنعاس والدوار، لكنه مضطر إليها كي يتمكَّن من القيام بأعماله اليومية. ولا يخفى ما تسببت فيه هذه الأعراض من انخفاض كبير في قدرته على الإنتاج والاستمتاع بالحياة.

نصحته على الفور بتقليل تناوله لمنتجات الألبان بصورة كبيرة (والتوقُّف تمامًا عن شرب حليب الأبقار)، حيث تعمل منتجات الألبان على زيادة إفراز المخاط، كما تفاقم في كثير من الأحيان من أعراض حمى القش. وفي المقابل، نصحته بالتركيز على تناول كميات وفيرة من الأطعمة النباتية الطازجة الغنية بمضادات الهيستامين الطبيعية (مثل الأطعمة التي تحتوي على فيتامين سي). كما وصفت له مكملات غذائية عالية الجودة تحتوي على البكتيريا المفيدة، وتساعد في تقوية جهازه المناعي. ونصحته بتناول مشروبات عشبية وأنواع من الشاي تحتوي على مضادات الهيستامين.

في غضون شهرين، لم يعد هذا الشاب بحاجة إلى تناول مضادات الهيستامين الكيميائية، حيث صارت الأعراض التي كان يعاني منها شيئًا من الماضي.

الطعام دواء

بعد مُضي العديد من السنوات من العمل بشكل وثيق مع عملائي، أصبحت على دراية كبيرة بالأثر البالغ الذي يُمثِّله النظام الغذائي على صحة الإنسان، بل لامست معاناة جمع غفير من الأفراد بسبب تناولهم وجبات غذائية تفتقر إلى العديد من العناصر الغذائية الرئيسية. فعلى سبيل المثال: لاحظت النقص الكبير في توافر مجموعة فيتامينات ب، وفيتامين د، والمغنسيوم، والزنك، والحديد، وغيرها من المعادن النَّزِرة، إضافةً إلى الغياب الملموس لأحماض أوميجا 3 الدهنية. وعلى الرغم من انتشار السمنة بين قطاع كبير من هؤلاء الأفراد، فإنَّهم يعانون في الوقت ذاته من سوء التغذية. يعزى ذلك، في الغالب الأعم، لتناولهم وجبات غذائية منخفضة الجودة، تخلو من المكوِّنات الطازجة، والنباتات الخضراء والدهون الأساسية، وكذا لإفراطهم في تناول الوجبات المعالجة التي توصف بأنَّها مستنزفة من الناحية الغذائية، ومحمَّلة بالسُّكريات والمواد الكيميائية الصناعية.

ومما يرثى له، أنَّ الأفراد الذين يعانون من نقص العديد من العناصر الغذائية، عادةً ما تلازمهم مشكلات صحية مزمنة تمخَّضت عن اتباعهم أنظمة غذائية متردية، إذ يشيع بين أولئك الأفراد الأمراض المرتبطة بسكر الدم (بما في ذلك داء السكري)، والسمنة وما يتبعها من محاولات لإنقاص الوزن، والقلق، ومشكلات الجهاز الهضمي، والشعور الدائم بالتعب والإرهاق، والحساسية، والأمراض الجلدية، وأعراض الاختلالات الهرمونية.

بمجرد أن قمت بتغيير النظام الغذائي الذي يتبناه عملائي، ومعالجة أوجه القصور لديهم، لامست على الفور مدى التحسُّن في مشكلاتهم الصحية، وربما غيابها بصورة تامة في بعض الأحيان. وعلى الرغم من تعاملي مع كل حالة على حدة، من حيث التغذية والعناية البدنية والنفسية، وإعدادي خططًا مستقلة لكل عميل على نحو يلائم حالته ومشكلاته؛ فإنني اكتشفت وجود بعض العوامل الغذائية المشتركة التي يمكنها أن تعود بالنفع على جميع العملاء، بعض النظر عن مشكلاتهم الفردية.

الخيارات المستدامة المراعية للبيئة

أحثك أيها القارئ الكريم على محاولة اتخاذ خيارات غذائية تدعم الزراعة، وتُعزِّز من الممارسات الزراعية. وهي الخيارات التي لا تكون سببًا في تدمير الكون، بل تحافظ عليه، وعلى البيئة لصالح الأجيال المقبلة. وأعني بذلك، الحرص، حيثما أمكن، على تناول المزيد من الطعام العضوي والوجبات النباتية. وكذا، الحد من استهلاك المنتجات الحيوانية. وفي حال رغبتك في تناول الأسماك واللحوم، فعليك انتقاء الأسماك المستدامة التي جرى صيدها بطُرق صحيحة، واللحوم التي جرت تربيتها في المراعي بطُرق طبيعية. ومن بين الخيارات التي أنصحك بالحرص عليها، تناول الطعام المحلي والوجبات المجهزة (المعالَجة) بطرق طبيعية وتقليدية – إذ إنها أقرب ما تكون من حالتها الطبيعية.

وللتوضيح، فعندما أتكلم عن الطعام المعالَج، فإنني أعني التقنيات المستخدمة في تجهيز الطعام، التي توصف على نحو واسع بأنَّها أدوات معالَجة صناعية أو أدوات مصنعية، وهي الأدوات التي تستخدم السكر، والزيوت المعالَجة والمُهدرجة، والدقيق الأبيض، والإضافات الصناعية، والمعالجات ذات الضغط والحرارة العالية؛ حيث تُقلِّل هذه التقنيات من القيمة الغذائية للأطعمة، وتجعلها صعبة الهضم. ولعل أبرز مثال على هذه الأطعمة المعالَجة صناعيًا هو حبوب الإفطار التجارية، والبسكويت، وألواح دايت بار، والمارجرين، والحليب منزوع الدسم.

وعلى العكس من هذه التدخلات الصناعية التي تجرى على الأطعمة المعالَجة، نجد أنَّ الأطعمة الطبيعية تُجهَّز بطرق مباشرة. فالأطعمة التي يجري، ببساطة، فرمها، أو نقعها، أو طهيها، أو تخميرها، أو تجفيفها، أو تجميدها، هي في الأصل أطعمة معالَجة، غير أنَّ مثل هذه الأساليب التقليدية تزيد من سهولة هضم الطعام أو تحافظ على قيمته الغذائية. وثمة أمثلة على هذه الأطعمة المعالَجة بسبل تقليدية طبيعية تحافظ على قيمتها الغذائية نجدها في المخلل الملفوف، واللبنة، والطماطم المجففة عن طريق الشمس، والخبز المخمر، ومخللات لاكتو المخمرة باللبن، فمثل هذه الأساليب التقليدية تحد من فقدان القيمة الغذائية للأطعمة عندما تكون في صورتها الخام، بل تضيف إليها المزيد من القيمة الغذائية، في بعض الأحوال. وأضرب مثالًا على ذلك، فتخمير الخضراوات يُحوِّلها إلى أطعمة غنية ببكتيريا «البروبيوتيك» التي تفيد الأمعاء وتُعزِّز من صحة الجهاز المناعي.

وبمقارنة الطعام المعالَج بطرق صناعية، بنظيره المعالَج بأخرى طبيعية، نلحظ أنَّ الفوائد التي يكتسبها جسم الإنسان تنعكس على الكوكب من حوله. على أية حال، فالأطعمة التي تحظى بأقل قدر من المعالجة تكون أقل ضررًا للبيئة. لذا، فإنَّ اختيارك للأطعمة المستدامة التي تحظى بهذا القدر القليل من المعالجة، هو الاختيار الأفضل لصحتك وللبيئة من حولك.

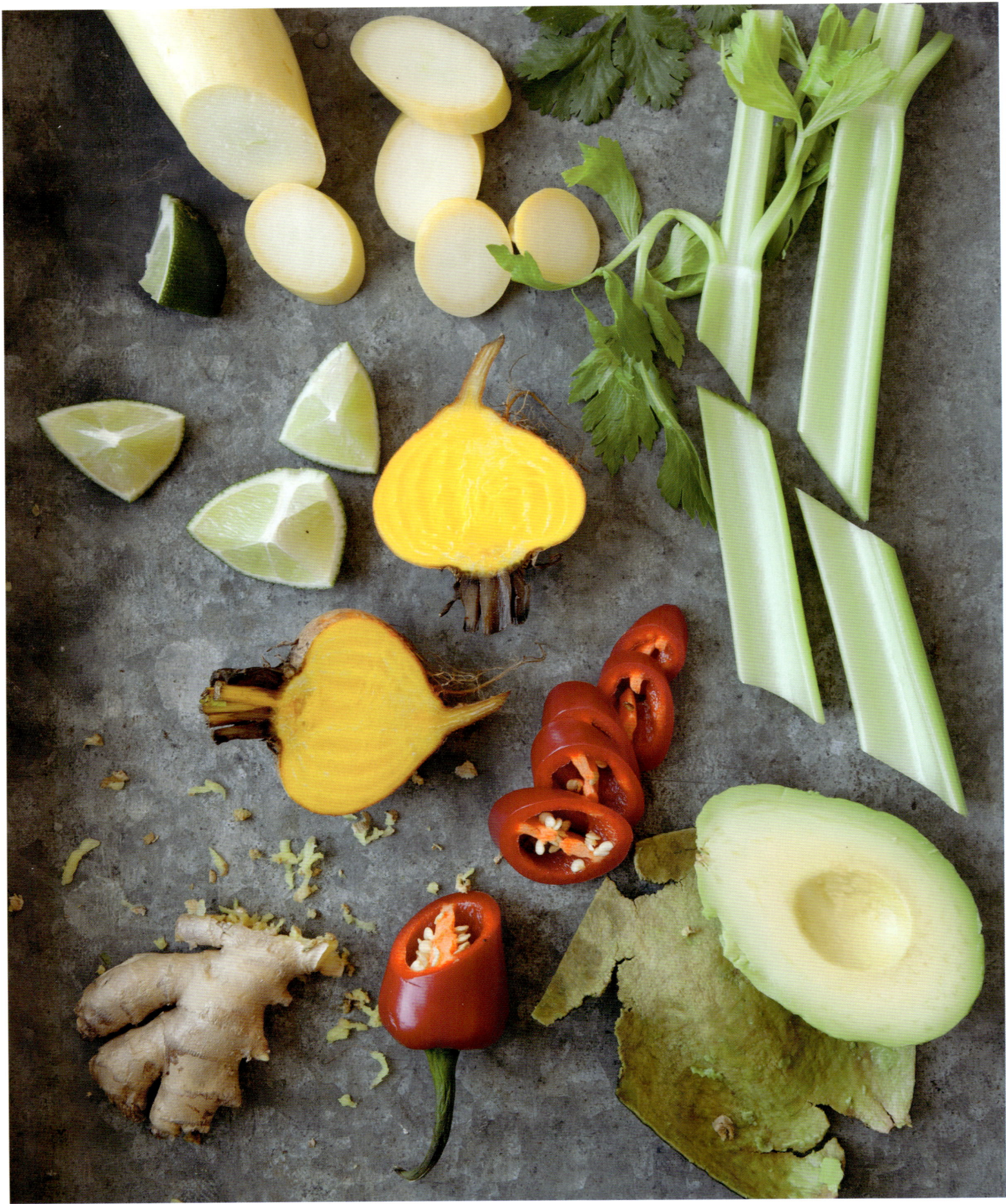

المكوِّنات الجيِّدة هي الأساس

لماذا الأطعمة العضوية؟

تنضوي الممارسات الزراعية المكثفة التي تُجرى على نطاق واسع، وباستخدام وسائل تقليدية ومواد غير عضوية، على زراعة المحصول ذاته مرارًا وتكرارًا على الرقعة نفسها من الأرض، فيما يُعرف بالزراعة الأحادية. ويعتمد هذا النوع من الزراعة بصورة كبيرة على استخدام مبيدات صناعية وأسمدة كيمائية، كما أنه لا يتيح للتربة تجديد نفسها بصورة طبيعية. وترتبط هذه الزراعة المكثفة ارتباطًا وثيقًا بانخفاض خصوبة التربة، حيث تتسبَّب زراعة النوع نفسه من النباتات في المكان نفسه، عامًا تلو العام، في الاستنزاف السريع للعناصر الغذائية الموجودة في التربة التي يعتمد عليها النبات في نموه.

وأقل ما يُقال عن هذه الممارسات الزراعية أنَّها غير مستدامة، فاستنفاد العناصر الغذائية من التربة، وتآكلها أصبحا مشكلة حالكة تؤرق العالم بأسره. كما أنَّ الإفراط في استخدام المبيدات الصناعية والأسمدة الكيميائية يعمل على تلويث التربة والمياه، إضافةً إلى إضراره بالحياة البرية. ومن المعلوم أن جودة التربة ترتبط بشكل مباشر بجودة الغذاء المستخرج منها، فالنباتات التي تنمو في تربة تعاني من استنزاف عناصرها الغذائية تفتقر هي الأخرى إلى العناصر الغذائية الأساسية التي نحتاج إليها في حياتنا. وتتسبَّب التربة المستنزفة، وما تخرجه من محاصيل، بشكل ملحوظ، في حدوث المشكلات المرتبطة بسوء التغذية، ونقص العناصر الغذائية الدقيقة، والأمراض ذات الصلة بالتغذية لدى البشر. مما سبق نستنتج أنَّ صحة البشر ما هي إلا انعكاس واضح لصحة التربة، فبخلاف الفوائد الغذائية المترتبة على تناول الأطعمة ذات القيم الغذائية العالية، يخبرني العديد من العملاء أنَّ للطعام العضوي مذاقه المميَّز الذي يفوق غيره من الأطعمة التقليدية بكثير.

"تتسبَّب التربة المستنزفة، وما تخرجه من محاصيل، بشكل ملحوظ، في حدوث المشكلات المرتبطة بسوء التغذية، ونقص العناصر الغذائية الدقيقة، والأمراض ذات الصلة بالتغذية لدى البشر. مما سبق نستنتج أنَّ صحة البشر ما هي إلا انعكاس واضح لصحة التربة".

إضافةً إلى ما سبق، تحتوي المحاصيل غير العضوية على آثار المبيدات الصناعية، وغالبًا ما تفرط أساليب الزراعة الحالية في استخدامات هذه المبيدات التي لا تعدو كونها مواد صناعية مشكوكًا في سلامتها، وثبتت أضرارها البالغة على صحة الإنسان.

لماذا الأطعمة غير المعدَّلة وراثيًا؟

الكائنات المعدَّلة وراثيًّا هي عبارة عن نباتات، أو حيوانات، أو كائنات دقيقة، جرى تغيير مكوِّناتها الوراثية (حمضها النووي) بطريقة غير طبيعية. ويكمن الهدف من تعديل الأغذية وراثيًّا في إدخال سمة جديدة أو مختلفة على الأطعمة كي تعود بفوائد معينة على المنتج أو المستهلك. على سبيل المثال: قد يلجأ البعض إلى تعديل المحاصيل وراثيًّا بُغية جعلها أكثر مقاومة للأمراض والحشرات، وأكثر استفادة من المبيدات العُشبية الصناعية التي تُرش عليها. وقد يلجأ البعض إلى إجراء هذا التعديل بغرض زيادة المحصول أو الارتقاء بقيمته الغذائية.

لا توجد أدلة علمية قاطعة تدعم سلامة المحاصيل المعدَّلة وراثيًّا على صحة الإنسان على المدى الطويل، بل على العكس من ذلك، شاب تلك المحاصيل كثير من التساؤلات حول احتمالية تأثيرها الضار على كلٍّ من البيئة والتنوُّع البيولوجي، كما أنَّ ابتكار العديد من البذور المعدَّلة وراثيًّا يتطلَّب استخدام بعض المبيدات الحشرية الصناعية السامة (مثل: النيكوتينويدات)، ناهيك عن أنَّ بعض هذه البذور تُطلى بالفعل بأنواع من المبيدات الحشرية، أو تُغلَّف فيها.

بناءً على ما سبق، يجب على الإنسان معرفة كيفية نمو أو تصنيع الطعام الخاص به، لأنه في حال احتوائه على مواد وراثية معدَّلة، أو مواد كيميائية صناعية، أو هرمونات مضافة، فقد ينتهي المطاف بهذه المنتجات إلى الاستقرار في بدن الإنسان، ومن ثَمَّ تؤثر على صحته بالسلب. أما عن مصدر معظم الأطعمة المعدَّلة وراثيًّا، فنجدها في دول مثل: الولايات المتحدة الأمريكية، والأرجنتين، والبرازيل، وكندا. لذا، قد يمكننا القول بأنَّ الأطعمة الواردة من هذه الدول يمكن أن تكون ضمن فئة الأطعمة المعدَّلة وراثيًّا. وبالنسبة إلى أنواع المحاصيل التي يغلب تعديلها وراثيًّا، فهي: فول الصويا، والقمح، والكانولا (بذور اللفت والذرة)، وكذا الفواكه والخضراوات (مثل: البابايا، والبطاطس). ومن ثَمَّ، فقد تكون الأطعمة المعالَجة التي تحتوي على هذه المكوِّنات ملوثة أيضًا.

لكن، لماذا ننصح بتناول كميات قليلة من اللحوم، وانتقاء اللحوم العضوية التي تربَّت في المراعي واعتمدت في تغذيتها على الأعشاب؟

في الوقت الذي زادت فيه رفاهية الشعوب حول العالم، وارتفع فيه مستوى ثراء أفراده، دأب العديد على تغيير أنظمتهم الغذائية لتضحى عامرة باللحوم. بيد أنَّ لهذا التحول عواقب صحية وخيمة، إذ يفاقم النظام الغذائي الذي يحتوي على مزيد من اللحوم الحمراء من خطر الإصابة بالسمنة، والسرطان، وأمراض القلب. وإضافةً إلى الآثار الضارة التي يخلفها الاستهلاك الزائد للحوم على جسم الإنسان، فإنَّ تربية الماشية تزيد من انبعاثات غاز ثاني أكسيد الكربون، أضف إلى ذلك الغاز المتولِّد من وسائل النقل (مثل: السيارات، والشاحنات، والمركبات)، الأمر الذي يلحق أضرارًا جسيمة بالكوكب الذي نعيش فيه. وباعتباره أحد المصادر الرئيسية لغازات الدفيئة، يُعدُّ إنتاج اللحوم أحد العوامل الجوهرية في حدوث الاحتباس الحراري. لذا، يمكننا القول إنَّ الحد من استهلاك اللحوم سيخفِّض من مطالب تربية الماشية، الأمر الذي يُعدُّ خطوة كبيرة تجاه المساعي الرامية لتقليل غازات الدفيئة، ومن ثَمَّ المساهمة في علاج قضية الاحتباس الحراري.

وفي حال رغبتك في تناول اللحوم، فإنَّ اللحوم السائبة التي تعتمد في تغذيتها على مواد عضوية هي الخيار الأمثل من الناحية الصحية والإنسانية. ذلك أنَّ الحيوانات التي تعتمد في غذائها على نظام الزراعة المكثفة، وتُربَّى في المزارع الصناعية، غالبًا ما تكون في ظروف غير إنسانية وأوضاع مزرية، ناهيك عن أنَّها تتغذَّى على حبوب غير طبيعية كبديل عن الأعشاب، وتُعطى بعض المضادات الحيوية، وفي بعض الأحيان هرمونات للنمو، الأمر الذي قد يتسبَّب في نهاية المطاف في تلويث هذه اللحوم. وأشير في هذا الموطن إلى أنَّ الجرعات المنخفضة من المضادات الحيوية التي تُضاف بصورة منتظمة إلى أعلاف الحيوانات، أو المياه التي تشربها، يمكنها أن تضر بصحة جهازنا الهضمي، كما يمكنها أن تسهم في تطوير الجراثيم المقاومة للعقاقير.

وننتقل إلى الحديث عن المصادر العضوية للحوم، التي تضمن الاحتفاظ بالماشية في ظروف طبيعية إلى حدٍّ كبير، حيث يمكنها التحرُّك بحرية لتتغذى على موارد طبيعية تخلو من الاستخدام الروتيني للهرمونات والمضادات الحيوية، مما يعني وجود عدد قليل من البكتيريا المقاومة للمضادات الحيوية في تلك اللحوم. ويتسنى لمثل هذه الحيوانات التعبير عن سلوكياتها الطبيعية، مما يمنحها أسلوب حياة صحية بدرجة كبيرة.

والآن، تبيَّن للقارئ الكريم حرصي على نصيحته، عند رغبته في تناول اللحوم، باختيار المصادر العضوية، التي تترعرع فيها الحيوانات وسط الكلأ في المراعي الطبيعية. وعلى أية حال، ما زلت أكرر نصيحتي بالحد من استهلاك اللحوم واستبدال ذلك بمزيد من الوجبات النباتية.

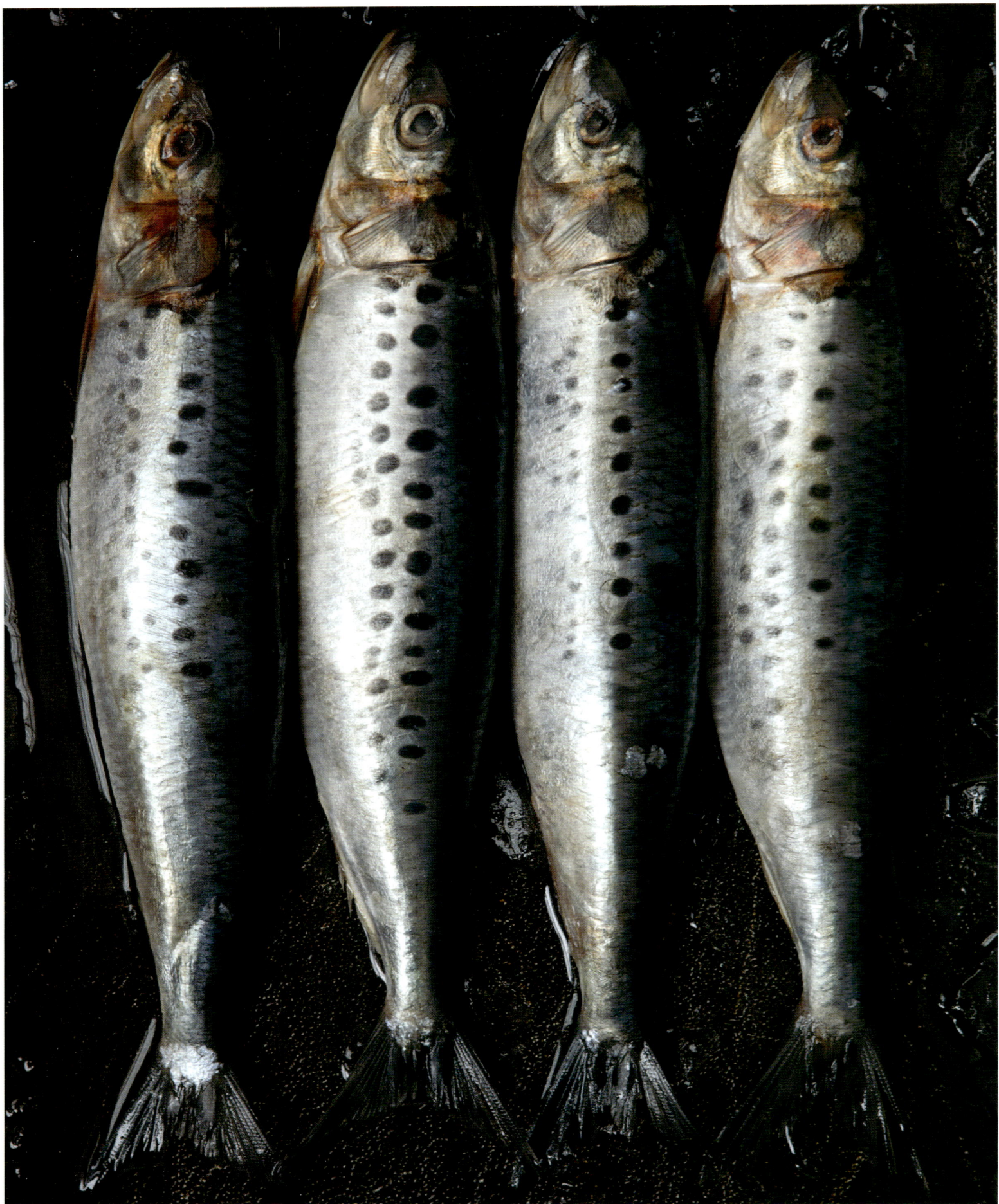

لماذا الأسماك والمأكولات البحرية المستدامة؟

أبسط تعريف للمأكولات البحرية المستدامة، هو تلك المأكولات التي يجري صيدها بكميات قليلة بالقدر الذي يكفي لمنع استنزافها، وهي أيضًا المأكولات التي يجري صيدها بطرق لا تؤثر، بحال من الأحوال، على الكائنات الأخرى أو تضر بالبيئة. ففي جميع أنحاء العالم، تواجه أعداد ضخمة من الأسماك خطر الانقراض جراء عملية الصيد المفرط لها.

وأنصح القارئ الكريم بتناول الأسماك المستدامة فحسب، وأعني بها الأسماك التي لا تواجه خطر الاستنزاف، كما أوصي بالابتعاد عن الأسماك المستنزفة (مثل: الهامور الوارد من دول الخليج، وسمك القد الأطلسي)، واستبدال ذلك بالأسماك المتوافرة محليًّا، التي تندرج تحت قائمة الأسماك المستدامة.

لا تفتر عن محاولتك تناول المأكولات البحرية التي يجري صيدها باستخدام وسائل لا تتسبَّب في تدمير البيئة. لذا، تجنَّب الأسماك التي يجري صيدها باستخدام سفن الصيد القاعية، التي تدمر قاع المحيط والشُّعب المرجانية، والأسماك التي يجري صيدها باستخدام الصيد العرضي. ويحدث الصيد العرضي عندما تقوم سفن الصيد الصناعية الكبيرة باصطياد نوع معين من الأسماك أو المأكولات البحرية (مثل الروبيان)، وترمي الأنواع الأخرى من الأسماك (والثدييات كالدلافين) التي تقع في شباكها. وبلا سبب على الإطلاق، يقوم الصيادون بقتل هذه الأسماك والتخلُّص منها بإلقائها في البحر ثانيةً.

لماذا الإقلال من الألبان؟

يجد الكثير من الأفراد صعوبة بالغة عند هضم اللاكتوز (السكر الموجود في منتجات الألبان)، لأنه بعد سن العامين يُنتج جسم الإنسان كميات أقل من إنزيم اللاكتاز، وهو المسؤول عن تكسير اللاكتوز في الجهاز الهضمي. ومن خلال تجربتي مع العملاء، تبيَّن أنَّ حليب الأبقار يُعدُّ أكثر الأنواع المتسبِّبة في حدوث العديد من المشكلات، إذ يعاني غير واحد من الأفراد من صعوبة هضم هذا النوع من الحليب، بخلاف غيره من أنواع الحليب (مثل حليب الضأن أو الماعز أو الإبل). كما تعمل ألبان الأبقار، في الغالب، على تفاقم بعض المشكلات المرتبطة بالجهاز الهضمي، والجلد، والجهاز التنفسي. وقد لمست بنفسي من خلال تجاربي المباشرة مع العملاء مدى استفادة الأفراد الذين يعانون من مشكلات الجيوب الأنفية، والربو، وحَب الشباب، والإكزيما، من تقليل كميات منتجات الألبان في نظامهم الغذائي.

ثمة مسألة أخرى تتعلَّق بمنتجات الألبان، ألا وهي تقنيات المعالَجة الحديثة التي أوجدت فارقًا كبيرًا بين إمكانية هضم منتجات الألبان المبسترة والأخرى الخام. فالألبان المبسترة تتعرَّض لدرجات حرارة عالية لقتل البكتيريا، غير أن هذه الحرارة تتسبَّب أيضًا في الإجهاز على كثير من المحتوى الغذائي الذي تمنحه هذه الألبان، لا سيما مجموعة فيتامينات ب، والإنزيمات الطبيعية، والبكتيريا النافعة. وتدمير هذه العناصر الغذائية يتسبَّب، لا محالة، في صعوبة هضم الحليب المبستر. وبخلاف ما أشرنا إليه، آنفًا، فإنَّ منتجات الألبان في صورتها الخام وبجودتها العالية ومكوِّناتها العضوية، تمنح الإنسان الكثير من المواد الغذائية، وتكون سهلة الهضم، وتعود على صحته بالنفع (في حال عدم وجود حمل). ويرجع السبب في ذلك إلى أنَّها خضعت للحد الأدنى للمعالَجة، مما يعني أنَّه يمكنك الاستفادة من المواد الغذائية التي دمرتها عملية البسترة. ومن الجدير بالذكر، أنَّ منتجات الألبان قليلة الدسم والمخففة تجرى لها عملية معالَجة عالية مما يجعلها صعبة الهضم، بخلاف المنتجات كاملة الدسم، ومنتجات الألبان المحتفظة بكامل قيمتها الغذائية. لذا، نوصي بتجنُّب المنتجات قليلة الدسم والمخففة.

أما أنا، فأميل في وصفاتي إلى استخدام كميات قليلة من الجبن المستخرَج من الماعز أو الضأن، على أن يكون كامل الدسم وفي صورته الخام والعضوية. إضافةً إلى ذلك، أُفضِّل استخدام الزبادي الذي يحتوي على البكتيريا الحية والكفير، حيث إنَّهما غنيان بالبكتيريا المفيدة لصحة الأمعاء. وبالنسبة لمن تصحبهم المشكلات عند استخدامهم منتجات الألبان، فأستخدم لهم خصيصًا المكسرات، وحليب المكسرات، ومنتجات جوز الهند، للحصول على ملمس دسم ورائع في الوصفات الخالية من الألبان.

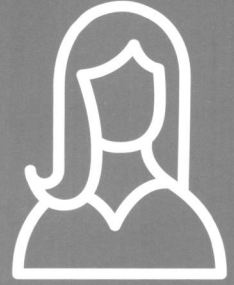

دراسة حالة

قد يُسهم التخلي عن منتجات الألبان في النظام الغذائي لبعض الأفراد في الحد من الالتهابات والآلام. فعلى سبيل المثال: كانت إحدى العميلات تعاني من آلام مزمنة في المفاصل، واشتبه طبيبها في إصابتها بالروماتيزم. وذات يوم، وفدت عليَّ هذه العميلة، رغبةً منها في معرفة ما إذا كان هناك شيء يمكنه تخفيف آلامها دون الاعتماد على المسكنات اليومية.

وبعد دراسة تاريخ الحالة بصورة دقيقة، وتقييم المعلومات التي جمعتها عنها تقييمًا متأنيًا، تمخَّضت النتائج عن احتمالية معاناتها جراء عدم قدرتها على تحمُّل منتجات الألبان. على الفور، طلبت منها محاولة التخلي عن منتجات الألبان في نظامها الغذائي بصورة تامة. وما لبثت أن تعافت هذه المريضة من آلامها بشكل كلي بعد مُضي ثلاثة أسابيع فقط. قدَّمت لها بعد ذلك قائمة بالأطعمة النباتية الغنية بالكالسيوم، لضمان حصولها على الكثير منه في نظامها الغذائي بعد خُلوه من منتجات الألبان. نستخلص من ذلك، أنَّ هذه الحالة كانت الألبان هي المحفِّز الرئيسي على إثارة آلامها وحدوث الالتهابات في مفاصلها.

لماذا الإقلال من القمح والجلوتين؟

معدلات صعوبة هضم القمح في زيادة مستمرة، فالعديد من عملائي يعانون عند تناولهم القمح من بعض المشكلات (مثل: الشعور بالانتفاخ، وفقدان الطاقة، واضطرابات البطن، وآلام المعدة، إضافةً إلى الإمساك). لذا، يشعرون بارتياح أكبر عند تجنُّبهم تناول القمح أو على الأقل الحد منه.

بينما كان القمح المصدر الرئيسي في النظام الغذائي للإنسان على مدار آلاف السنين، إلا أنَّ التقنيات المتغيِّرة في معالجته، وزيادة تعويل المزارعين على استخدام المبيدات الضارة، وما آل إليه الأمر من تناولنا كميات كبيرة من منتجات القمح المكرَّر، تسبَّبت في زيادة صعوبة هضمه، وعدم القدرة على تحمُّله.

ولم يخلُ الجلوتين هو الآخر من أصابع الاتهام، إذ يمكنه أن يتسبَّب في حدوث الانتفاخ، والإسهال، والإمساك، وغيرها من مشكلات الجهاز الهضمي (مثل: متلازمة القولون العصبي، و«العقل الضبابي»، والاكتئاب، والإجهاد). وللتعرُّف على الجلوتين، فهو بروتين موجود في القمح والحبوب الأخرى (مثل: الشعير، والجاودار). وعلى الرغم من تشابه أعراضهما، فإن حساسية الجلوتين تختلف عن مرض الداء الزلاقي. فالأخير عبارة عن اضطرابات خطيرة تُسبِّب حالة من الهياج للجهاز المناعي لجسم الإنسان، عند تناول الجلوتين، وتجعله يهاجم الأنسجة المعوية ويلحق الضرر بها. ويُكتشف هذا المرض من خلال إجراء تحليل للدم. وفي حال كان الإنسان يعاني من بعض هذه الأعراض عند تناوله الجلوتين، والتي تنجلي تمامًا عند إقلاعه عن تناوله، ومع ذلك يُظهر التحليل خلو الدم من مرض الداء الزلاقي، فإن التشخيص الصحيح للحالة هو الإصابة بحساسية الجلوتين.

لا يمكننا أن نتجاهل أن الخبز والدقيق هما حجر الزاوية في الأغذية الرئيسية، بل لقد أضحت حبوب القمح، والكعك، والحلويات، والباستا والبيتزا (التي عادةً ما تُصنع من دقيق القمح المكرَّر)، تحتل مساحة كبيرة بين الوجبات الغذائية للعديد من الأفراد. وقد لاحظت أن كثيرين لا يدركون الحجم الحقيقي لكميات القمح التي يتناولونها بصورة مستمرة، فربما يعتقد البعض أنهم لا يتناولون الكثير منه، غير أن مراجعتي لوجباتهم اليومية، وسؤالي عن عاداتهم الغذائية، كشفا النقاب عن اعتمادهم الكبير على الحبوب أو الخبز المصنَّعين من القمح في وجبة الإفطار، وكذا على الساندويتشات أو اللفائف في وجبة الغداء، والباستا أو الكسكس أو المكرونة أو الخبز في وجبة العشاء. إضافةً إلى ما سبق، غالبًا ما يوجد القمح والجلوتين بصورة مستترة وغير متوقَّعة في بعض الأطعمة

(مثل: الصلصات، والتوابل، والمخللات، والحساء، والأطعمة الآسيوية، وكرات اللحم المفروم).

مما يُرثى له، أنَّ هذه الأطعمة قد تكون ملوثة أيضًا بالمبيدات، حيث تزايد استخدام المبيدات في زراعة القمح بصورة مُفرطة على مدار العشرين عامًا المنصرمة، ولوحظ مرارًا وتكرارًا وجود هذه المبيدات على منتجات الحبوب غير العضوية. وبات واضحًا أنَّ بعض هذه المبيدات يمكنها زيادة نسبة الحساسية للجلوتين، إضافةً إلى تسبُّبها في تدمير الميكروبيومات المعوية (وهي البكتيريا المعوية اللازمة لتعزيز صحة الإنسان).

وقد يُلقى اللوم أيضًا على الطرق الحديثة التي نتبعها عند تجهيز الأطعمة، لا سيما عندما يتعلَّق الأمر بالمشكلات المصاحبة لتناول القمح والجلوتين. فقد اعتاد الناس، منذ أجيال قريبة، على أكل منتجات حبوب القمح الكاملة، دون اللجوء إلى منتجات القمح المكرَّر المتوافرة على رفوف المتاجر اليوم، المصنوعة من حبوب القمح التي تُجهَّز (بالطحن) لتحويلها إلى دقيق أبيض، مما يعني فقدان معظم العناصر الغذائية في القمح (مثل: القشر، والجنين، والألياف). وبالنسبة إلى الألياف ومجموعة فيتامينات «ب»، ففقدانها يجعل من هضم القمح مهمة صعبة. ولا تقتصر المشكلة عند هذه الأسباب، فالعديد من الأفراد يعانون أيضًا من صعوبة هضم منتجات حبوب القمح الكاملة.

وقد يُعزى السبب في ذلك إلى تخلِّينا بدرجة كبيرة عن الأساليب التقليدية (مثل: النقع، والتنبيت، والتخمير)، التي دأبنا على استخدامها في الماضي عند تجهيز الحبوب. وبالنسبة إلى خبز العجين التقليدي المخمر فيجري إعداده يدويًّا من العجين الذي يُخمر مسبقًا. وتعمل مثل هذه الطرق التقليدية على تقليل بعض العناصر (مثل حمض الفيتيك) التي تعوق امتصاص المكوِّنات الغذائية الموجودة في الحبوب، والتي يصعب، بطبيعة الحال، هضمها. وبالتالي، تسهم هذه الطرق في تقليل محتوى الجلوتين بصورة طبيعية، وتُسهِّل من عملية امتصاص المكوِّنات الغذائية الموجودة في الحبوب. غير أنَّ مثل هذه الطرق تحتاج إلى ما بين 12 و48 ساعة للتجهيز، مما تسبَّب في ابتعاد العديد عنها، وركونهم إلى الطرق الأسرع التي تتيح إعداد المنتجات التجارية للقمح بصورة أسرع، وبتكلفة أقل، وبكميات أكبر (مثل رغيف الخبز المتداول حاليًّا). وقد أكد

”العديد من عملائي يعانون عند تناولهم القمح من بعض المشكلات (مثل: الشعور بالانتفاخ، وفقدان الطاقة، واضطرابات البطن، وآلام المعدة، إضافةً إلى الإمساك)“.

لي غير واحد من عملائي أنَّه يسهل عليهم هضم الخبز المخمر عن غيره من أنواع الخبز التي يجري إنتاجها بكميات وفيرة، وإعدادها بسرعة فائقة وتغليفها لبيعها.

وعلى الرغم من عدم وجود مبرر قطعي يُفسِّر السبب الحقيقي في تحول القمح والجلوتين إلى مكوِّنات يصعب هضمها، وتتسبَّب في كثير من المشكلات لعديد من الأفراد، فإنها أضحت ظاهرة واقعية مؤكدة. ولعل السبب الأرجح في ذلك هو مزيج من العوامل آنفة الذكر.

مما سبق، أُوصي القارئ الكريم بإجراء اختبار ذاتي للوقوف على مدى تحسُّن حالته الصحية بعد تقليله من نِسب القمح و/أو الجلوتين في نظامه الغذائي. وأوصيه كذلك باختيار الحبوب الكاملة، والمكوِّنات العضوية، عند رغبته في تناول أيٍّ من القمح أو الجلوتين. وأوصي، في السياق ذاته، بتجربة أصناف القمح القديمة (مثل: الحنطة، والقمح ثنائي الحبة، والقمح وحيد الحبة)، وانتقاء منتجات القمح التي صُنعت باستخدام التقنيات التقليدية (مثل: التخمير الطويل (مخبوزات العجين الحقيقية)، والخبز المصنوع من القمح المبرعم).

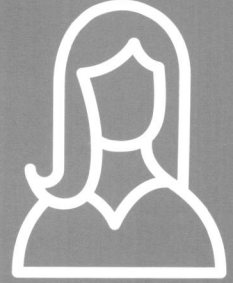

دراسة حالة

تمثَّلت مشكلة إحدى العميلات في معاناتها من بعض الأعراض المزمنة، كالانتفاخ، والاضطرابات، والإمساك (لم تكن تتمكَّن من دخول دورة المياه سوى مرَّة كل يومين، مع وجود صعوبة في عملية الإخراج نظرًا إلى تيبس الفضلات). كان من تبعات هذه الأعراض أن وجدت العميلة نفسها منهكة بصفة مستمرة، وبطيئة في جميع تصرفاتها، ناهيك عن شعورها بالاستنزاف التام في أعقاب كل وجبة من الوجبات. بعد مراجعة عاداتها الغذائية، والأعراض التي تكتنفها، ونظامها الغذائي، ونمط حياتها، وتاريخها الطبي، بصورة دقيقة، ساورني الشك في احتمالية إصابتها بحساسية القمح أو بعض مكوِّناته، وأن ذلك هو السبب في بعض هذه الأعراض التي تعاني منها. على الفور، اقترحت عليها التخلِّي عن القمح، وإزالته من نظامها الغذائي، مع استبدال الخبز، والباستا، وغيرهما من منتجات دقيق القمح، بكميات قليلة من خبز الجاودار المخمر، والأرز البني والبري، والكينوا، والباستا المصنوعة من البقوليات، والحنطة السوداء، ومكرونة الأرز، إضافةً إلى أرز القرنبيط، والمنتجات المصنوعة من التابيوكا، والحمص، ودقيق الحنطة السوداء.

بعد اتباعها لنصيحتي، تحسَّنت هذه الأعراض بشكل ملحوظ في غضون شهر. فلم تعد تشعر بالإنهاك المستمر، أو رغبتها في النوم بعد تناول كل وجبة، وأصبحت تدخل دورة المياه بصورة منتظمة، وبدون صعوبة في الإخراج. كما لاحظت أنَّ بطنها صار مشدودًا بشكل أفضل، وأضحت تشعر بمزيد من النشاط الذهني والجسدي.

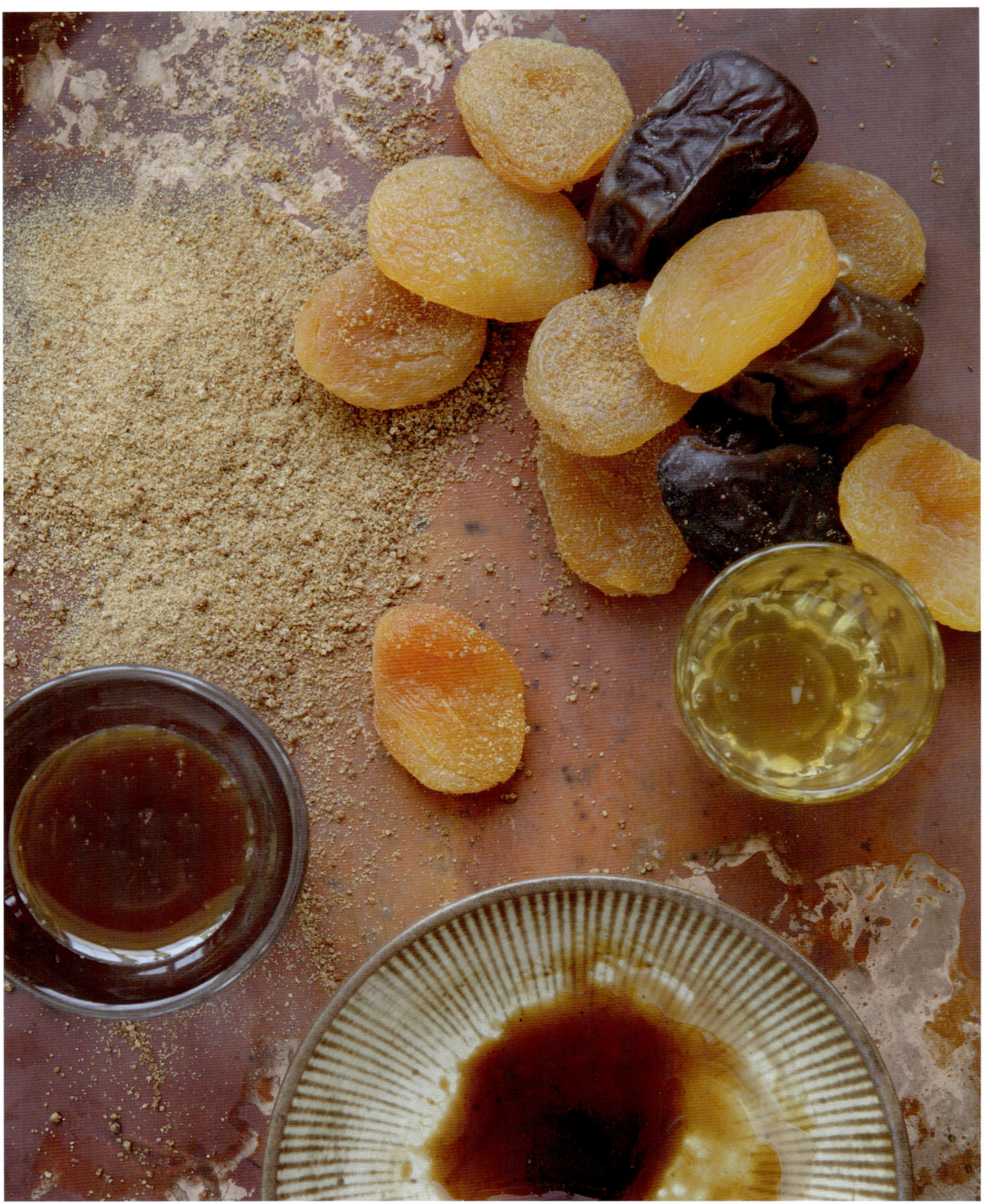

لماذا الإقلال من السكر المكرَّر؟

السكر المكرَّر هو السكر الأبيض وغيره من أنواع السكر الأحادي المعالَج الذي يُضاف إلى الأطعمة. ويمكنك التعرف على هذه الأنواع من خلال العديد من الأسماء التي تُكتب على ملصق المكوِّنات، والتي من بينها: شراب الذرة عالي الفركتوز، أو سكر العنب، أو المالتوز، أو الجلوكوز، أو السكروز، أو سكر القصب المُحوَّل.

خلال عملية التكرير، تُسلب الفيتامينات والمعادن من قصب السكر الطبيعي. ويظهر السكر المكرَّر في أنواع الأطعمة المعالَجة كافة، وفي بعض الأحيان يوجد في المنتجات التي يُفترض كونها مالحة (مثل: صلصة الباستا، وصوص السلطة والحساء). وغالبًا ما تحتوي المنتجات الغذائية، التي تُوصف بأنها منخفضة الدسم، على كميات وفيرة من السكر.

بالنسبة إلى معظم الأفراد الذين يتمتعون بصحة عامة جيدة، ولا يعانون من أعراض الحساسية تجاه أيٍّ من مكوِّنات هذه الأطعمة المحلاة، فليس ثمة خطأ في تناول كعكة أو بعض البسكويت، في بعض الأحيان. غير أنَّ تناول الكثير من المنتجات المحلاة بِنِسب عالية من السكر يُعدُّ، بلا شك، مشكلة كبيرة. فتناول كميات كبيرة من السكر المكرَّر يُسبِّب زيادة الوزن، وتراكم الدهون في الكبد ومقاومة الأنسولين، التي قد تؤدي بالإنسان إلى الإصابة بمرض السكري من النوع 2. كما أنَّ الإفراط في تناول السكر المكرَّر قد يتسبَّب في اختلال الحالة المزاجية للإنسان، والميل إلى الإدمان، وتغذية البكتيريا الضارة. إضافةً إلى ذلك، يتخمَّر السكر المكرَّر في القناة الهضمية، مُسببًا الانتفاخ والعديد من مشكلات الجهاز الهضمي، ناهيك عن تسببه في تسريع أعراض الشيخوخة وغيرها من المشكلات.

زارني، بالفعل، بعض العملاء للشكوى من شعورهم، في غالب الأحيان، بالعصبية، والقلق، وتقلُّب الحالة المزاجية، والإجهاد، إضافةً إلى معاناتهم من استنزاف الطاقة، لا سيما في وقت ما بعد الظهيرة، والشعور بالدوار، في بعض الأحيان. ومما ذكره هؤلاء العملاء، ميلهم المستمر إلى السكريات والكربوهيدرات، واشتكى بعضهم من حَب الشباب، وانتفاخ القناة الهضمية. في العديد من هذه الحالات، أظهرت الدراسة الدقيقة لتاريخ الحالات وعاداتها الغذائية اليومية، وجود أحد الأسباب الرئيسية الكامنة وراء هذه الأعراض، ألا وهو اتباع نظام غذائي قائم على كميات كبيرة من السكر والكربوهيدرات المكرَّرة، التي تتسبَّب بدورها في الاختلال الشديد لتوازن نسب السكر في الدم، والإصابة بنوبات انخفاض سكر الدم، فيما يُعرف بمرض «نقص سكر الدم». وفي حال التخلُّف عن معالجة هذه القضايا المرتبطة بنسب السكر في الدم، فستكون النتيجة هي تطور الحالة للإصابة بمرض ما قبل السكري، ومنه إلى داء السكري.

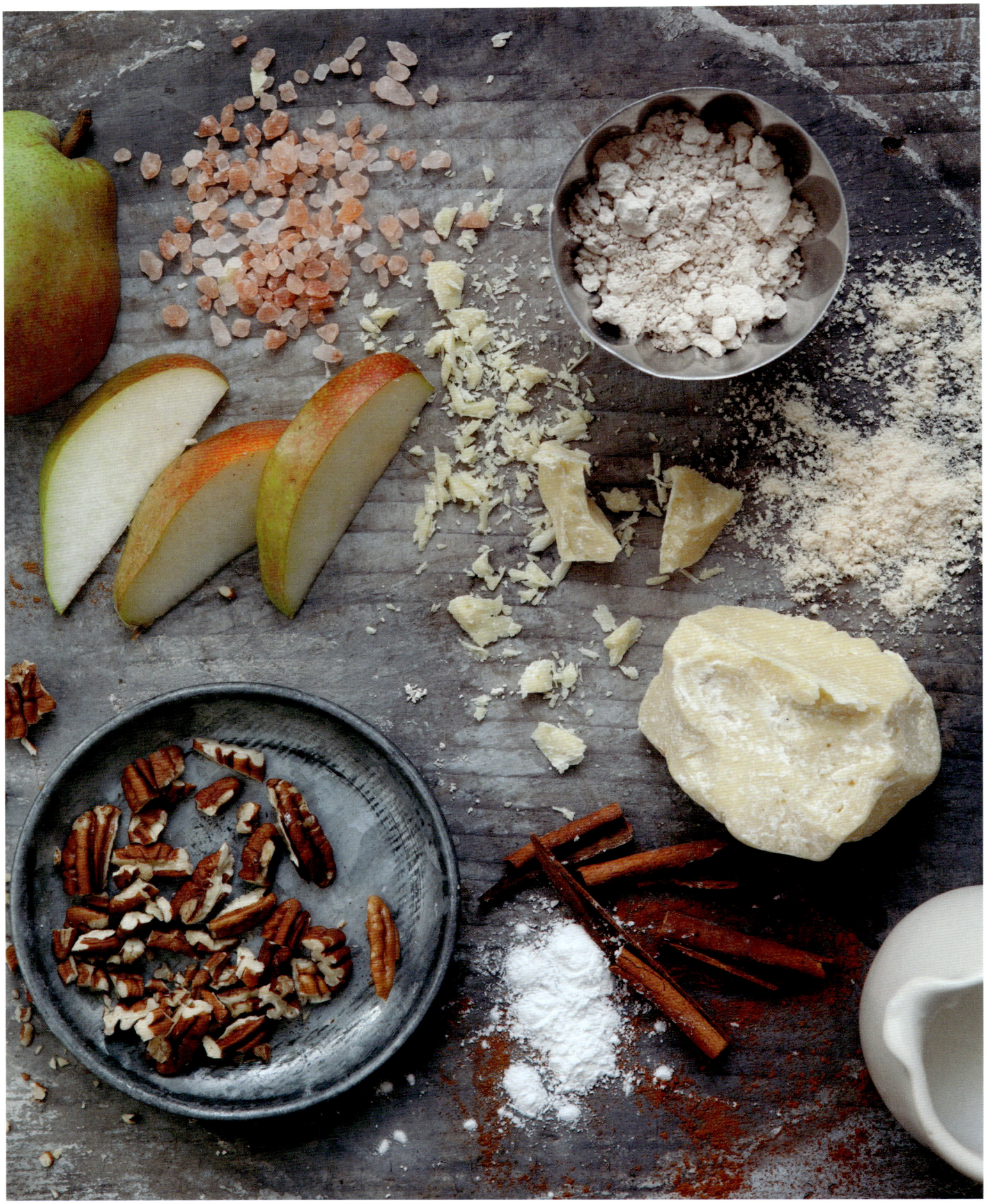

الأكل بوعي

أحد الجوانب الأساسية في التمتُّع الحقيقي بالطعام الصحي يكمن في كيفية تناوله. بمعنى أدق، هل تأكل في الطريق دائمًا؟ هل تأكل واقفًا عند طاولة المطبخ، أو عند المكتب، أو أمام التلفزيون؟ إذا كنت كذلك، فيجب عليك أن تعلم أنَّ تناول الطعام بغير وعي (عند عدم حضور الذهن، وعند التهام الطعام بسرعة كبيرة) يؤدي إلى زيادة الوزن بصورة مُفرطة.

وعلى الجانب الآخر، يساعدنا الأكل الواعي في التوقف عن تناول الطعام في الوقت المناسب، إذ إنَّه يمنح المعدة وقتًا كافيًا للتواصل مع المخ، وإشعاره بتناولنا الكمية الكافية للإشباع قبل الوصول إلى مرحلة الامتلاء الكامل، وبالتالي يمكننا التحكُّم في الوزن بطريقة سهلة للغاية. ليس هذا فحسب، بل يتيح لنا الأكل الواعي فرصة تذوُّق الطعام، والاستمتاع به، والتحكُّم في كميات الوجبات!

غالبًا ما يكون الدافع وراء تناول الوجبات بغير وعي هو الحالة النفسية التي يمر بها الإنسان. فعند التوتر أو الغضب يركن الإنسان بدرجة كبيرة إلى تناول الطعام بهذه الطريقة. ومن الممكن أن يكون ذلك سلوكًا جرى تعلُّمه لسبب ما، وربما يكون نمطًا يُميِّز أسرة بعينها، وربما يكون أمرًا عرضيًا أتى دون تعليم.

فيما يلي بعض النصائح لتناول الطعام بطريقة واعية:

- خُذ نفسًا عميقًا قبل الشروع في تناول الطعام. يُسهم ذلك في انقطاعك عن الشواغل التي تصاحبك (مثل: الضغط، والغضب، ونحو ذلك)، ويعمل على منحك مزيدًا من التركيز في العمل البدني الذي تقوم به عند تناول الطعام.
- تناول طعامك ببطء. أعني بذلك أن تقوم بمضغ الطعام جيدًا، وتذوُّقه للاستمتاع بالطَّعم المميَّز لكل لقمة، مع خفض الأدوات التي تأكل بها بين كل لقمة وأختها.
- تجنَّب وسائل التشتيت، مثل التلفزيون، عند تناولك الطعام.
- إياك والأكل في لحظات الانفعال (بعد شجارك مع شخص ما مثلًا)، وحاول ألَّا تأكل أي شيءٍ قبل خلودك إلى النوم بثلاث ساعات.
- تحكَّم في كمية الوجبات. وذلك من خلال وضع كميات قليلة على المائدة، وهو الأمر الذي يُسهم في الحد من تناول كميات كبيرة في وجبة واحدة. ومن المعلوم أنَّ تناول وجبات ذات كميات كبيرة بصورة منتظمة يُسبِّب زيادة الوزن، وما يرتبط به من الإصابة بمرض السكري.

يُعدُّ تناول الطعام بوعي أحد أفضل السُّبل للتحكُّم في كميات الوجبات، ومن ثَمَّ السيطرة على الوزن. وهو، مع ذلك، يساعدنا في ملاحظة وجود أي تأثير للطعام على صحتنا، واستكشاف العلاقة بين أصناف الطعام التي نتناولها وصحتنا، إذ يُسهِّل علينا، حال تركيزنا في نوعية الطعام الذي نتناوله والأعراض التي نشعر بها عند تناوله وبعده، معرفة ما إذا كان أحد الأصناف يُسبِّب لنا مشكلات من ناحية الهضم، أو يؤدي إلى تفاقم مشكلات الجلد، فلكلٍّ منا تركيبته الكيميائية الحيوية الفريدة، ومن ثَمَّ فما يؤثر في شخص ما قد لا يؤثر بالضرورة في غيره. ولا يعني تحسُّن الحالة الصحية لأحد الأشخاص بعد تبنِّيه نظامًا غذائيًّا خاليًا من الجلوتين تكرار التجربة ذاتها مع غيره. لذا، يمكنني القول إن التقليد الأعمى باتباع فلسفة طعام أو نظام غذائي غير مدروس يحول دون تناولك العديد من الأطعمة، ودون تقييم مردود ذلك على صحتك وعافيتك، يمكن أن يجلب لك وابلًا من المشكلات على اختلاف صورها وعواقبها.

وعلى الرغم من عدم قناعتي بحميات الموضة، أو باتخاذ إجراءات صارمة لإنقاص الوزن، فقد لمست بنفسي، على مدار العديد من سنوات العمل مع العملاء، أنَّ بعض الأفراد يجدون تحسنًا صحيًّا ملحوظًا للغاية عند إقلاعهم عن تناول أنواع معينة من الأطعمة. على سبيل المثال: لاحظت أنَّ بعض الأفراد انتهت مشكلتهم مع الانتفاخ المزمن عند عدم

تناولهم القمح، والبعض الآخر استطاع التغلُّب على الإكزيما وحَب الشباب عند تخلِّيهم عن منتجات الألبان. غير أنَّ الحلول التي ذكرتها الآن قد لا تُجدي مع جميع الأفراد الذين يعانون من المشكلات نفسها، حيث تختلف المسبِّبات من شخص إلى آخر. كما أنَّ هناك بعض الظروف الصحية التي يلزم معها تجنُّب أطعمة معينة للتحكُّم في أعراض بعينها، والحيلولة دون وقوع المزيد من الضرر على الصحة. لذلك، إذا كانت هناك أسباب وجيهة تدعوك للاشتباه في إلحاق نوع معين من الطعام الضرر بك، فحاول بكل وسيلة ممكنة تجنُّب هذا النوع، ورصد مدى التغير في حالتك الصحية. ولا تغفل عن استشارة مُتخصِّص في التغذية ليضع قدميك على الطريق الصحيح، ويسد أي خلل في نظامك الغذائي قد يطرأ نتيجة لتنحية هذا النوع من الطعام من وجباتك.

عند الحديث عن ممارسات تناول الطعام بوعي، فأنا أؤمن بشدة بقاعدة الـ«80 بالمائة»، التي تتضمَّن تناول الطعام بوعي حتى تمتلئ المعدة بنسبة 80 بالمائة، وهي النسبة التي تساعد في تقييد كمية السُّعرات الحرارية، مما يُسهم في تمديد العمر وتباطؤ أعراض الشيخوخة. وهذا الكلام لا يأتي من فراغ، بل هو واقع ملموس في مدينة أوكيناوا باليابان، التي تفتخر بوجود بعضٍ من أكثر الأفراد صحة ورشاقة وشبابًا في العالم، مع تسجيلها لواحد من أعلى معدلات زيادة العمر. ويُعزى ذلك إلى ممارستهم قاعدة الـ «80 بالمائة»، التي يُطلقون عليها «هارا هاتشي بو». وتنطوي هذه القاعدة على التوقف عن الأكل بمجرد الشعور بأول ضغطة على المعدة.

يحتاج الجسم نحوًا من 15 إلى 20 وجبة من أجل إعادة ضبط الذاكرة العضلية للمعدة كي تعتاد على الاكتفاء بكميات أقل من الطعام، والأهم هو أن يثق الإنسان في أنَّ ذلك ما سيؤول إليه الأمر بالفعل. من المؤسف أنَّ معظم الأفراد اعتادوا الأكل لدرجة الامتلاء المُفضي إلى الاضطراب، الذي يصحب الإنسان نحو التخمة والزيادة المستمرة في الوزن. لمزيد من الوضوح، لستُ أوجِّه دعوة ليُجوِّع الإنسان نفسه أو يحرمها، ولستُ أغرس في روعه وسواسًا قهريًّا يدفعه نحو إحصاء عدد ما يتحصَّل عليه من سعرات حرارية، كل ما هنالك أني أحث القارئ الكريم على الأكل الذي يزول معه الإحساس بالجوع، ولا يصل إلى حد الامتلاء غير المريح أو «حشو المعدة».

في نهاية المطاف، يتلخَّص النظام الغذائي الجيِّد في أن يكون الإنسان على دراية كافية ووعي كبير بنوعية الطعام الذي يتناوله، وأن يستمع جيدًا إلى جسده، وأن يُحدِّد بدقة ما يُجدي معه.

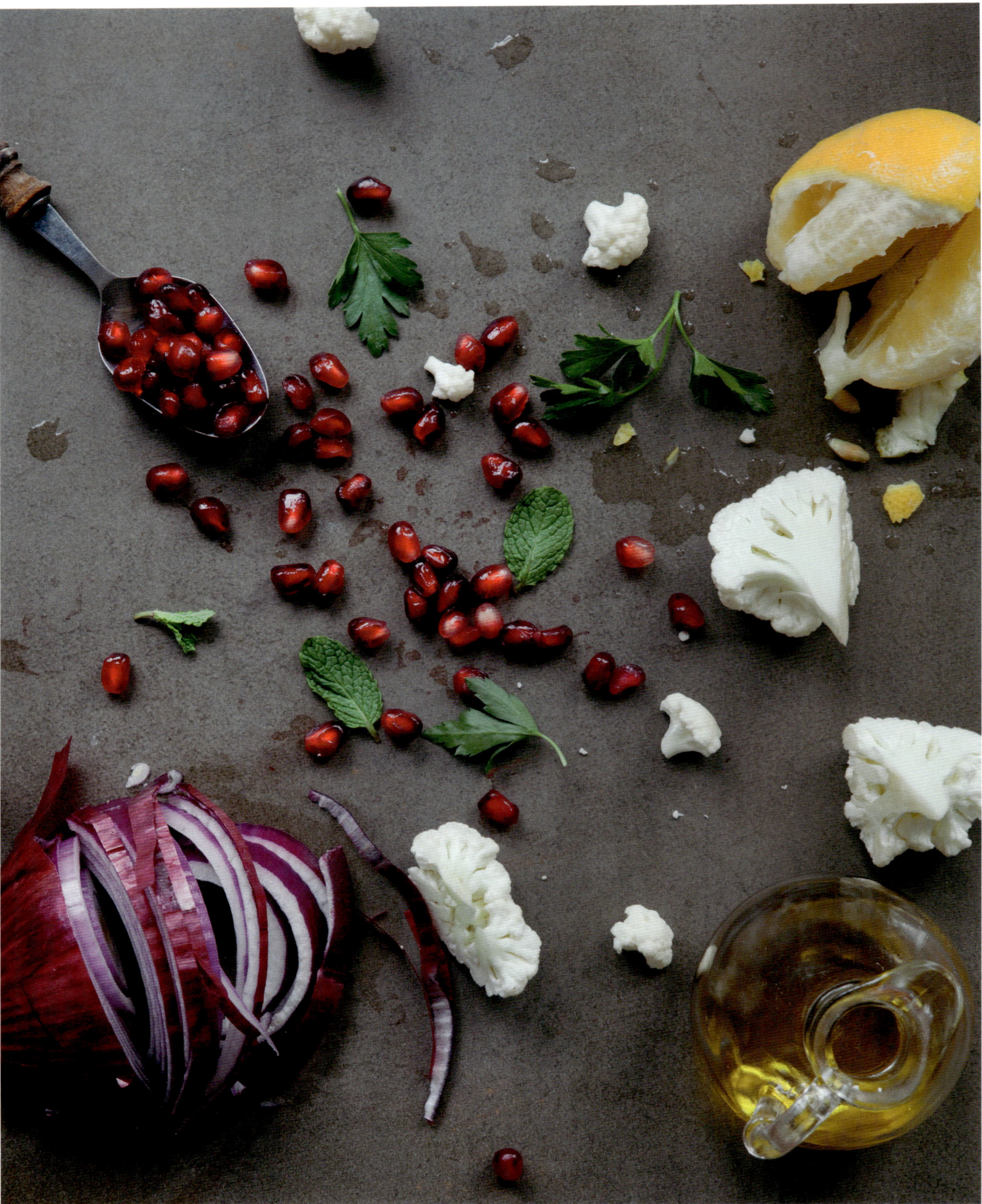

نهج متوازن

لا يعني اتباع نظام غذائي جيد وصول الإنسان إلى درجة الكمال، أو امتناعه عن تناول أي طعام غير مُغذٍّ أو صحي بنسبة 100 بالمائة، فمفهوم الإنسان عن النظام الغذائي، وعن الأكل الصحي، قد يتساوى في أضراره مع ما يجلبه النظام الغذائي القائم كليًّا على الوجبات السريعة من تبعات. لذا، أوضِّح للقارئ الكريم أنَّ فكرة النظام الغذائي الجيِّد تدور حول الإكثار من الطعام الذي يمنح الإنسان شعورًا جيدًا - وأعني بالشعور الجيِّد: النشاط، والحيوية، والسعادة، والخفة، والاتزان - والإقلال من الطعام الذي يجعل الإنسان يشعر بالتثاقل، أو الانتفاخ، أو الإجهاد، أو التوتر، أو الاكتئاب.

الغذاء الجيِّد هو الطعام الغني بالعناصر اللازمة لتغذية جسمك، والذي يمنحك صحة أفضل، وجسدًا أقوى، بخلاف الطعام الذي ينهك جسدك أو يسلب عافيتك. ومما يُميِّز الطعام الجيِّد، قدرته على علاج الجسد، وشفائه من الأمراض، والحيلولة دون إصابته بالعلل. بَيد أنَّه في العديد من الأحيان، وفي وطيس المعركة المحتدمة لإحكام القبضة على صحتنا، والسيطرة على وزننا، يلعب الطعام دور العدو، ويصبح القلق والإحساس بالذنب هما المشاعر السائدة المرتبطة بالطعام الذي نأكله، وبالجسد الذي نعمره. وبين هذا وذاك، تتشكَّل لدينا علاقات الحب والكره لأصناف الطعام، ونقف متأرجحين بين طرفين متناقضين: إما أن ننأى بأنفسنا عن الطعام «السيء» تمامًا، أو أن نتناول كل الأطعمة المحظورة علينا بشراهة. تؤدي هذه الحلقة المفرغة بالناس إلى المرور بأوقات عصيبة يتفكَّرون خلالها في الأطعمة التي سبقت إلى معداتهم دون أن تكون مدرجة في نظامهم الغذائي. لكن، مثل هذه الانتقادات التي يُوبِّخ بها الإنسان نفسه حيال خيارات يُفترض كونها «غير موفَّقة» في نظامه الغذائي، من شأنها أن تزيد الأمر سوءًا، إذ إنَّها تولِّد لديه شعورًا بالقصور، وانعدام الأمن، والعجز، مما يدفعه نحو تناول المزيد من الوجبات المريحة، أو الشروع في تبنِّي نظام غذائي جديد.

ينطوي النهج المتوازن الذي يُؤلِّف في جنباته بين الجودة والصحة على الرأفة بالنَّفس وتدليلها. وقبل الشروع في رحلتنا نحو هذا النهج، أطلب من قارئنا الكريم، أولًا وقبل كل شيء، أن يتلطَّف بنفسه كي نتمكَّن من تقويض أنماط الغذاء غير الصحية ومحوها. وفي

طيَّات الرحلة أُذكره بأنَّ النظام الغذائي الجيِّد لن تقوم له قائمة مع شعور الإنسان بجوع أو سخط دائمين، فيجب أن يكون الطعام ممتعًا حقًّا، وأن يتسم الأكل الصحي بمذاق مبهر. وبالنسبة إلى الكتاب الذي بين أيدينا، فهو لا يحوي بين دفتيه سبلًا قصيرة المدى لإصلاح النظام الغذائي؛ لكنه يكشف الستار عن فلسفة للطعام تساعد الإنسان في تغيير نهجه تجاه الطعام، وتضع بين يديه أسلوبًا يستمر معه مدى الحياة ليرتقي بمستوى صحته ويُعزِّز من نمط حياته.

يفوق الطعام الصحي في روعة مذاقه وتميُّزه غيره من الأطعمة المعالَجة والوجبات السريعة بمراحل كثيرة، إذ إنَّه يعمل على تنشيط براعم التذوُّق، بجانب إمداد الجسم بما يحتاج إليه من مقوِّمات. فبمجرد إدخالك المزيد من الأطعمة الصحية إلى نظامك الغذائي وإقلالك من الخيارات غير الصحية، ستبدأ براعم التذوق لديك في التأقلم والتغير، وهو ما سينعكس بدوره على سائر أعضاء جسدك. فبالتدريج، ستقل شهيتك نحو تناول المزيد من السكر، وعند وصولك إلى مرحلة التواصل الجيد مع جسدك، ستتلاشى متعة الأطعمة غير الصحية التي لطالما استمتعت بها وتلهفت لتناولها. ومع مرور الوقت، سيسهل عليك تناول الطعام بطريقة صحية ومتوازنة، بحيث تدعم جسدك، وذهنك، وروحك وتمنحك شعورًا بالراحة والسعادة.

تحمل السطور التالية بعض الإرشادات التي تمنح الإنسان حياة هنية ومتوازنة:

من أفضل ما تبدأ به يومك أن تشرب كوبًا من الماء الدافئ مع بعض القطرات من عصير الليمون، أو أن تحتسي كوبًا من شاي الكركم (انظر صفحة 57)، إذ إن ذلك يعمل على تنشيط الجهاز الهضمي واستيقاظه، إضافةً إلى تنظيف المعدة، وإمداد الجسم بالطاقة.

تناوَل البروتين ذا الجودة العالية في كل وجبة، بل حاول إدخاله في الوجبات الخفيفة أيضًا. ومن بين الخيارات المفيدة للبروتين: البقوليات، وغموس الفول، والمكسرات، والحبوب، والأسماك، واللحوم الخالية من الدهون، والكينوا، والخضراوات (مثل: البروكلي، والسبانخ). ويجب عدم تناول اللحوم الحمراء أكثر من مرَّة واحدة في الأسبوع، على الأكثر. وعند اختيار اللحوم تأكَّد من جلبها من مصادر مستدامة وعضوية.

تناوَل أقل قدر من الأطعمة المعالَجة، نظرًا إلى أنَّها كُررت وجُردت من عناصرها الغذائية. كذلك، لا تتناول أي وجبات أُعدَّت من خلال الزيوت المهدرجة، والسكر المكرَّر، والإضافات الكيميائية. وبالمثل، لا تتناول النكهات الصناعية (مثل: المونوصوديوم جلوتاميت)، والمواد المستخدمة في التحلية (مثل: الأسبارتام، وأسيسولفام البوتاسيوم والسكرالوز) وصبغات الألوان الصناعية (مثل: التارترازين) إلا بصورة نادرة. يُعدُّ الاستخدام المفرط للأطعمة المعالَجة بشدة والأطعمة منزوعة القيمة الغذائية من العوامل المساعدة في تطور المشكلات الصحية المزمنة المرتبطة بالتغذية (مثل: السمنة، وداء السكري من النوع 2، وأمراض القلب والأوعية الدموية، وبعض أنواع السرطانات).

تناوَل **أكبر قدر ممكن من الخضراوات الطازجة**. بمعنى آخر حوِّل مسار غذائك ليصبح قائمًا على النباتات، فهي مليئة بكل ما يلزم لتعزيز صحتك، والحد من نسبة الإصابة بالسرطان، إضافةً إلى كونها تحوي مضادات الأكسدة التي تعمل على مقاومة أعراض الشيخوخة. تناولها في صورتها الطبيعية كوجبة خفيفة، أو اغمسها في الحمص أو غيره من أنواع الغموس (مثل: بابا غنوج، أو الجواكامول) للحصول على مزيد من العناصر الغذائية. أضف، كذلك، الخضراوات والفواكه في صورتها الطبيعية إلى وجبة الإفطار، والسلطات بأنواعها، والأطباق الجانبية والوجبات الرئيسية. ولا مانع من تناول هذه الخضراوات والفواكه بعد إعدادها بالشوي، أو البخار، أو عصرها في صورة سموثي أو عصير طازج. وليكن هدفك تناول من 7 إلى 10 وحدات من الخضار الطازج، ومن قطعة إلى قطعتين من الفواكه الطازجة كل يوم.

قلِّل من كمية الحبوب التي تتناولها. ذلك أنَّ العديد من الأفراد يعانون من صعوبة هضم الحبوب، وخصوصًا أنَّ المنتجات المصنوعة من القمح المكرَّر (مثل: الخبز الأبيض، والمعجنات)، تُسبِّب العديد من المشكلات الشائعة للجهاز الهضمي. ويُسهم الإفراط في تناول منتجات الحبوب المكرَّرة في زيادة الوزن، والسمنة، وداء السكري من النوع 2.

تناوَل الأطعمة الموسمية المحلية قدر المستطاع، لأنَّها تحتوي على كمية أكبر من العناصر الغذائية عند تناولها في موسمها، كما أنَّها تمتاز في مثل هذا الوقت بمذاق أطيب، ولا تؤثر على البيئة المحلية إلا بالنزر اليسير، لا سيما فيما يتعلَّق بالبصمة الكربونية والأميال الجوية.

تجنَّب السكر المكرَّر قدر المستطاع. وخلال محاولاتك تفاديه، ابحث عنه في الأطعمة والمشروبات التي يكون مخفيًّا فيها، ذلك أنَّه يعيث فسادًا في مستويات السكر في الدم، ويؤثر بالسلب على الوزن، والصحة، والمزاج، ومستويات الطاقة.

تناوَل مجموعة متنوعة من الفواكه والخضراوات الملونة (وفي حال كانت عضوية، فلا تترك جلدها ولا أوراقها الخارجية). سيساعدك ذلك في الحصول على مجموعة واسعة من العناصر الغذائية، ومضادات الأكسدة المختلفة. وبالنسبة إلى مضادات الأكسدة (مثل: البيتا-كاروتين الموجودة في البرتقال والخضراوات عمومًا، والخضراوات ذات الأوراق الخضراء بصورة خاصة، والليكوبين الموجود في الطماطم الحمراء، واللوتين والأنثوسيانين الموجودين في التوت الأحمر الداكن والأرجواني والأزرق) فهي تساعد في تنحية الجذور الحرة، ومن ثَمَّ منع، أو على الأقل إبطاء، تدمير الأكسدة للخلايا الصحية. فبدون مضادات الأكسدة يمكن للجذور الحرة أن تتسبَّب في تدمير جذر الخلايا والحمض النووي داخلها. مع مرور الوقت، ترتبط الآثار المستمرة للتدمير الذي تُحدثه الجذور الحرة، والضغط الذي تُسبِّبه الأكسدة، ارتباطًا وثيقًا بعملية الشيخوخة، إضافةً إلى تطوير العديد من الأمراض، بدءًا من داء السكري، مرورًا بالسرطان، وانتهاء بالزهايمر.

غالبًا ما نخلط بين الجوع والعطش، فنعالج الجوع ويصيبنا الجفاف! لك أن تعلم أنَّ الجلد يبدو أكثر شبابًا، وتظهر العيون أكثر إشراقًا، عندما تكون رطبة. وتختلف احتياجات الإنسان من المياه تبعًا لحالته الصحية، ومدى نشاطه، والمكان الذي يقطنه. أنصت جيدًا إلى جسمك، ولا تتوانَ عن شرب الماء عندما تشعر بالعطش كي تحظى ببشرة متألقة ومشرقة على مدار اليوم (انظر صفحة 59).

تناوَل الأوراق الخضراء ذات الطعم المُر (مثل: الجرجير، والهندباء البرية، والهندباء الحمراء، والهندباء الأنديفية، والبقلة، والملفوف، والسلق المضلع والملون)، حيث إنَّها مليئة بالفيتامينات والمعادن والألياف. لذا، نجد لدى مختلف الثقافات في شتى أنحاء العالم حرصًا كبيرًا على تناول الخضراوات المُرة لتحفيز إنتاج الإنزيمات، وإدرار الصفراء، التي تساعد في عملية الهضم، وتدعم إزالة السموم الطبيعية من الكبد.

لا تغفل عن تناول الوجبات التي تُعزِّز من صحة الجهاز الهضمي (مثل: الأطعمة الغنية بالإنزيمات، كالخضراوات في صورتها الطبيعية، والبابايا، والتين، والأناناس، وحبوب اللقاح، والعسل الخام، وزيت جوز الهند الخام، ومنتجات الألبان الخام. أما عن«أطعمة البريبايوتك» التي تُعزِّز من بكتيريا «البروبيوتيك» في الجهاز الهضمي، فهي موجودة في الهليون، والقلقاس الرومي، والكراث، والبصل، والفاصولياء، والحمص، والعدس. وكذا، احرص على تناول «أطعمة البروبايوتك» و«الأطعمة المخمرة»، كالزبادي الذي يحتوي على البكتيريا الحية، والكفير، وخل التفاح الخام، والمخللات، والكومبوتشا، ومرق العظام).

تناول الدهون والزيوت المفيدة، لأنَّها ضرورية لصحة الجهاز المناعي، والتمثيل الغذائي، والتطوُّر السليم للدماغ والعين. تشتمل قائمة الدهون المفيدة على الدهون غير المشبعة (مثل أحماض أوميجا 3 الدهنية)، والدهون الأحادية غير المشبعة، والدهون المشبعة الطبيعية. وبالنسبة إلى المكسرات، والبذور، والأفوكادو، والزيتون، والطحالب، والبيض، والأسماك، فجميعها من المصادر الغنية بالدهون المفيدة. أما الجوز، والتشيا، وزيت الكتان، وبذور اليقطين، والبيض العضوي، والطحالب كالكلوريلا والسبيرولينا، والأسماك الزيتية كالماكريل، والسردين، والسلمون، فجميعها من المصادر التي تحتوي على كميات وفيرة من أحماض أوميجا 3 الدهنية، وهي من أنواع الدهون التي غالبًا ما يفتقر إليها العديد من الأفراد.

قم بطهي الطعام باستخدام الدهون المشبعة التي لا تنحل بالحرارة (مثل: زيت جوز الهند الخام، والزبدة المستخرجة من الأبقار التي تتغذَّى على الأعشاب)، وتفادَ تسخين زيت الجوز المضغوط على البارد، والزيوت المستخرجة من البذور (مثل: زيت الكتان، وزيت الزيتون البكر الممتاز، وزيت الأفوكادو)، بل صبها على الطعام المطبوخ أو الخام، واستخدمها كذلك في عمل الصوص، لكن لا تطبخ بها مُطلقًا. كما أنصح بقراءة الملصقات الموضوعة على الأطعمة بصورة جيدة لتفادي استخدام الدهون المتحولة والدهون المهدرجة (الموجودة في المارجرين ومعظم الأطعمة المعالجة)، وتجنَّب كذلك استخدام زيوت الطهي المكرَّرة التي تُباع في زجاجات بلاستيكية شفافة (مثل: زيوت عباد الشمس، والكانولا، والقرطم).

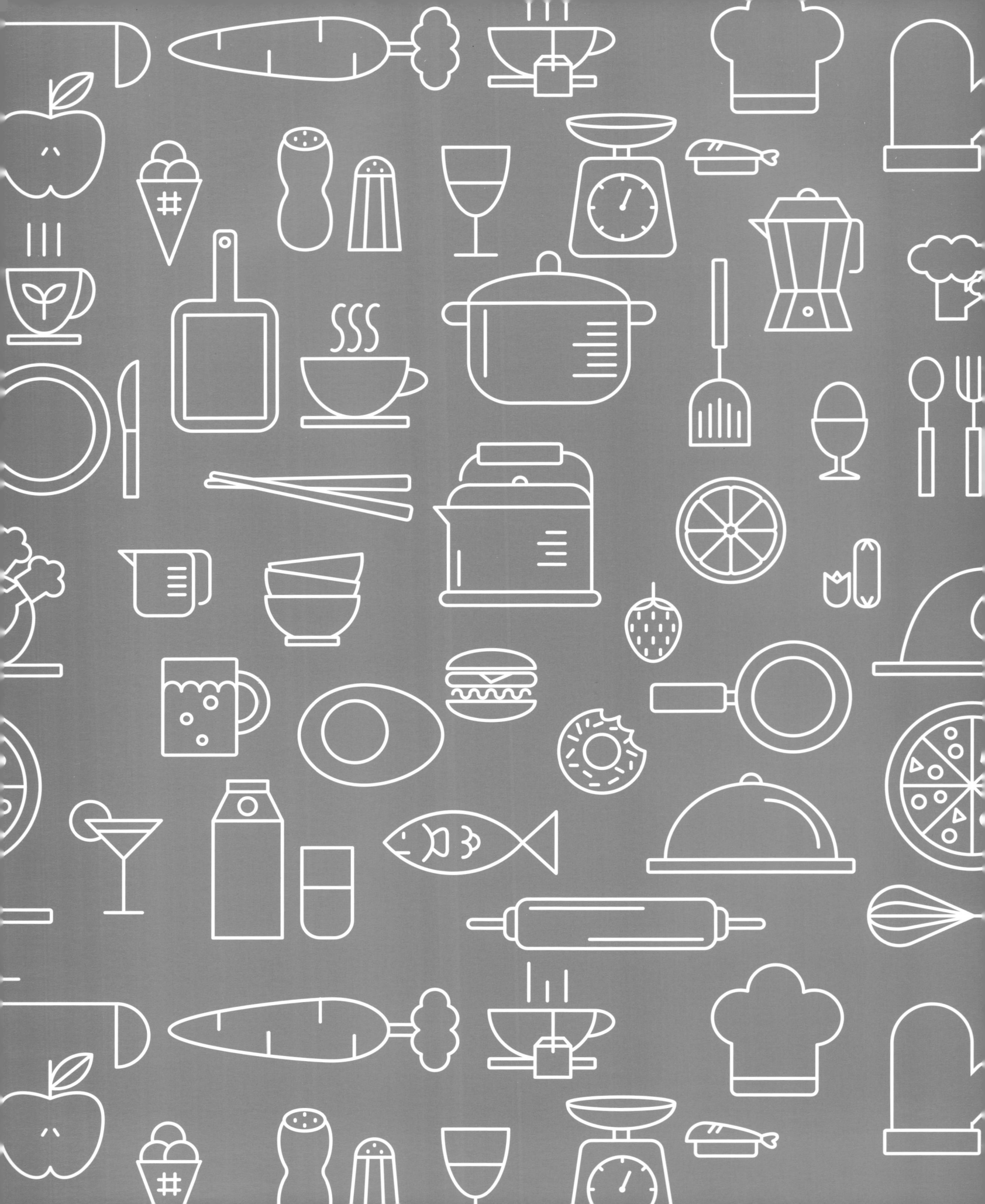

وصفات إعداد الطعام

تعكس الوصفات التالية خلاصة فلسفتي عن الطعام، وتوجز تجربة سنوات من العمل الحثيث مع العملاء في محاولة مني لمد يد العون إليهم للاستمتاع بمزايا الأطعمة العلاجية. والأهم من ذلك، أنَّ هذه الوصفات تعكس شغفي الحقيقي بالطعام، واهتمامي بسبل التغذية الصحية.

لا مجال للشك في أنَّ للطعام الذي نتناوله دورًا بالغًا وأثرًا ملموسًا في تعزيز صحتنا، سواءً الآن أو في المستقبل. لذا، يُعدُّ تعلُّم التغذية الصحيحة، وتغيير أنماط الأنظمة الغذائية، من أسهل الطرق وأكثرها فعالية لتحسين صحة الإنسان ومظهره وحالته النفسية. فالطعام المفيد حقًّا مصدرٌ للتغذية والعلاج في آن واحد، كما أنه واحد من أقوى الحلفاء الذين يمكننا التعويل عليهم لنحيا حياة مديدة، مفعمة بالصحة والعافية، فالتغذية الجيِّدة هي صمام الأمان للحيلولة دون الإصابة بالأمراض، وهي الرفيق الذي يصطحبنا في دروب الحياة لتمتد بهناءة وعافية. إضافةً إلى ما سلف، فللنظام الغذائي دور كبير في منع الأمراض الناجمة عن أنماط الحياة، كالأمراض المنتشرة عالميًّا، والتي من بينها داء السكري من النوع 2 والسمنة، ويمكنه أيضًا المساعدة في الحد من خطر الإصابة بأنواع معينة من السرطانات وأمراض القلب.

يكمن الهدف من هذه الوصفات في منح القارئ الكريم المعلومات الأساسية، والأدوات العملية التي تساعده في الحصول على أفضل حياة من الناحية الصحية والنفسية، وذلك من خلال وضع يديه على خيارات الطعام الصائبة.

لذا، يجب أن نتذكَّر ما يلي، قبل الشروع في قراءة الوصفات:

- العامل الرئيسي في الحصول على صحة أفضل هو الإكثار من تناول الأطعمة الحقيقية التي تكون كاملة، وطازجة، وغير معالَجة (أي جرى طهيها بطرق تقليدية)، والإقلال من تناول الأطعمة السريعة، والإقلال بصورة أكبر من تناول الأطعمة المعالَجة صناعيًّا، والأخرى سهلة التحضير.
- لا غنى عن تناول المزيد من الأطعمة النباتية، والإقلال من استهلاك اللحوم (خصوصًا اللحوم الحمراء، واللحوم المعالَجة).
- لا يكمن سر فقدان الوزن بسهولة في اتباع حمية غذائية مفاجئة تقوم على تناول الوجبات منخفضة السُّعرات الحرارية عبر فترة قصيرة، أو إحصاء عدد السُّعرات الحرارية التي يتحصَّل عليها الإنسان بقلق بالغ، لكن في تناول الطعام بصورة واعية، وبكميات قليلة.
- لا يكمن الحل في تناوُل كميات قليلة جدًّا من الدهون، لكن في تناول الأنواع الصحيحة من الدهون، والإقلال من كمية السكر، ومن منتجات الألبان، والحبوب.
- لا يكمن الحل بالنسبة للعديد من الأفراد في الإقلاع التام عن تناول هذه المنتجات كافة، لكن في التقليل منها للحصول على توازن صحي يعود نفعه على الإنسان وعلى بدنه. وفوق هذا وذاك، لا خيار أمامك سوى التركيز على نوعية الطعام والاهتمام بجودته.

الوصفات التالية مليئة بالخضراوات، والبروتينات عالية الجودة، والفيتامينات، والمعادن، ومضادات الأكسدة، والدهون الصحية.

وفي المقابل، لا تحوي هذه الوصفات السكر المكرَّر، أو الكربوهيدرات المكرَّرة، وهي أيضًا تشتمل على القليل من الحبوب، والجلوتين، والألبان. وكبديل عن السكر المكرَّر، أستخدم كميات قليلة من مواد التحلية الطبيعية غير المكرَّرة. وكبديل عن القمح، أستخدم الحبوب الكاملة والقديمة والدقيق البديل. وألفت الانتباه إلى أن القمح المستخدم في هذه الوصفات قمح عضوي، كامل ومخمر، وكذلك فإن جميع منتجات الألبان التي تدخل في إعداد الوصفات التالية منتجات كاملة وعضوية وتحتوي على بكتيريا «البروبيوتيك».

خُض التجربة، واستمتع بالطعام!

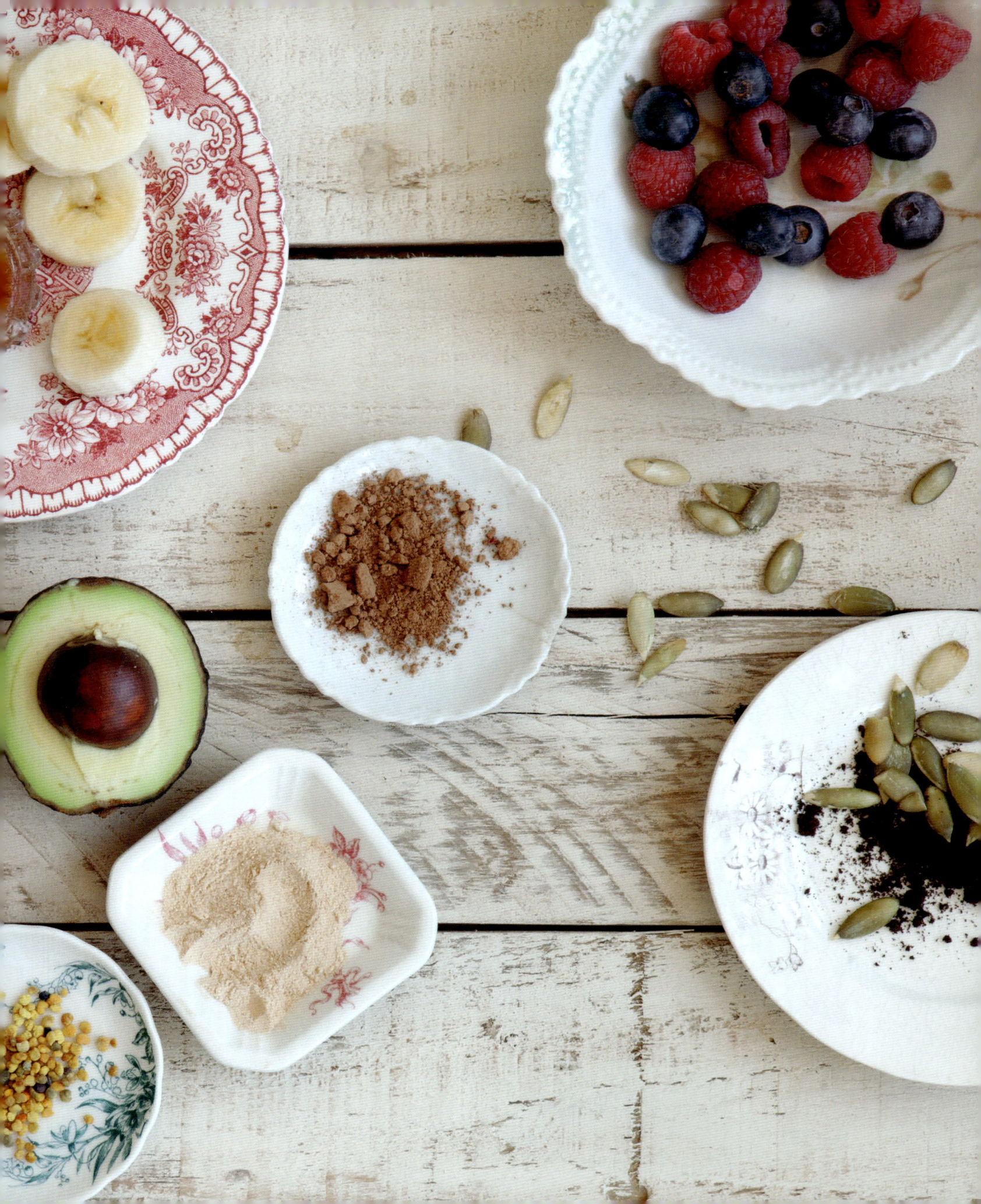

السموثي والمشروبات

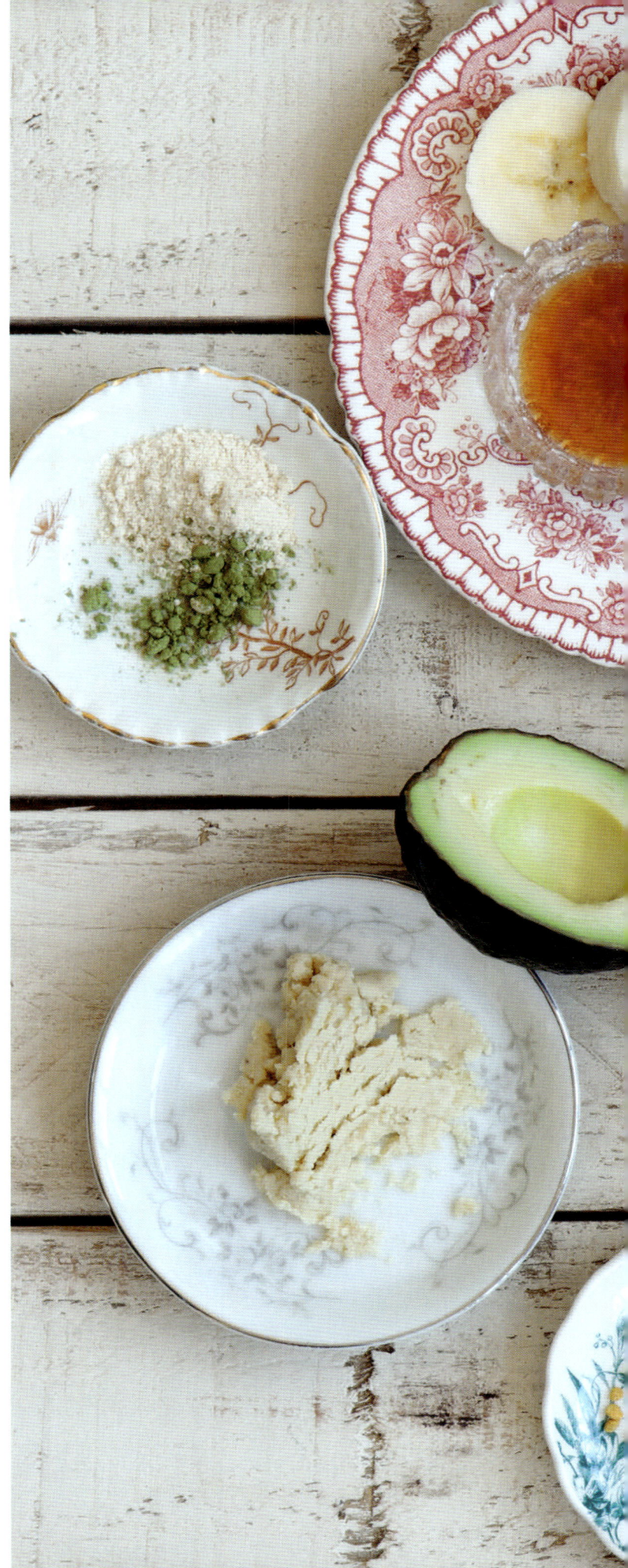

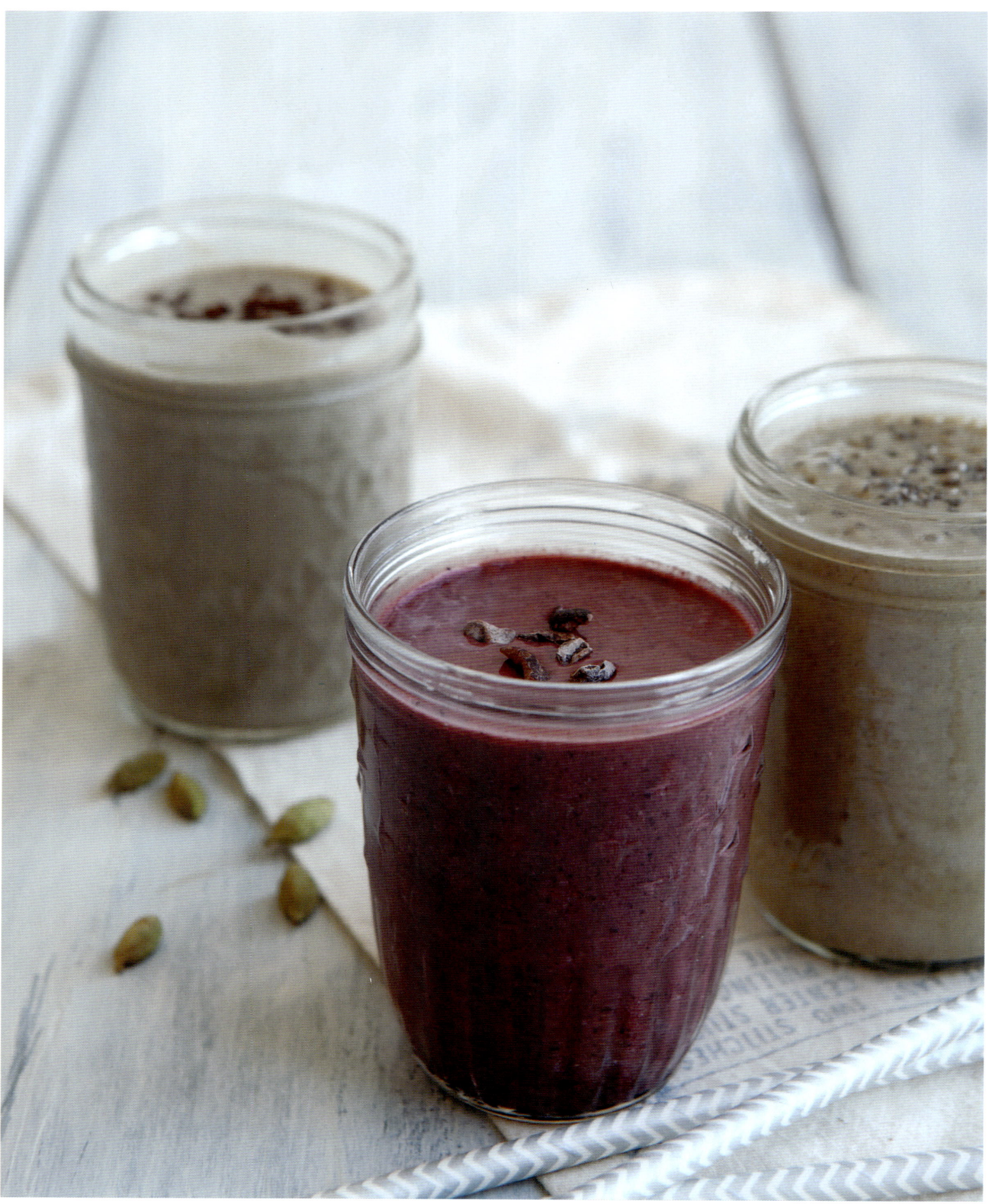

لاتيه تشاي ماتشا

يتميَّز سموثي الشاي المتبل بقدرته على التنشيط، وتعزيزه لعمليتي التمثيل الغذائي والهضم، إضافةً إلى احتوائه على بعض العناصر الغذائية التي تساعد في تقوية العظام.
يُعدُّ شاي ماتشا الأخضر من المشروبات الغنية بمضادات الأكسدة. كما يحتوي على الكافيين اللازم لتنشيط الجسم، وحمض إل-ثيانين، الذي يمنح الإنسان التركيز مع هدوء الأعصاب. وتعمل القرفة على الحفاظ على توازن نسبة السكر في الدم. ويحتوي الموز على نسبة كبيرة من البوتاسيوم اللازم لترطيب الخلايا، وتنظيم ضغط الدم، والحفاظ على المعدلات السليمة لعملية التمثيل الغذائي. ويزوِّد الأفوكادو الجسم بالدهون المفيدة التي تجعل الإنسان يشعر بالشبع لمدة أطول. وتمنح بذور السمسم العظام الكثير من الكالسيوم. إضافةً إلى ما سبق، تسهم التوابل والبذور المتنوعة في دعم عملية الهضم، ويرى العديد من الأفراد أن بذور الشيا تُسهم في الشعور بالراحة من الإمساك.

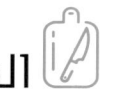

المكوِّنات

- تكفي فردًا واحدًا

1 ملعقة صغيرة من بذور شيا
1 ملعقة كبيرة من بذور السمسم الأبيض
1 ثمرة موز ناضجة
½ ثمرة أفوكادو ناضجة
½ ملعقة صغيرة من مسحوق القرفة
1 حبة كاملة من القرنفل
2 حبة كاملة من الهيل
½ ملعقة صغيرة من الزنجبيل المطحون
½ ملعقة صغيرة من مسحوق شاي ماتشا الأخضر
1 ملعقة كبيرة من دبس التمر (أو 3 تمرات منزوعة النوى)
1 ¼ كوب (300 مل) من الكاجو، أو الفستق، أو حليب اللوز

طريقة التحضير

1. ضع جميع المكوِّنات، بخلاف الحليب، في الخلاط.
2. صب كمية كافية من الحليب في الخلاط، بحيث تغطي جميع المكوِّنات.
3. اضرب جميع المكوِّنات لمدة 1-2 دقيقة، ثم قدِّم السموثي.

لاف بوشن الشوكولاتة والتوت

يُعدُّ هذا السموثي اللذيذ واحدًا من أفضل العصائر التي لا أملُّ منها في أي وقت. وما يُميِّزه أنَّه غني بمضادات الأكسدة التي تساعد الإنسان في الحصول على مظهر جيِّد، مع دورها في تعزيز إفراز هرمون الإندورفين في الدماغ، الذي يمنحك، هو الآخر، نشوة رائعة! لا ينتهي الأمر عند هذه الفوائد، بل يمنحك هذا السموثي أيضًا المغنسيوم الموجود في الكاكاو، وفيتامين سي الموجود في التوت وفي كرز أسيرولا. ويعمل المغنسيوم على استرخاء العضلات، ويُسهم فيتامين سي في تعزيز جهاز المناعة، ويساعد في إفراز الكولاجين في الجلد لمقاومة أعراض الشيخوخة.
إضافةً إلى ما سبق، تُمثِّل أحماض أوميجا 3 الدهنية الموجودة في بذور شيا أحد مصادر تغذية الدماغ. كما يوفِّر الكاكاو الخام عددًا من الناقلات العصبية التي تمنح الإنسان شعورًا بالسعادة وتضبط حالته المزاجية. ويحتوي التوت أيضًا على مزيد من مضادات الأكسدة القوية التي تقاوم أعراض الشيخوخة.

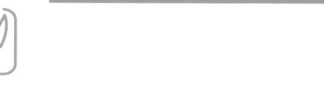

المكوِّنات

- تكفي فردًا واحدًا

1½ كوب (185جم) من التوت المشكل المجمد
1 ملعقة كبيرة من بذور شيا
3 ملاعق كبيرة من مسحوق الكاكاو الخام
1 ملعقة صغيرة من حبوب الكاكاو الخام
½ ثمرة موز ناضجة
1 ملعقة صغيرة من مسحوق كرز أسيرولا (أو مسحوق البؤوباب)، للحصول على مزيد من فيتامين سي)
1 كوب (240مل) من حليب جوز الهند (أو غيره من أنواع حليب المكسرات)
2 ملعقة صغيرة من دبس التمر النقي (أو 2 تمرة منزوعة النوى ومقطَّعة)
1 ملعقة كبيرة من بذور السمسم

طريقة التحضير

1. ضع التوت، وبذور شيا، ومسحوق وحبوب الكاكاو، والموز، ومسحوق الكرز، في الخلاط.
2. صب كمية كافية من حليب جوز الهند (أو غيره من أنواع حليب المكسرات) في الخلاط، بحيث تغطي جميع المكوِّنات.
3. اضرب هذه المكوِّنات في الخلاط لمدة 1-2 دقيقة. وفي حال كنت تستخدم خلاطًا أقل قوة، فربما تحتاج إلى ضرب هذا الخليط لمدة أطول قليلًا.
4. أضف قطرات من اختيارك من دبس التمر، أو قليل من التمر منزوع النوى المقطَّع، أو انثر بعض بذور السمسم على السموثي قبل تقديمه.

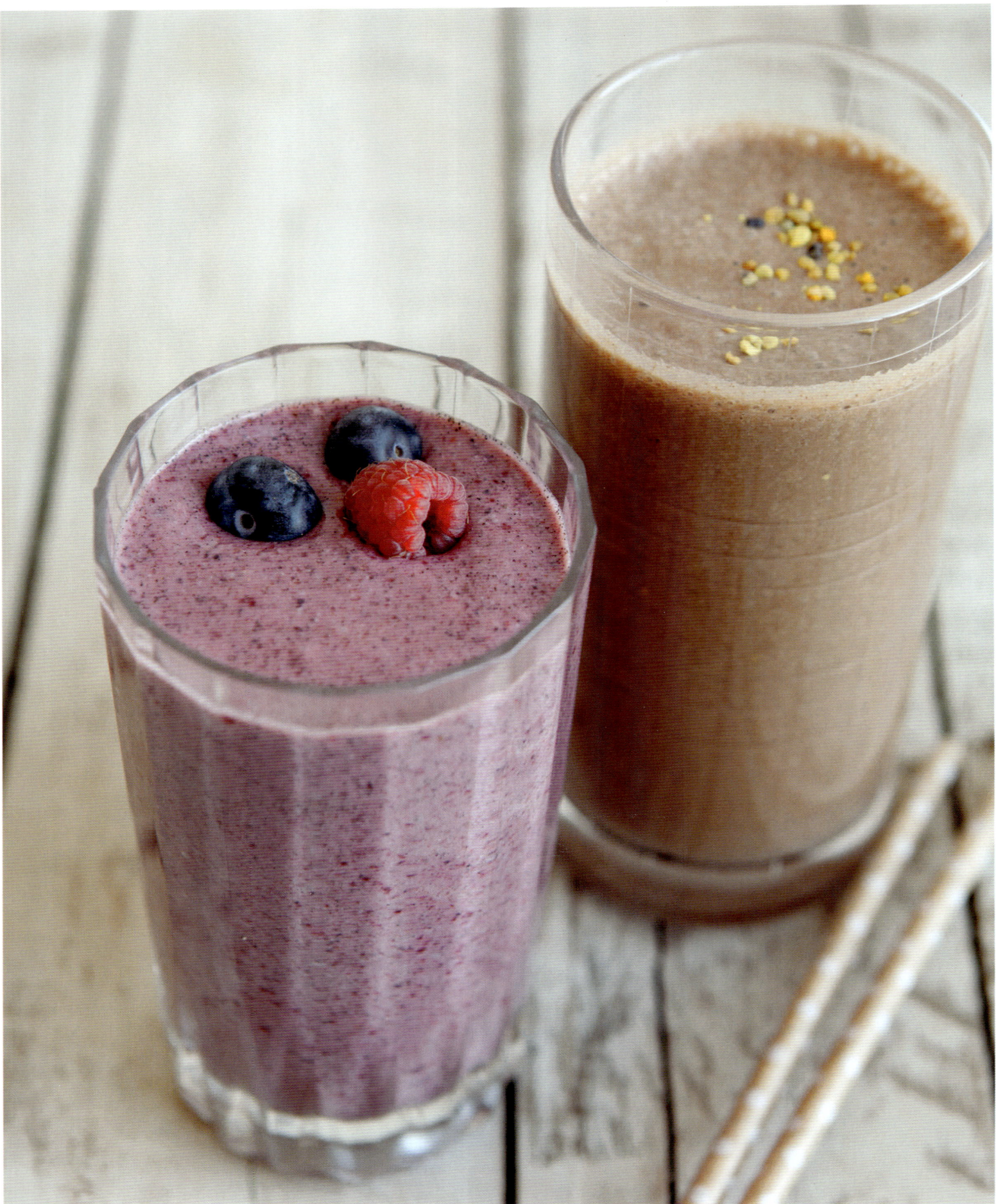

ماتشا ديفاين الشوكولاتة والموز

يتميَّز هذا السموثي بجمعه بين العناصر الداعمة للنشاط والحيوية الفائقة من ناحية، وعناصر الهدوء والاسترخاء من ناحية أخرى، كما أنَّه يساعد في حرق الدهون. وبالنظر إلى مكوِّناته، نجد أنَّ الموز يحتوي على كمية كبيرة من البوتاسيوم، وهو محلول يعمل على تنظيم ضغط الدم، وهو أيضًا مصدر ثري للتربتوفان، وهو حمض أميني يدخل في بناء معظم البروتينات ويحتاجه الجسم في تحفيز الدماغ على إفراز السيروتونين، الذي يُعزِّز الحالة المزاجية للإنسان. أما الدهون متوسطة الحلقات الموجودة في زيت جوز الهند، فتُسهم في حرق الدهون. كما يعمل البروتين الموجود في زبدة اللوز على جعل الإنسان يشعر بالشبع لمدة طويلة.

وبالنسبة إلى الماتشا، فلها دور ملحوظ في حرق الدهون، كما أنَّها تحتوي على مضادات الأكسدة التي تقاوم أعراض الشيخوخة، وتساعد في تعزيز التركيز الذهني وزيادة مستويات الدوبامين، وهي في الوقت ذاته تهدئ الأعصاب، نظرًا إلى احتوائها على حمض الغاما أمينوبوتيريك. ويضيف الكاكاو إلى ما سبق مزيدًا من الفوائد المُتعلِّقة بتعزيز الحالة المزاجية للإنسان.

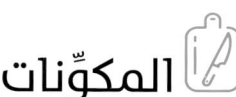

المكوِّنات

- تكفي فردًا واحدًا

1 ثمرة موز ناضجة

1 ملعقة صغيرة من حبوب لقاح النحل العضوية (لا تضاف إلا إذا كنت لا تعاني من حساسية منتجات النحل)

½ ملعقة صغيرة من مسحوق شاي ماتشا الأخضر

2-1 ملعقة صغيرة من دبس التمر (أو 1-2 تمرة منزوعة النوى)

1 ملعقة كبيرة من زيت جوز الهند الخام

3 ملاعق كبيرة من مسحوق الكاكاو الخام

1 ملعقة كبيرة من زبدة الجوز الخام (بالنسبة لي، فأنا أستخدم زبدة اللوز)

1 ¼ كوب (300 مل) من حليب جوز الهند (أو أي حليب مكسرات آخر)

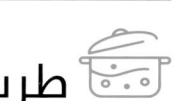

طريقة التحضير

1. ضع جميع المكوِّنات، بخلاف الحليب، في الخلاط.
2. صب كمية كافية من حليب جوز الهند (الذي أُفضِّله بصورة شخصية) أو أي نوع آخر من حليب المكسرات في الخلاط، بحيث تغطي جميع المكوِّنات.
3. أضف مكعبين من الثلج، إن كنت ترغب في تناول السموثي باردًا، ثم اضرب هذه المكوِّنات لمدة تتراوح بين 1-2 دقيقة. والآن، أصبح المشروب جاهزًا.

بيري الفانيليا الدسم

يبدو مذاق هذا السموثي قريبًا من الآيس كريم اللذيذ الذائب ذي الملمس الدسم، إلا أنَّه خالٍ تمامًا من اللبن والسكر (لذا، لن تشعر عند تناوله بالذنب!) وهو يحتوي على الماكا، ومسحوق الفانيليا الخام، والزنك المستمد من بذور القرع، لذلك فهو يعمل على توازن الهرمونات ودعم الخصوبة. أما فيتامين إي الموجود في الأفوكادو، وأحماض أوميجا 3 الدهنية الموجودة في زيت بذور الكتان، والبيتا-كاروتين الموجودة في مسحوق فاكهة اللوكوما، ومركبات الفلافونويد الموجودة في التوت، فجميعها يُسهم في دعم صحة الجلد والشعر والأظافر.

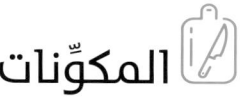

المكوِّنات

- تكفي فردًا واحدًا

½ ثمرة أفوكادو ناضجة

1 ثمرة موز ناضجة

1 ملعقة صغيرة من زيت بذور الكتان

1 ملعقة صغيرة من بذور القرع

1 كوب (108جم) من ثمار التوت المشكل المجمد

1 ملعقة كبيرة من مسحوق الفانيليا النقية (أو 2 ملعقة صغيرة من خلاصة الفانيليا)

3 ملاعق صغيرة من مسحوق ماكا

1 ملعقة صغيرة من مسحوق لوكوما

¼ كوب (300 مل) من حليب جوز الهند، أو غيره من أنواع حليب المكسرات

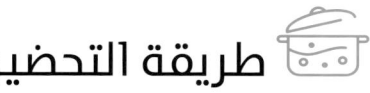

طريقة التحضير

1. ضع جميع المكوِّنات، بخلاف الحليب، في الخلاط.
2. صب كمية كافية من حليب جوز الهند (أو أي حليب مكسرات آخر) في الخلاط، بحيث تُغطي جميع المكوِّنات.
3. اضرب جميع المكوِّنات لمدة تتراوح بين 1-2 دقيقة، ثم قدِّم السموثي. يُرجى ملاحظة أنَّ هذا السموثي يكون كثيفًا مثل البودنج، فإذا كنت تراه كثيفًا أكثر من اللازم، فعليك بإضافة كمية من حليب المكسرات لتخفيفه.

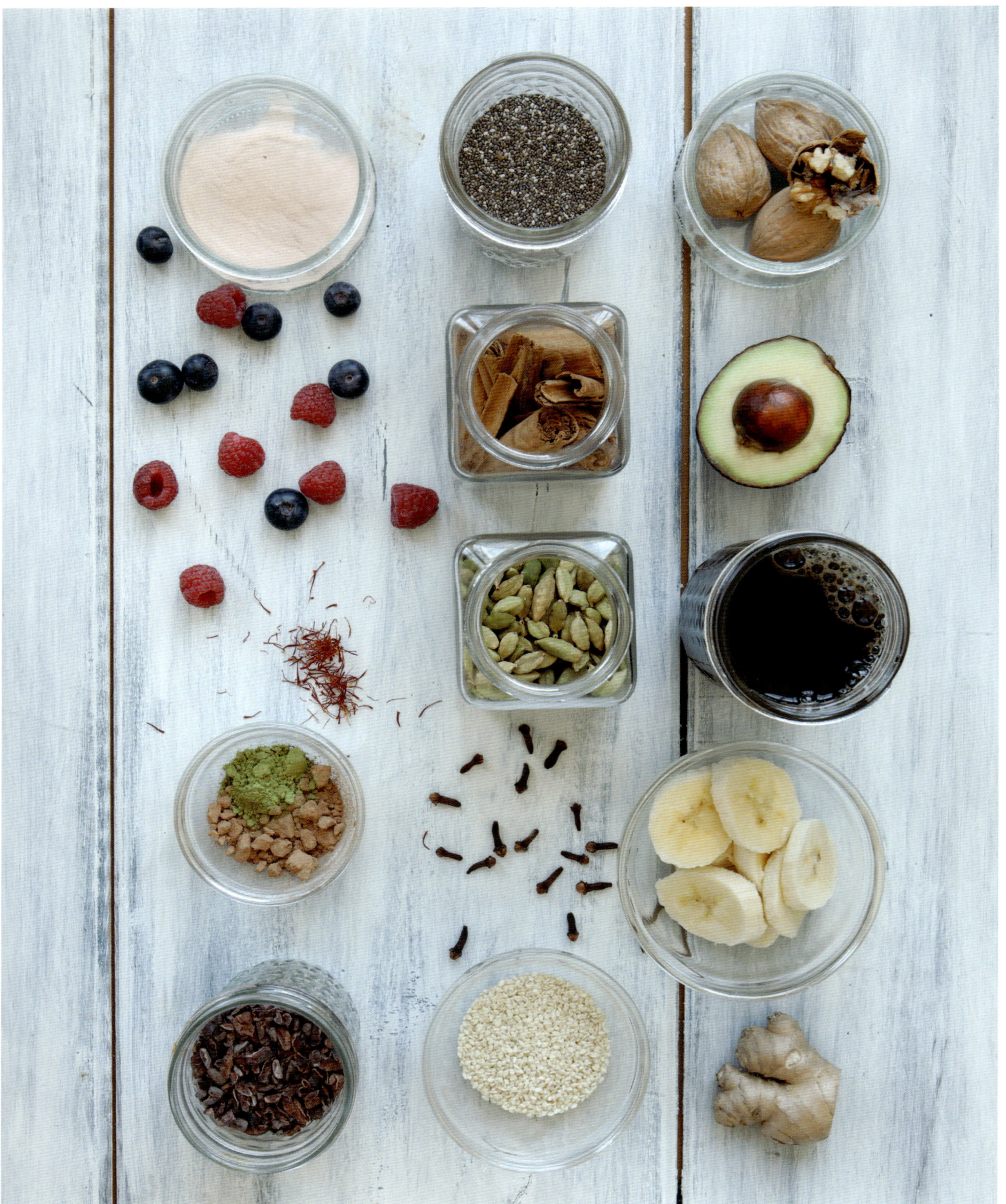

قهوة كولد برو العربية بالهيل

تُستوحى فكرة هذا السموثي من القهوة العربية ذات المذاق الخلّاب والرائحة الذكية التي اعتدتُ على احتسائها في رحلاتي إلى منطقة الشرق الأوسط. ولهذه القهوة مزاياها الرائعة، لا سيما قبل أن يشرع الإنسان في أعماله المعهودة، أو في أي وقت يشعر فيه الإنسان بالحاجة إلى مزيد من التركيز واليقظة والنشاط. وبدون أن أثير فضول القارئ الكريم، ألفت انتباهه إلى إمكانية الحصول على المزايا المشار إليها آنفًا من خلال احتساء كوب من القهوة الساخنة، إذ إنَّها مليئة بالبروتين والدهون المفيدة، مثل أوميجا 3 من الجوز، والدهون متوسطة الحلقات، والدهون المشبعة من زيت جوز الهند (وهي الدهون التي يُعتقد أنها تُبطئ من عملية امتصاص الكافيين في مجرى الدم، مما يعني وجود مصدر ثابت للطاقة يتميَّز بعدم تهييجه للأعصاب، ومنحه الإنسان قدرة على تحمُّل المهام بصورة أطول. كما تعمل هذه الدهون أيضًا على تعزيز وظائف الدماغ، وإمداد الجسم بالطاقة، وتساعد في فقدان الوزن).

تُعدُّ هذه القهوة باستخدام طريقة النقع على البارد لتصبح غنية بمزيد من العناصر الغذائية ومضادات الأكسدة، ويضاف إليها العديد من التوابل، مثل الهيل والقرنفل، لتدعم عملية الهضم.

وللحصول على هذا السموثي، يجب عليك تجهيزه في الليلة، أو الثلاثة أيام، التي تسبق رغبتك في تناوله (انظر صفحة 59).

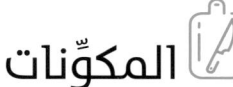

المكوِّنات

■ تكفي فردًا واحدًا

½ ثمرة موز ناضجة

½ ثمرة أفوكادو ناضجة

1 حفنة (150 مل) عين الجمل

⅔ كوب (150 مل) من القهوة المنقوعة على البارد

1 ملعقة كبيرة من زيت جوز الهند الخام

⅔ كوب (150 مل) من حليب المكسرات (أُفضِّل حليب الفستق أو جوز الهند بدرجة أكبر)

1 رشة من خيوط الزعفران

1 رشة من مسحوق القرفة

¼ ملعقة صغيرة من القرنفل المطحون

½ ملعقة صغيرة من الهيل المطحون

1 رشة من جوزة الطيب

4-5 مكعبات ثلج

للتزيين: بعض شرائح الموز، أو قطرات من دبس التمر، أو حبة قهوة

طريقة التحضير

1. ضع جميع المكوِّنات في الخلاط.
2. اضربها لمدة 1-2 دقيقة.
3. صب المحتويات على الثلج مع تزيينها بقليل من شرائح الموز، أو بضع قطرات من دبس التمر، أو حبة قهوة، أعلى السموثي.

للحصول على مذاق مختلف

أضف 1-2 حبة تمر منزوعة النوى، أو 1-2 ملعقة صغيرة من دبس التمر للتحلية.

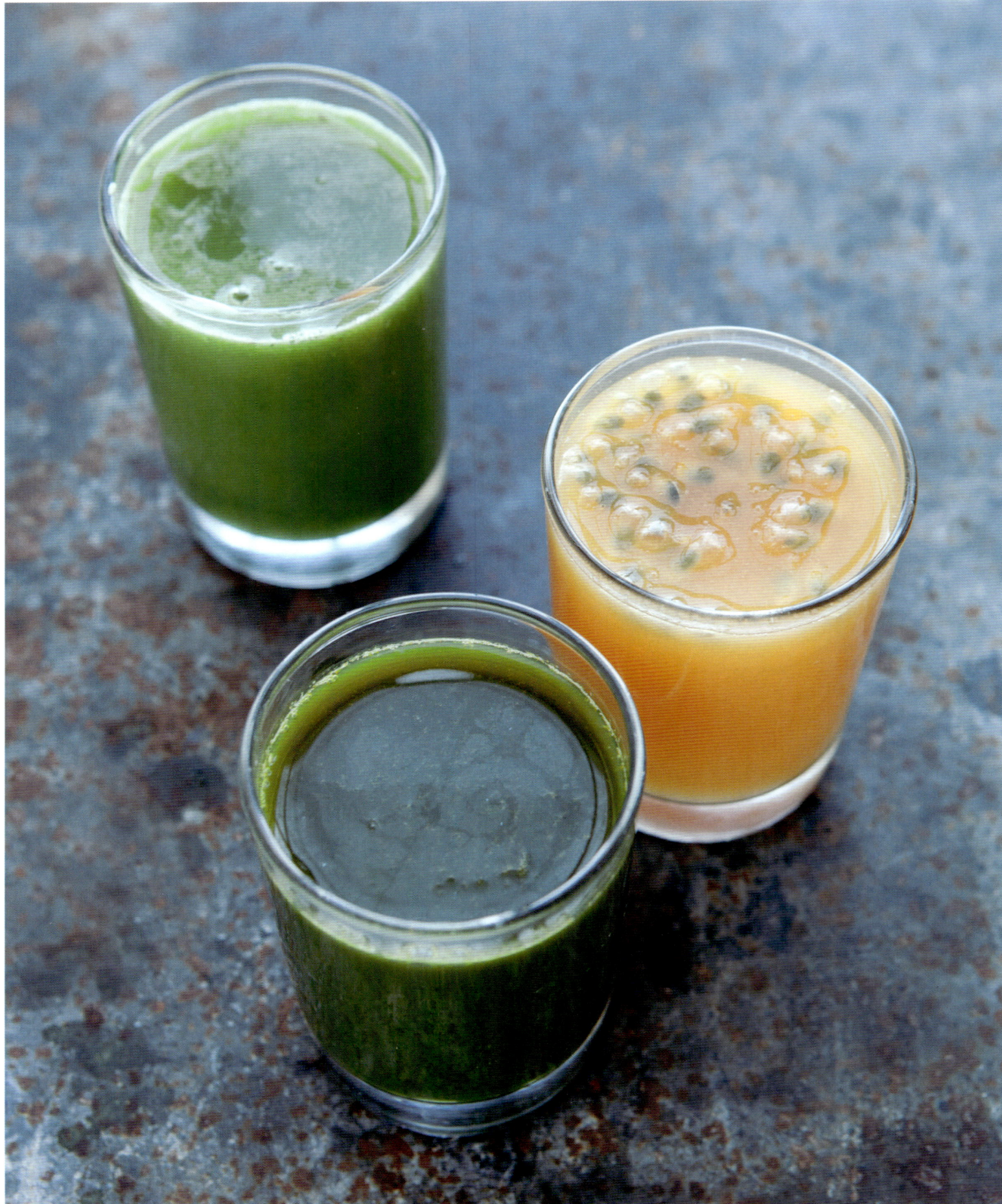

العصائر المضغوطة على البارد

تحتوي هذه العصائر، التي تُعدُّ من الفاكهة والخضراوات الطازجة في صورتها الطبيعية، على العديد من العناصر الغذائية التي يسهل امتصاصها وهضمها لتمنح الإنسان نشاطًا حقيقيًّا، وإحساسًا بالارتواء.

تكفي جميع الوصفات التالية لإعداد حوالي 500 مل، وهو ما يملأ كوبين صغيرين أو كوبًا واحدًا كبيرًا، لكن قبل العصر يجب غسل الخضراوات والفاكهة جيدًا، وتقطيعها إلى شرائح تناسب العصارة التي تستخدمها.

إيميون بووست (عصير تعزيز المناعة)

يمنحك هذا العصير مذاقًا استوائيًّا فريدًا، إضافةً إلى قدرته الكبيرة على تعزيز جهاز المناعة، نظرًا إلى احتوائه على كمية وافرة من البيتا-كاروتين، التي تُعزِّز من مقاومة العدوى، وتزيد من إنتاج خلايا الدم البيضاء، وهي أيضًا محملة بفيتامين سي.

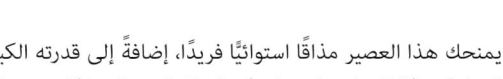

المكوِّنات

1 ثمرة جريب فروت وردية اللون (أزِل الجلد قبل عصرها)

½ حبة أناناس طازجة (أزِل الجلد قبل عصرها)

5 سم قطعة طويلة (25جم) من جذور الزنجبيل (في حال كان الزنجبيل عضويًّا فلا تنزع القشرة الخارجية كي تمنح العصير مزيدًا من العناصر الغذائية)

¼ خيارة

⅓ ليمونة خضراء (انزع الطبقة الخارجية قبل العصر)

1 ثمرة باشن فروت (المعروفة بزهرة الآلام)، أزِل جلدها، ثم إضافتها إلى العصير عند الانتهاء من ضربه ولا تعصرها معه

سكن رينيو (عصير تجديد الجلد)

يُعدُّ الجزر من الخضراوات الغنية بالبيتا-كاروتين، التي تساعد في تعزيز المناعة، وصحة الجلد والبصر، إضافةً إلى خصائصها المقاومة للسرطان. كما يحتوي السلق على كمية كبيرة من الفيتامينات المفيدة للجلد، مثل فيتامينات سي، وك، وإي. كما يمنح الليمون والكمثرى المزيد من فيتامين سي، الذي يُعزِّز نضارة الجلد ويُقوِّي جهاز المناعة.

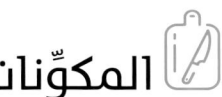

المكوِّنات

7-5 سم (حوالي 25 جم) قطعة طويلة من جذور الكركم

4 جزرات

½ خيارة كبيرة

¼ ليمونة (منزوعة القشرة الخارجية)

1 حفنة (50 جم) من السلق المضلع (أو الملون)

½ ثمرة كمثرى كبيرة

سوبر جرين ديتوكس (عصير التخلُّص من السموم)

ما يُميِّز هذا العصير أنه يتكوَّن من الكلوريلا، والملفوف، والبروكلي، مما يجعله غنيًّا بالكلوروفيل المطهر (صبغ «الشفاء» الذي يمنح النباتات اللون الأخضر)، والكاروتينات، وفيتامين «سي» والجلوكوزينولات (التي تعمل على إزالة السموم الناجمة عن العقاقير المضادة للسرطان). أما البروكلي، فهو غني بالكروم المعدني، وهو العنصر اللازم لزيادة حساسية الخلايا للأنسولين، إضافةً إلى دوره الكبير في تنظيم نسبة السكر في الدم.

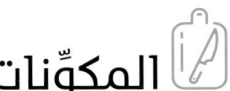

المكوِّنات

4 ورقة كاملة من الملفوف الأسود، (أو 50 جم من الملفوف المقطع)

½ ليمونة خضراء (بقشرتها الخارجية)

2 تفاحة

6 زهور قرنبيط

1 كوب (9 جم) من البقدونس ذي الأوراق المسطحة

½ خيارة

1 ملعقة صغيرة من مسحوق الكلوريلا (يمزج في العصير جيدًا)

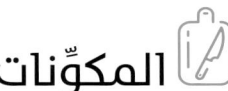

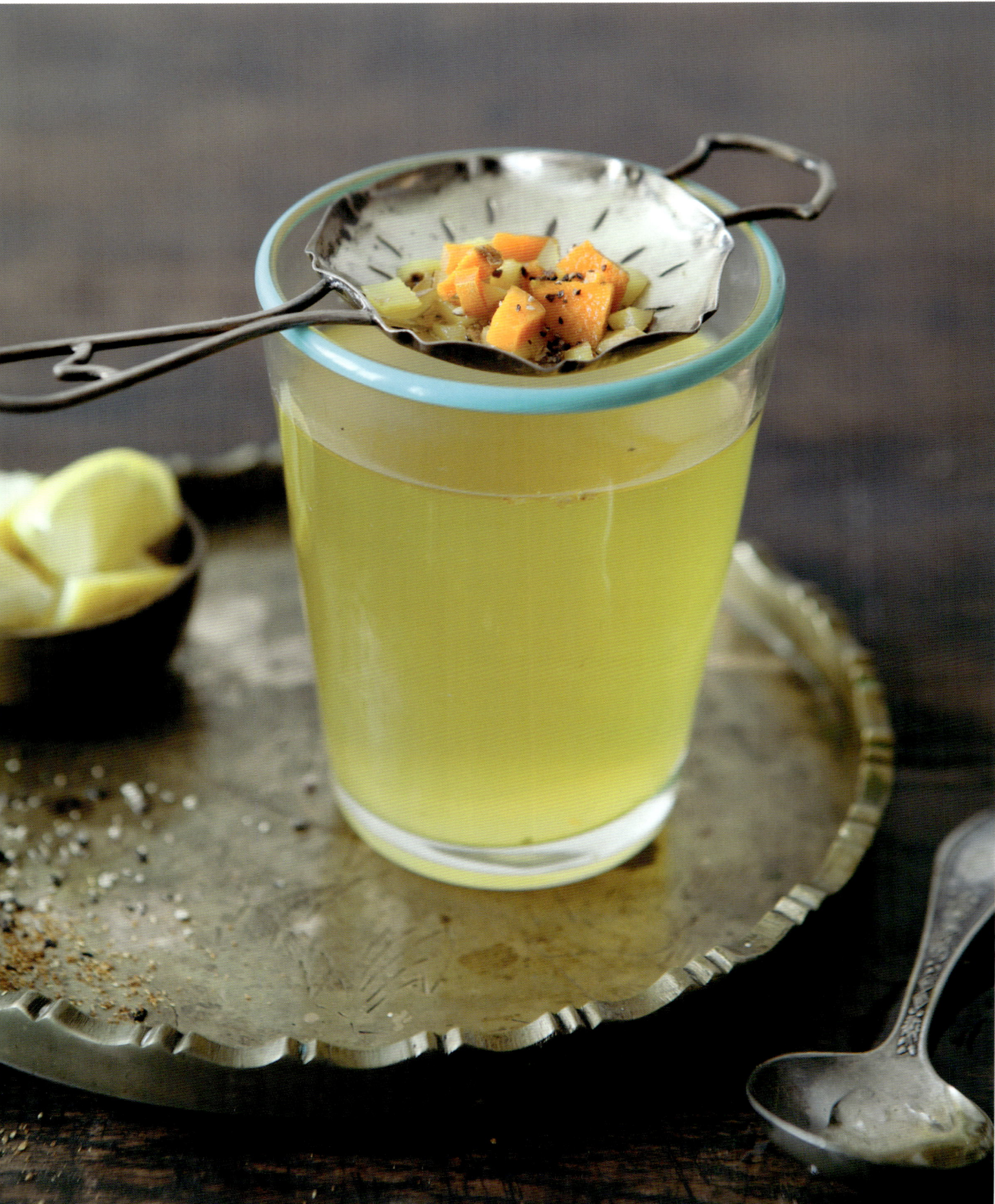

الشاي بالكركم

من أفضل الطرق التي تبدأ بها يومك، أو تُنشِّط بها ذهنك في وقت الظهيرة، احتساء كوب من هذا الشاي الخالي من الكافيين، الذي يتكوَّن من توليفة «الأيورفيدا» التقليدية المشهورة في الهند. ولهذا الشاي نكهة حارة قليلًا، وله دور في تنشيط الجسم بصورة طبيعية ومقاومة الالتهابات. وبالنسبة إلى الكركم فهو مضاد قوي للالتهابات. أما الزنجبيل، فقد استُخدم منذ قديم الأزل في تخفيف مشكلات الجهاز الهضمي، مثل الغثيان، كما يحتوي الزنجبيل على مركبات مضادة للالتهابات تُسمَّى «جينجيرولس» يمكنها المساعدة في علاج مرضى التهاب المفاصل والروماتيزم. ويُستخدم الفلفل الأسود في علاج غازات الجهاز الهضمي والانتفاخ، كما أنه يحتوي على مادة البيبرين، التي تساعد الجسم في امتصاص جميع العناصر الغذائية الأخرى المفيدة في الشاي.

المكوِّنات

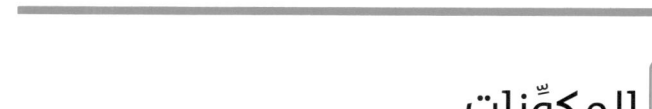

- تكفي إعداد أربعة أكواب (800 مل)

9.5-7.5 سم (47 جم) قطعة طويلة من جذور الزنجبيل (بدون إزالة القشرة الخارجية)
10 سم (25 جم) قطعة طويلة من جذور الكركم (بدون إزالة القشرة الخارجية)
1 رشة من مسحوق الفلفل الحار
1 رشة من مسحوق الفلفل الأسود
½ ليمونة
اختياري: 1-2 ملعقة صغيرة من العسل الخام

طريقة التحضير

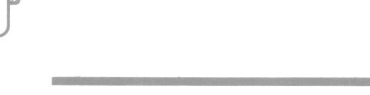

1. قطِّع الزنجبيل والكركم جيدًا قبل وضعهما في إبريق الشاي.
2. أضف الفلفل الأحمر والأسود.
3. قم بغلي 800 مل من الماء، ثم اتركها تبرد لمدة دقيقة واحدة قبل صبها في إبريق الشاي.
4. انقع هذا الخليط لفترة تتراوح بين 10 و15 دقيقة.
5. قم بتصفية المشروب وتقديمه مع عصرة ليمون. وفي حال رغبتك في شربه حلوًا، أضف إليه 1 ملعقة صغيرة من العسل الخام.

حليب المكسرات

أستخدم أنواعًا مختلفة من حليب المكسرات في العديد من الوصفات التي أُقدِّمها لكم، وذلك لأنَّها بديل رائع لحليب الأبقار، خصوصًا للأفراد الذين يعانون من حساسية ضد منتجات الألبان، وغيرهم ممن تتسبَّب لهم منتجات الألبان في تفاقم بعض المشكلات الصحية، مثل مشكلات الجهاز الهضمي، والجيوب الأنفية، وحمى القش، والربو. ويمكن تجهيز حليب المكسرات من أي نوع تقريبًا من أنواع المكسرات، وتمنحك جميعها مذاقًا طيبًا، إضافةً إلى احتوائها على الكثير من العناصر الغذائية. على سبيل المثال: يحتوي حليب اللوز على الكالسيوم، وفيتامين إي، والعديد من المعادن.

المكوِّنات

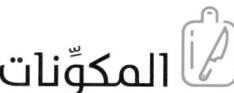

- تكفي إعداد أربعة أكواب (800 مل)

1 كوب (120 جم) من الحبوب الكاملة للفستق الخام، أو الكاجو، أو اللوز
7 أكواب (1.6 لتر) من المياه المفلترة
1 رشة من مسحوق القرفة
1 ملعقة صغيرة من مسحوق الفانيليا (أو ½ ملعقة صغيرة من خلاصة الفانيليا)
اختياري: 1 حبة تمر للتحلية

طريقة التحضير

1. ضع المكسرات مع 4 أكواب من المياه في جرة زجاجية. قلِّب المزيج قبل تغطيته ووضعه في الثلاجة طوال الليل.
2. في الصباح، أخرِج الجرة من الثلاجة، وجفِّف المكسرات المنقوعة من الماء.
3. ضع المكسرات المنقوعة في 4 أكواب من المياه المفلترة، ثم اضربها في الخلاط لمدة 60 ثانية. بعد ذلك، أضف القرفة ومسحوق الفانيليا (وللتحلية، أضف تمرة واحدة).
4. لتصفية الحليب، استخدم مصفاة دقيقة جدًا، أو شاشة قطنية رقيقة. وفي حال استخدام مصفاة، ضعها أعلى جرة زجاجية أخرى، ثم صب المزيج ليمر من خلال المصفاة (مع الضغط بلُطف على لب المكسرات من خلال ملعقة لاستخراج جميع السوائل من المكسرات)، ثم تخلَّص من اللب المتبقي في المصفاة. ربما تحتاج إلى التصفية مرَّة أخرى لتتخلص من أكبر كمية من اللب الموجود في الحليب.
5. خزِّن الحليب في الثلاجة في وعاء زجاجي، أو جرة ذات غطاء. يظل هذا الحليب طازجًا من يومين إلى ثلاثة أيام.

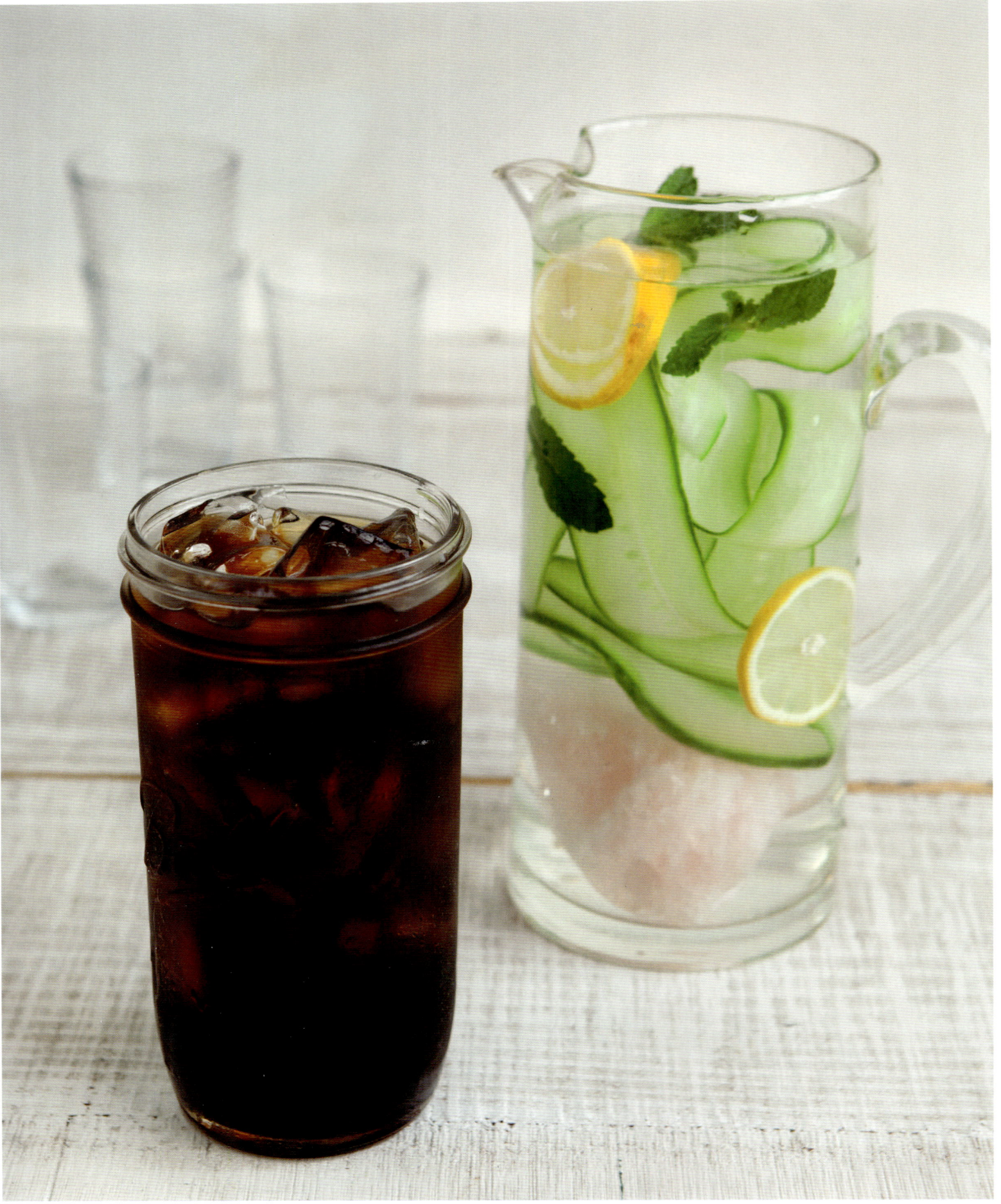

قهوة كولد برو

تحتوي حبوب القهوة على كميات وافرة من البوليفينول، المضاد للأكسدة، ومركبات الفيتوكيميكال ذات الفوائد العديدة لصحة القلب والأوعية الدموية. وتتميَّز عملية تحضير القهوة عن طريق النقع (النقع على البارد) بمحافظتها على الزيوت العطرية التي تعود بالنفع على الصحة، وعلى النكهة في الوقت ذاته. ولقهوة كولد برو مذاق حلو، أقل مرارة من غيره، وهي أقل كثافة، وألذ طعمًا من القهوة التي تُجهَّز بالتسخين. وبسبب انخفاض نسبة الحموضة فيها، فهي أكثر فائدة لجسمك، خصوصًا إذا كانت معدتك حساسة، أو كنت تعاني من حرقة المعدة. هذه القهوة مُستساغة بدون لبن، وحلوة بدون سكر.

المكوِّنات

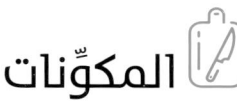

- تكفي أربعة أفراد

2 كوب (120 جم) من البُن المطحون (يفضل القهوة العضوية والحاصلة على اعتماد فيرتريد)

2½ كوب (600 مل) من الماء المفلتر أو المصفى

طريقة التحضير

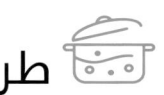

1. أضف البن المطحون والمياه إلى جرة. قلِّب القهوة، ثم غطِّها وضعها في الثلاجة لمدة 12-24 ساعة (وهذه المدة ضرورية لجعل الماء البارد يستخلص القهوة).
2. أخرج الجرة من الثلاجة، وقم بتصفية البُن باستخدام مصفاة أو ورق تصفية القهوة (أو حتى كافيتير/ المصفاة الفرنسية).
3. صب القهوة بعد تصفيتها في جرة أخرى.
4. الآن، أصبحت القهوة جاهزة للشُّرب، ويمكنك أيضًا صبها على ثلج أو إضافتها إلى أي سموثي، مثل سموثي قهوة كولد برو العربية (انظر صفحة 53)، أو استخدامها في عجين الخبز، أو تغطيتها وإعادتها مرَّة أخرى إلى الثلاجة. يمكن لهذه القهوة أن تبقى مغطاة في الثلاجة لنحو أسبوعين.

مياه تعزيز نضارة الجلد

كي تشعر بمزيد من الانتعاش مع إرواء ظمئك، عليك بهذه الوصفة التي تزيد من احتمالية شربك للماء في كثير من الأحيان، مما يساعدك في الحفاظ على رطوبة جسمك على الدوام. إذ يتميَّز الخيار والنعناع والليمون المستخدمة في هذه الوصفة بالقدرة على استخلاص الماء، مما يمنح الجسم المزيد من الفيتامينات والمعادن التي تعطي الجلد تألقًا وبريقًا مبهرين. إضافةً إلى ما سبق، يعمل فيتامين سي الموجود في الليمون والخيار على الحيلولة دون احتباس الماء، نظرًا إلى خصائصه الطبيعية المضادة للالتهابات. كما تُعزِّز السيليكا الموجودة في الخيار من صحة الجلد والأنسجة الضامة. وقبل كل شيء، يجب أن تتحقَّق من استخدامك لماء نقي أو طبيعي لتتفادى تناول الملوثات الكيميائية الموجودة في مياه الصنبور، مثل الكلورين أو الفلوريد. ومن العجيب أن بلور الكوارتز الوردي، وهو من الأحجار شبه الكريمة، قد استُخدم في الماضي لشحن المياه بطاقة إيجابية من الحب غير المشروط والتسامح والبهجة.

المكوِّنات

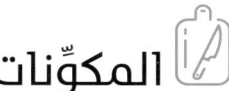

- تكفي إعداد جرة واحدة كبيرة

½ ليمونة

¼ خيارة

1 حفنة من ورق النعناع الطازج

7½ أكواب (1.5 لتر) من المياه المفلترة أو الطبيعية

اختياري: بلور الكوارتز الوردي

طريقة التحضير

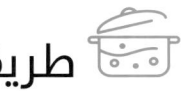

1. ضع شريحة رقيقة من الليمون في جرة زجاجية كبيرة.
2. باستخدام مقشرة الخضراوات أو المندولين، قطِّع الخيارة إلى شرائح طولية. ضع شرائح الخيار في الجرة مع بعض النعناع وقطعة من حجر الكوارتز الوردي.
3. صب الماء المفلتر أو المُصفَّى في الجرة، وانقع المكوِّنات في الماء. يمكن أن تترك هذا الخليط لمدة يوم كامل في درجة حرارة الغرفة، أو أن تبرده في الثلاجة؛ فكلما مضى وقت أطول أصبح مذاقه أفضل.

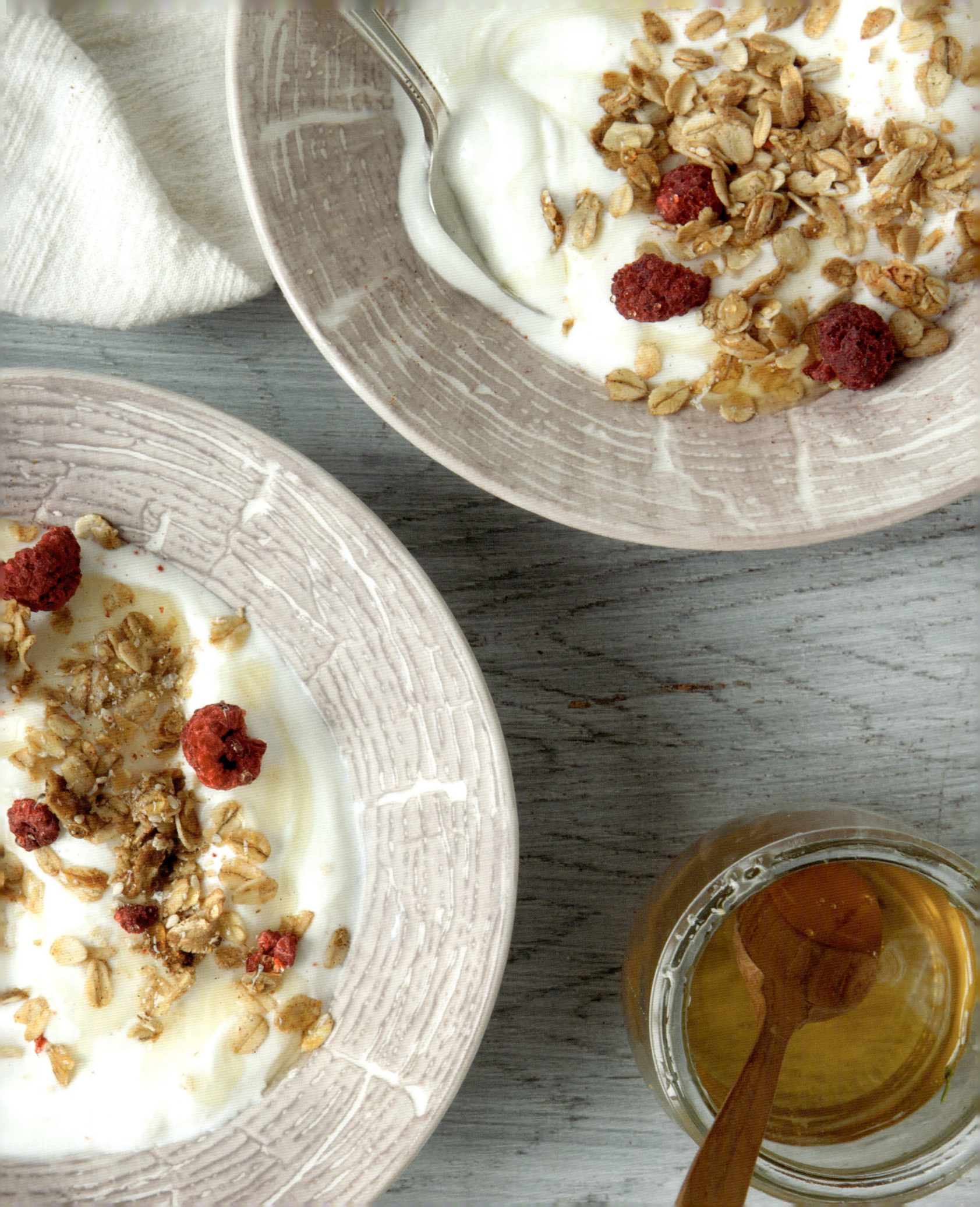

الإفطار

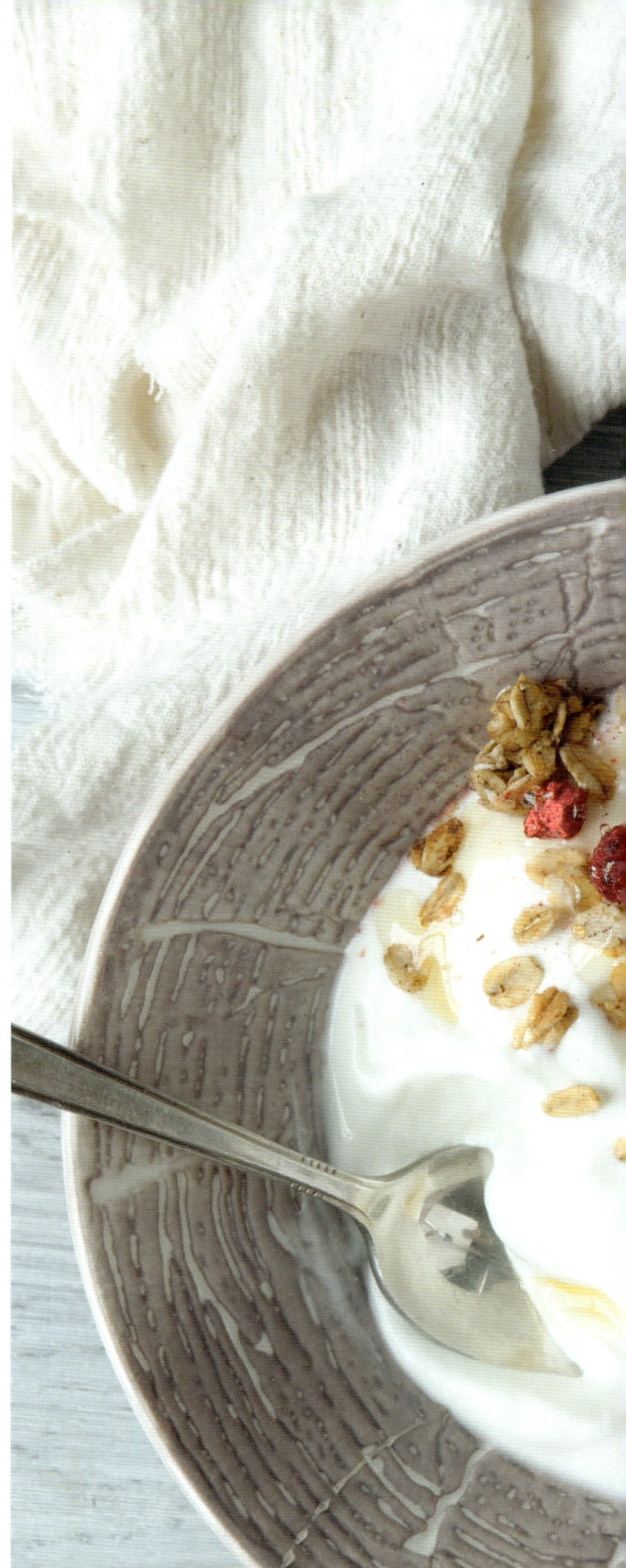

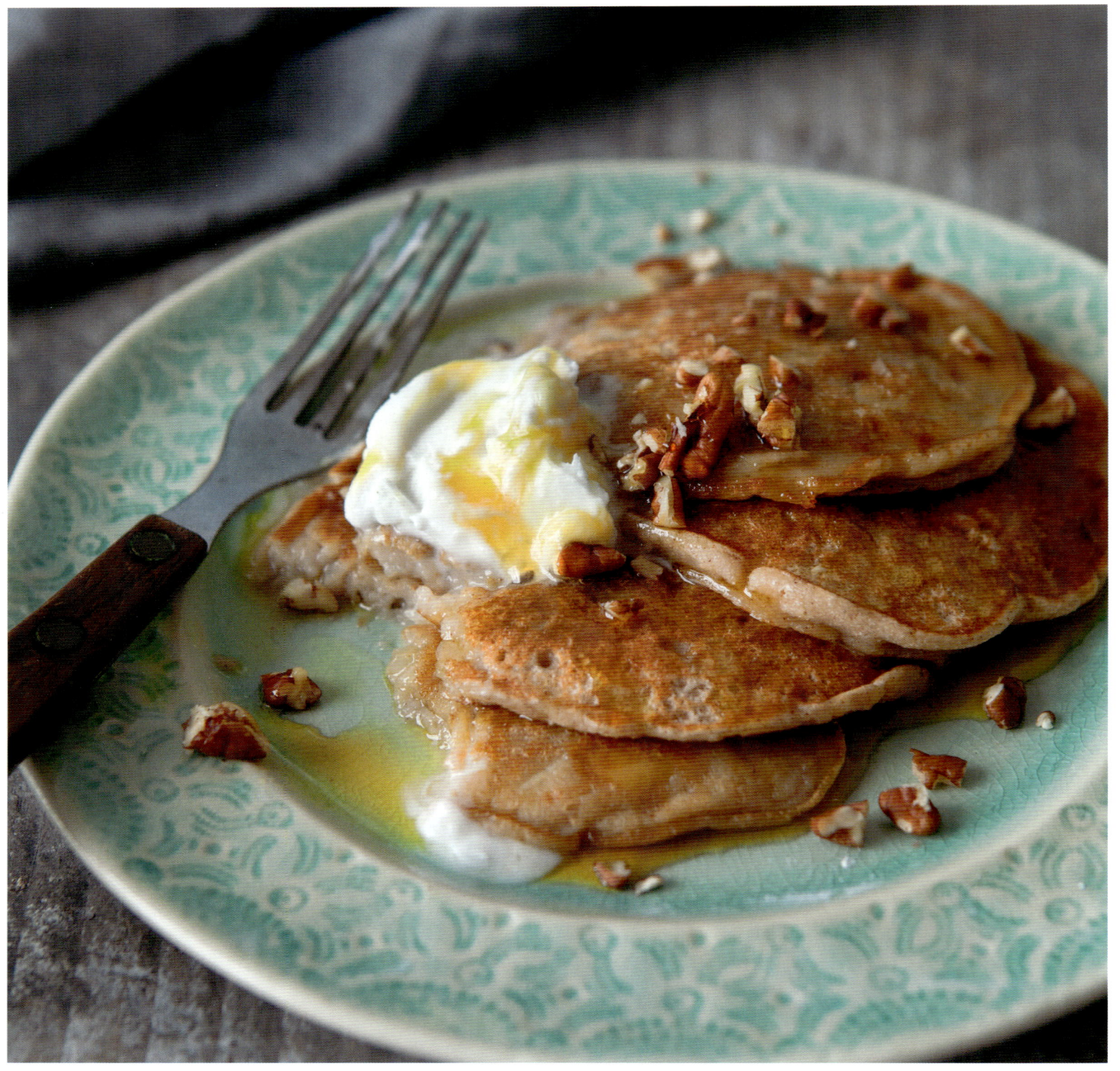

فطائر الكمثرى بالقرفة

على الرغم من كون هذه الفطائر خفيفة، فإنَّها مشبعة في الوقت ذاته، إضافةً إلى خلوها من الجلوتين والقمح والألبان، ويمكنك أيضًا جعلها حلوة أو مالحة، على حسب رغبتك. تحتوي هذه الفطائر على زيت جوز الهند الذي يمنح الجسم الدهون متوسطة الحلقات، اللازمة لعمليتي التمثيل الغذائي وحرق الدهون، إضافةً إلى تعزيزها مناعة الجسم، وتزويدها الفطائر بخصائص مضادة للميكروبات. وتتميَّز الكمثرى بأنها غنية بالألياف، وفيتامينات سي و ك، اللازمة لتجلط الدم بصورة صحية، وهي أيضًا مفيدة للعظام. إضافةً إلى ما سبق،

تحتوي الكمثرى على العديد من مركبات الفلافونويد المضادة للأكسدة، التي يمكنها المساعدة في الحد من خطر الإصابة بداء السكري من النوع 2.
ويعني استخدام الدقيق البديل المصنوع من الكستناء وجوز الهند أنَّ هذه الفطائر ستكون أعلى في قيمة البروتين من الفطائر المصنوعة من دقيق القمح، وبالتالي سيعطيك هذا الدقيق البديل إحساسًا بالشبع لمدة أطول. وقد أظهرت الدراسات أنَّ للقرفة فوائد ملحوظة في المحافظة على اتزان نسب السكر في الدم.

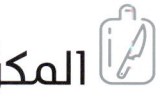

المكوِّنات

- تكفي إعداد 12 فطيرة

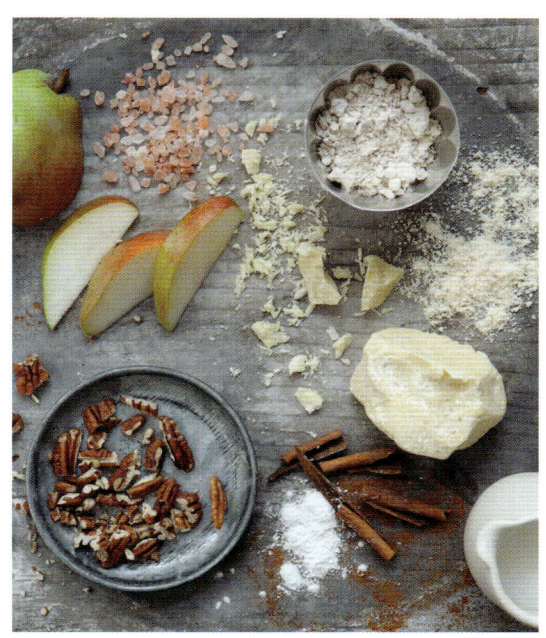

1 كوب (120 جم) من دقيق التابيوكا
½ كوب (80 جم) من دقيق الكستناء
½ كوب (75 جم) من دقيق جوز الهند
2 ملعقة صغيرة من خميرة الخبز الخالية من الجلوتين
¾ ملعقة صغيرة من الملح البحري
½ ملعقة صغيرة من القرفة المطحونة
1 بيضة كبيرة
½ كوب (120 مل) من كفير جوز الهند أو كفير اللبن (أو استبدله بالزبادي)
1 كوب (240 مل) من حليب جوز الهند (المعلب)
½ كوب (120 مل) من حليب المكسرات (جوز الهند أو اللوز)
2 ملعقة كبيرة من زيت جوز الهند الخام، بعد إذابته وتبريده قليلًا
2 تمرة كمثرى غير ليِّنة (أنواع كوميس، أو ويليامز، أو روشا)
3 ملاعق صغيرة من زيت جوز الهند الخام (لدهن المقلاة بين كل فطيرتين)
عسل لتقديمه مع الفطائر

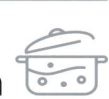

طريقة التحضير

1. ضع جميع المكوِّنات الجافة (الدقيق، وخميرة الخبز، والملح، والقرفة) مع بعضها البعض في وعاء كبير، وتأكد من مزجها جميعًا بالتساوي.
2. اخفق البيض في وعاء آخر مع الكفير، وجوز الهند، وحليب المكسرات، وزيت جوز الهند المذاب، حتى تمتزج جيدًا. في حال عدم وجود الكفير، يكفي استخدام حليب جوز الهند.
3. قشِّر الكمثرى، وابشرها باستخدام الفتحات الكبيرة في المبشرة (مع تفادي بشر قلب الثمرة). أضف الكمثرى المبشورة والعصير الخارج منها إلى خليط الحليب.
4. امزج المكوِّنات الرطبة بالأخرى الجافة، وقلِّبها ببطء حتى تختلط جميع المكوِّنات دون أن تترك أي كتلة. يجب أن يكون الخليط سميكًا إلى حدٍّ ما بحيث يتحرك ببطء مع الملعقة (مثل العسل). في حال كنت تفضل الفطائر الرقيقة، أضف مزيدًا من حليب جوز الهند.
5. سخِّن مقلاة غير لاصقة على درجة حرارة متوسطة قبل إضافة ½ ملعقة صغيرة من زيت جوز الهند، ثم أضف الخليط بمقدار ¼ كوب في كل مرَّة، وبعدها قم بطهيه حتى يبدأ الجزء العلوي بالانتفاخ، حينها تأكد من أنَّ الجزء السفلي للخليط قد تلوَّن باللون البني المائل إلى الذهبي لتقلب الخليط على الجانب الآخر. يستغرق وقت الطهي حوالي 5 دقائق.
6. بعد تسوية كل فطيرة على حدة، امسح المقلاة لتنظيفها من أي بقايا من الخليط، مع إضافة القليل من زيت جوز الهند (بمقدار ½ ملعقة صغيرة) في كل مرة.
7. قدِّم الفطائر وهي ساخنة من المقلاة مباشرة مع بعض قطرات العسل. وللحصول على حلوى رائعة المذاق، أو إذا كنت ترغب في التحلية بهذه الفطائر بعد وقت الظهيرة، أضف إليها كمية قليلة من الجوز الأمريكي المسحوق والقليل من كريم جوز الهند.

للحصول على مذاق مالح

للحصول على مذاق مالح لذيذ، جرب التركيبات التالية من الإضافات الباردة (قم بإضافة هذه التركيبات كطبقة نهائية بعد طهي جميع الفطائر):

1. ضع بعض أوراق السبانخ الصغيرة في مقلاة، وقم بتغطيتها بمياه مغلية حديثًا، ثم اعصر الأوراق حتى تجف وتسحق. أضف كوبًا واحدًا (150 جم) من الدجاج المفروم المطبوخ مع رشة من جوز الطيب والبقدونس بعد بشرهما.
2. استخدم كوبًا واحدًا (150 جم) من سمك السلمون المدخن أو المطبوخ بعد تقطيعه إلى شرائح ومزجه بملعقة كبيرة من الشبت المفروم و¼ ملعقة صغيرة من الخردل.
3. ابشر كوسة متوسطة الحجم، وأضف إليها بعض الملح والفلفل الأسود الطازج المطحون، وقشِّر ½ ليمونة مبشورة، وبعض البردقوش الطازج المطحون، وملعقة صغيرة من البندق المسحوق.

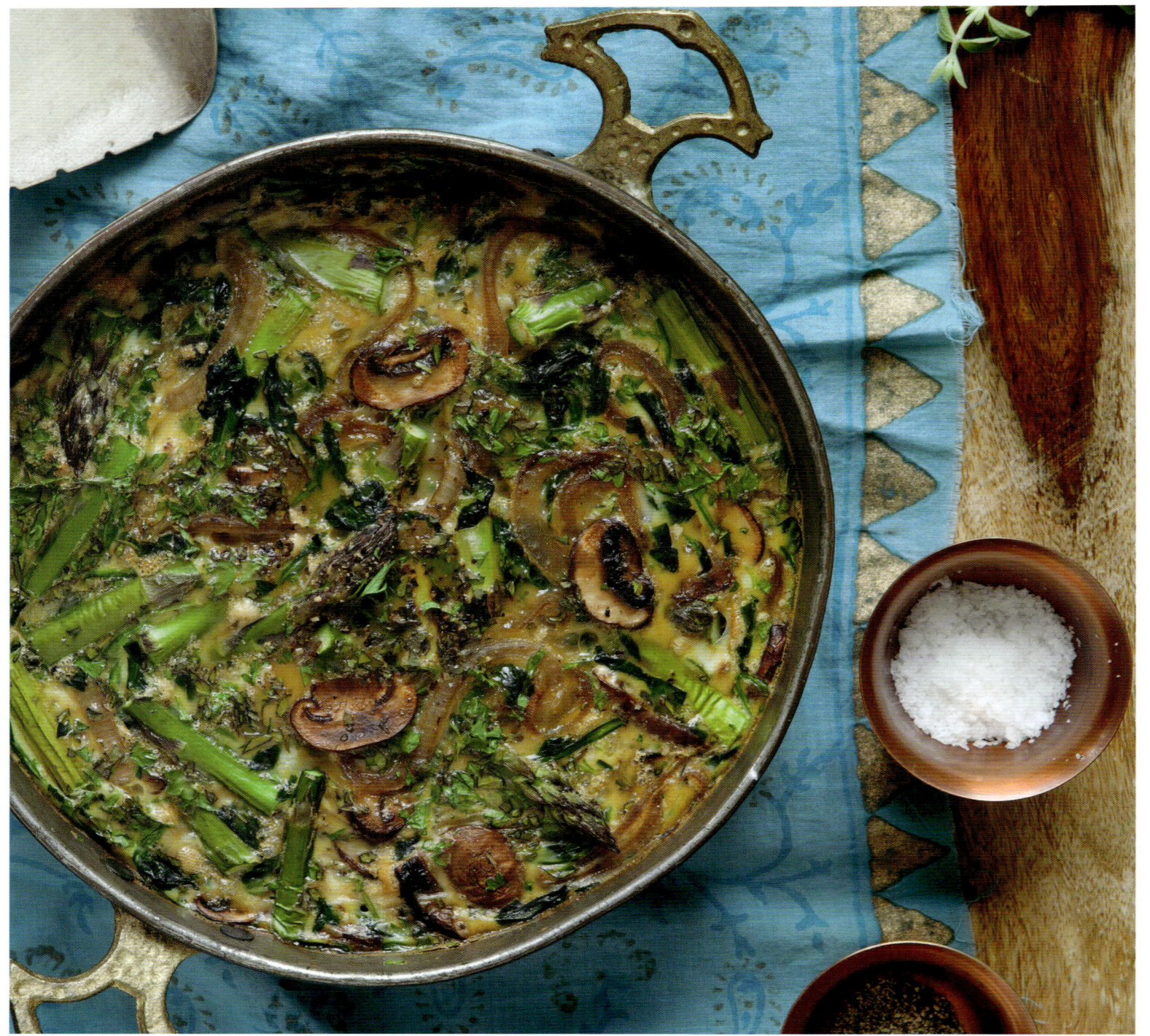

فريتاتا الهليون

تُعدُّ هذه الوجبة من وجبات الإفطار المشبعة التي تُذهب عنك الجوع حتى الغداء، كما تحول وجبة الفريتاتا هذه دون انخفاض مستوى طاقة الجسد وتقلبات نسبة السكر في الدم، التي قد يعاني منها الإنسان في منتصف الصباح عند تناوله حبوب الإفطار التجارية المحلاة بالسكر أو المربى أو التوست الأبيض في وجبة الإفطار!

ومما يُميِّز وجبة الفريتاتا أنها غنية بالبروتين عالي الجودة، والمعادن والدهون المفيدة - سواء الدهون المشبعة متوسطة الحلقات الموجودة في زيت جوز الهند، أو أحماض أوميجا 3 الدهنية الموجودة في البيض. كما يحتوي الهليون على ألياف «البريبيوتيك» المفيدة لصحة الجهاز الهضمي. إضافةً إلى ذلك يحتوي الهليون على نسبة كبيرة من مركبات الجلوتاثيون المضادة للأكسدة، والتي تُعزِّز من عملية إزالة سموم الكبد وتساعد في تطهير الدم. أما السبانخ، فهي مصدر غني بالمغنسيوم، وهو من المعادن المقاومة للقلق، وتساعد العضلات والجهاز العصبي على الاسترخاء. وتحتوي السبانخ أيضًا على الحديد الذي يمد الجسم بالطاقة، ويعمل على تقوية الشعر والعناية بصحته. وتساعد جوزة الطيب في عملية الهضم، ويمكنها الحد من الانتفاخات وغازات البطن. ويمد الفطر الجسم بفيتامين د، وهو من الفيتامينات الأساسية لتقوية العظام، وتعزيز صحة الجهاز المناعي.

المكوِّنات

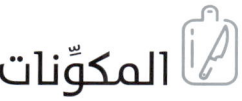

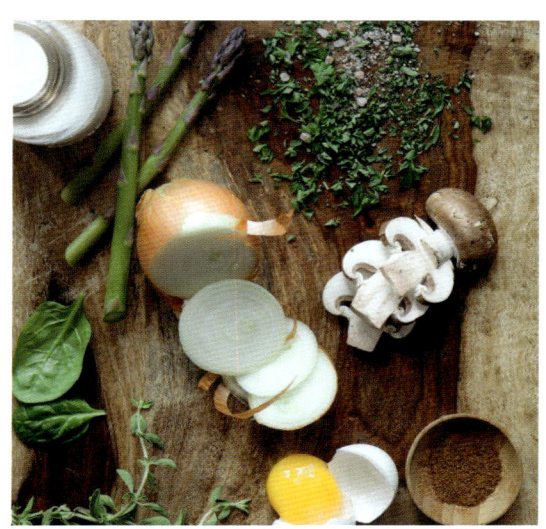

- تكفي فردين

2 ملعقة كبيرة من زيت جوز الهند الخام
1 بصلة شرائح رفيعة
1 كوب (125 جم) من الفطر المفروم جيدًا
1 كوب (100 جم) من الهليون، مقطع إلى قطع 2.5 سم
6 بيضات
1 ملعقة كبيرة من حليب جوز الهند
2 كوب (120 جم) من السبانخ، مسلوقة ومفرومة جيدًا
1 ملعقة كبيرة من البقدونس والبردقوش، المفرومين جيدًا
¼ ملعقة صغيرة من جوزة الطيب المبشورة حديثًا
الملح والفلفل للحصول على المذاق المطلوب

طريقة التحضير

1. أضف نصف كمية زيت جوز الهند إلى مقلاة متوسطة الحجم، وقم بقلي البصل المقطع والفطر والهليون حتى يصل الجميع إلى مرحلة اللين (تستغرق حوالي 3-5 دقائق)، ثم أنزل المقلاة من على النار، وضع ما فيها في وعاء.
2. وفي وعاء كبير، اخفق البيض وحليب جوز الهند مع بعضهما برفق.
3. أضف إلى خليط البيض السبانخ المسلوقة التي قمت بفرمها (مع عصرها جيدًا لتجفيفها من الماء الزائد)، والبصل اللين، والفطر، والهليون. امزج خليط البقدونس، والبردقوش وجوزة الطيب حتى يوَزع بالتساوي، ثم قم بإضافة الملح والفلفل.
4. سخن الكمية المتبقية من الزيت في مقلاة، وصبها فوق خليط الفريتاتا. قم بطهي هذا الخليط عند درجة حرارة متوسطة حتى يصل إلى مرحلة قريبة من الاستواء (بعد حوالي 7-10 دقائق). ولطهي السطح الخارجي للفريتاتا، اجعل الخليط يأخذ اللمسة النهائية تحت الشواية حتى يميل السطح الخارجي إلى اللون البني الفاتح.
5. ضع الخليط على طبق التقديم، وقم بتقطيعه على شكل مثلثات. وفي حال رغبتك في تجميده، عليك بتبريده أولًا ثم تقطيعه، ولف كل قطعة وتعبئتها، ثم تجميدها.

للحصول على مذاق مختلف

يمكنك تغيير المذاق من خلال إضافة أي نوع من الخضراوات، مثل:

- الفلفل المشكل، والطماطم، والريحان
- الملفوف وجوزة الطيب
- الهليون/ والسلمون (المدخن أو العادي)، ونبات الكبر والشبت
- الدجاج، والليمون، والبردقوش
- القرع، وجوزة الطيب، والميرمية
- البطاطا الحلوة، وجبن الفيتا، ومكسرات الصنوبر والهريسة، والفلفل المتبل المشوي

كما يمكنك استخدام أي نوع من الخضراوات، لكن تأكد من طهيك المسبق للخضراوات الجذرية، مثل البطاطا والقرع، وتأكد كذلك من إزالتك لأية رطوبة زائدة تصحب الخضراوات المائية، مثل السبانخ أو الكوسة. يمكنك أيضًا صنع كميات فردية صغيرة وتجميدها. قم بتسوية الخبز في القوالب المخصصة لذلك، ولمدة 20 دقيقة تقريبًا عند 180 درجة مئوية، حتى تصل إلى الملمس الإسفنجي المطلوب.

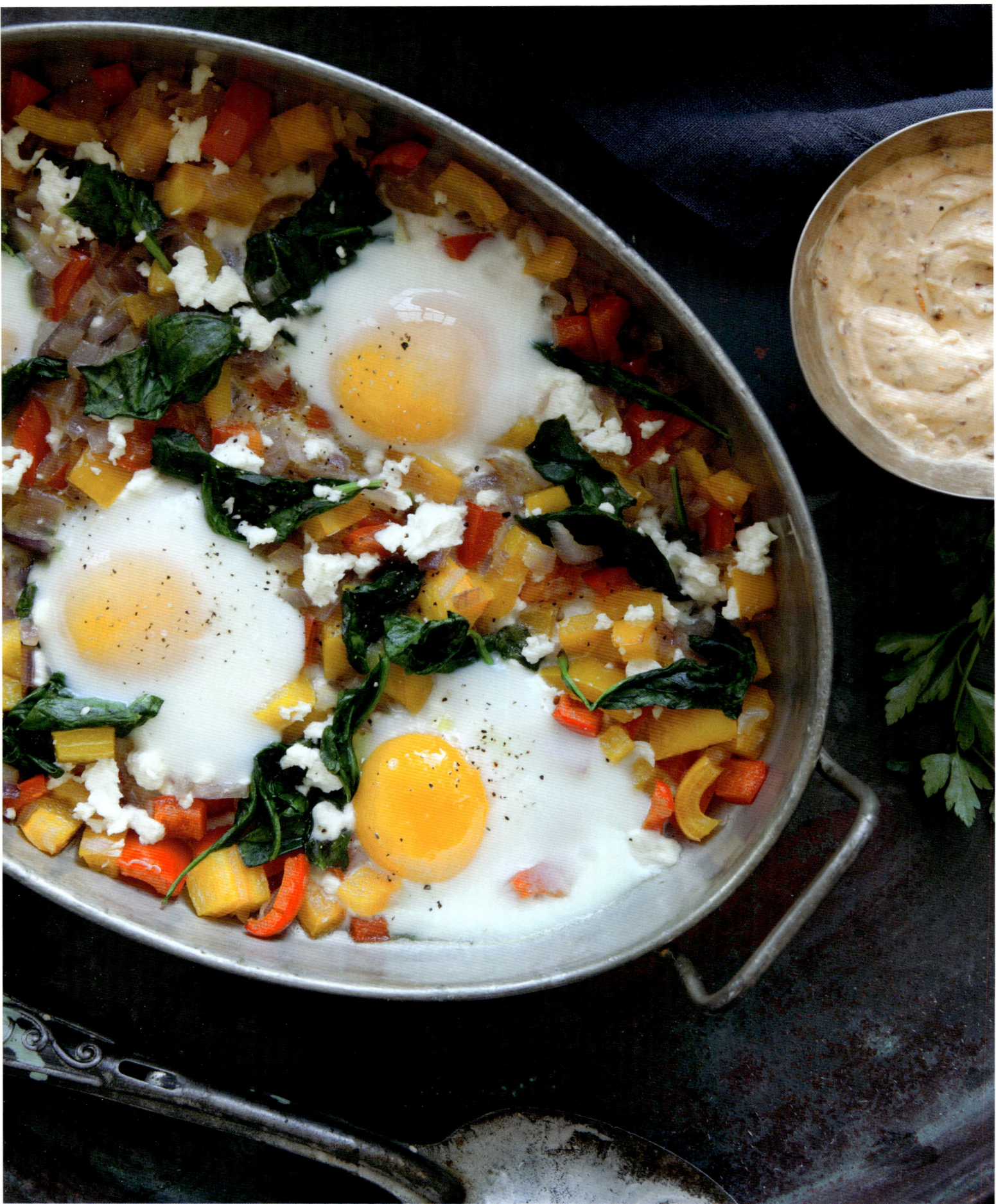

هريسة البيض المخبوز

مع بداية يومك، يمكنك تناول وجبة البيض اللذيذة هذه كإحدى الطرق الرائعة للحصول على العديد من الخضراوات الغنية بالعناصر الغذائية. فالبيض من مصادر إمداد الجسم بالقوة، حيث إنه يحتوي على مجموعة فيتامينات ب (بما في ذلك ب12 الذي يمد الجسم بالطاقة، ويُعزِّز من وظائف الدماغ وصحة الجهاز العصبي)، والسيلينيوم المعدني المضاد للأكسدة (وهو مهم للغاية لصحة الغدة الدرقية، والتمثيل الغذائي)، والعديد من البروتينات عالية الجودة اللازمة لبناء أنسجة الجسم، مثل الشعر والجلد والأظافر، بصورة سليمة.

كما يحتوي الفلفل الأحمر والأصفر على الكثير من فيتامين سي، والكاروتينات (اللازمة لنمو وإصلاح أنسجة الجسم، مثل أنسجة الجلد). كما يحتوي جبن الفيتا والسبانخ على الكالسيوم (للحصول على شعر صحي وأظافر قوية). وبالنسبة إلى البصل الأحمر، فهو يحتوي على كمية لا بأس بها من الكيرسيتين، وهو من مضادات الهيستامين الطبيعية التي تعود بالعديد من الفوائد على الأفراد الذين يعانون من الحساسية. وقد تبيَّن لي من خلال تجربتي مع العملاء أنَّ تناول الأطعمة الغنية بمضادات الهيستامين الطبيعية، يمكنه أن يجلب الراحة للأفراد الذين يعانون من أعراض الحساسية. وأخيرًا، فالثوم له فوائد عظيمة في تعزيز صحة الجهازين المناعي والهضمي.

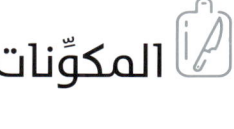

المكوِّنات

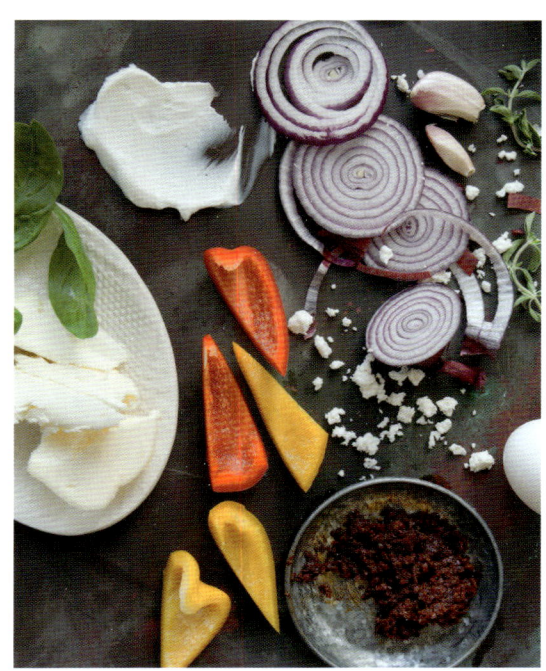

■ تكفي فردين

1 بصلة حمراء، مقطعة إلى شرائح رقيقة

1 فلفل أحمر، منزوع البذور ومقطع إلى شرائح

1 فلفل أصفر، منزوع البذور ومقطع إلى شرائح

1 ملعقة كبيرة من زيت جوز الهند الخام

½ ملعقة كبيرة من زبدة عضوية

الملح والفلفل (حسب الذوق)

2 فص ثوم

4 ملاعق كبيرة من زبادي حليب الأغنام العادي كامل الدسم، أو حليب الماعز (أو الزبادي اليوناني العضوي)

1 ملعقة صغيرة من معجون أو مسحوق الهريسة

1 كوب (30 جم) من أوراق السبانخ الصغيرة

1 ملعقة كبيرة من جبن الفيتا العضوية، أو أي نوع من أجبان الأغنام أو الماعز اللينة الطازجة

4 بيضات

للتزيين: البقدونس ذو الأوراق المسطحة، أو البردقوش

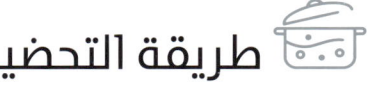

طريقة التحضير

1. ضع البصل والفلفل الأحمر والأصفر في مقلاة على نار هادئة لتستوي في زيت جوز الهند والزبدة حتى تبدو لينة، ثم رش عليها بعض الملح وكمية كبيرة من الفلفل الأسود.
2. قطِّع الثوم واسحقه جيدًا، ثم ضعه في وعاء آخر وامزجه بالزبادي والهريسة. ضع هذا الخليط جانبًا.
3. ضع أوراق السبانخ في مصفاة، واسلقها من خلال صب الماء المغلي عليها حتى تذبل. اعصر الأوراق من الماء الزائد، ثم أضفها إلى مزيج الفلفل في المقلاة.
4. ضع الجبن الفيتا في المقلاة، ثم استخدم ظهر الملعقة لصنع 4 فراغات صغيرة أعلى الخضراوات.
5. اكسر بيضة في كل واحدة من هذه الفراغات ودع المزيج حتى ينضج. وفي حال كان لديك وعاء فرن، يمكنك نقل المزيج إلى فرن ساخن، بحيث تبلغ حرارته حوالي 180 درجة مئوية، حتى يتغير لون بياض البيض إلى اللون الداكن، ويتحول الصفار إلى اللون المطلوب.
6. اغرف الخليط في أطباق التقديم، ثم أضف إليه مزيج الهريسة، والثوم، والزبادي. يمكنك تزيين الوجبة باستخدام القليل من البقدونس ذي الأوراق المسطحة أو البردقوش.

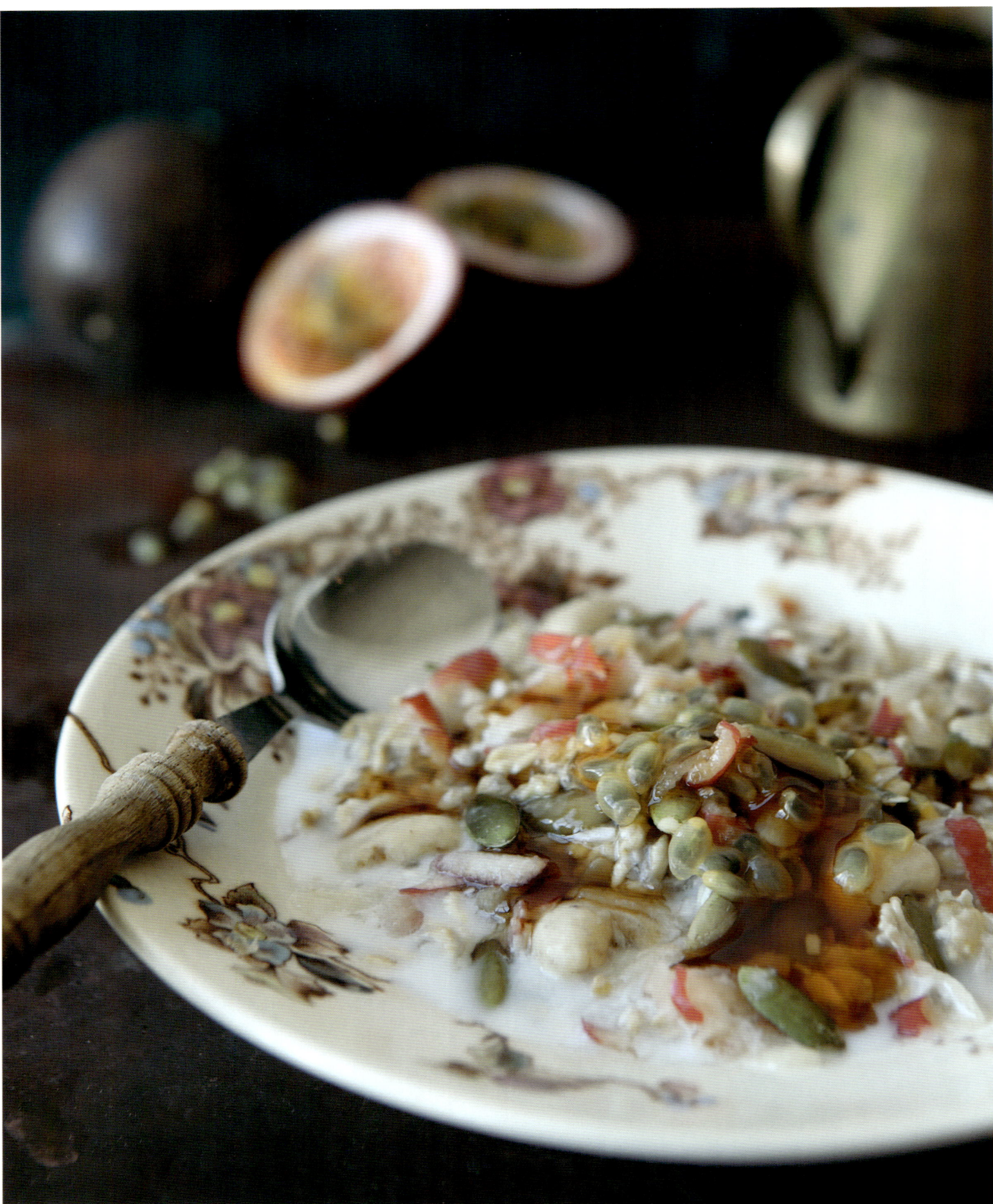

بيرشير موسلي مع فاكهة باشن فروت (المعروفة بزهرة الآلام) وجوز الهند

تتميَّز هذه الوجبة الاستوائية بالطعم الأوروبي التقليدي الفريد من نوعه للبيرشير موسلي الذي يمزج بين المذاق الحلو الدسم والنكهة الحامضة القوية، إضافةً إلى إمكانية تحضيره بدون منتجات ألبان على الإطلاق.

وخلال تحضير هذه الوجبة، ينقع الشوفان مع المكسرات والبذور في حليب جوز الهند وعصير الليمون على مدار ليلة كاملة كي تقوم هذه العملية بتنشيط جميع المكوِّنات من خلال كسر الفيتات وتحفيز الإنزيمات، مما يجعلها لطيفة إلى حدٍّ كبير على الجهاز الهضمي، ويُبعد احتمالية تسبُّبها في حدوث انتفاخ أو عسر هضم. ولا يخفى ما للشوفان من قيمة عظيمة باعتباره مصدرًا كبيرًا للبيتا-جلوكان، وهي الألياف التي يمكنها المساعدة في خفض نسبة الكوليسترول من خلال المساعدة في إزالة الأحماض الصفراوية من القناة الهضمية.

وبالنسبة إلى بذور شيا، وعباد الشمس، واليقطين، والمكسرات، فهي تمنح الجسم كمية كبيرة من المعادن والزنك لتعزيز مناعته. وتشير الدراسات إلى أن أحماض أوميجا 3 الدهنية الموجودة في البذور يمكنها المساعدة في تحسين استجابة الأنسولين، مما يساعد في حماية الجسم من خطر الإصابة بداء السكري من النوع 2. وأخيرًا، فإن احتواء هذه الوجبة على مسحوق لوكوما، والليمون، والتفاح، وفاكهة باشن فروت المعروفة بزهرة الآلام، يعني أنها غنية بكمية هائلة من فيتامين «سي»، المضاد القوي للأكسدة، مما يساعد في تقوية نظام المناعة في الجسم، ودعم عملية تجديد الجلد وإصلاحه.

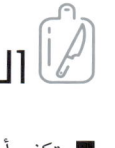

المكوِّنات

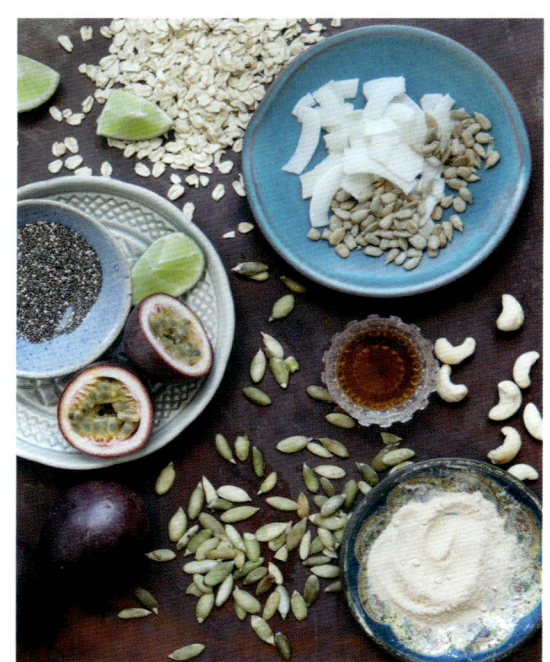

■ تكفي أربعة أفراد

2 كوب (170 جم) من عصيدة الشوفان
1 ملعقة كبيرة من بذور الشيا
1 ملعقة كبيرة من بذور عباد الشمس
1 ملعقة كبيرة من بذور اليقطين
¼ كوب (30 جم) من الكاجو
¼ كوب (20 جم) من رقائق جوز الهند (أو جوز الهند المجفف)
2 ملعقة صغيرة من دبس التمر (أو 2 حبة تمر منزوعة النوى)
5 ثمرات باشن فروت
2 ملعقة صغيرة من مسحوق لوكوما
1 كوب (240 مل) من حليب المكسرات (جوز الهند أو اللوز)
1 كوب (240 مل) من الماء
عصير ½ ليمونة
1 ثمرة تفاح
للتزيين: قليل من زبادي الأغنام، أو جوز الهند

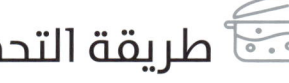

طريقة التحضير

1. ضع الشوفان، والبذور، والمكسرات، ورقائق جوز الهند، ودبس التمر، ولب ثمرة واحدة من فاكهة باشن فروت، ومسحوق اللوكوما، في وعاء واحد.
2. صب في الوعاء حليب جوز الهند، والماء، وعصير الليمون، ثم امزج الخليط جيدًا.
3. قم بتغطية الوعاء، واترك المكوِّنات كي تنقع (أو «تنشط») على مدار ليلة كاملة في الثلاجة.
4. في صباح اليوم التالي، ابشر التفاحة في الخليط قبل تقليبه. وللمرونة في التقليب، أضف المزيد من حليب جوز الهند.
5. خذ جزءًا من الخليط، وقدِّمه مع الكثير من زبادي حليب جوز الهند أو الأغنام. زيِّن الطبق بقطرات من دبس التمر، ولب ثمرة واحدة من فاكهة باشن فروت.
6. يمكنك وضع ما تبقى من الخليط في الثلاجة لمدة تصل إلى ثلاثة أيام.

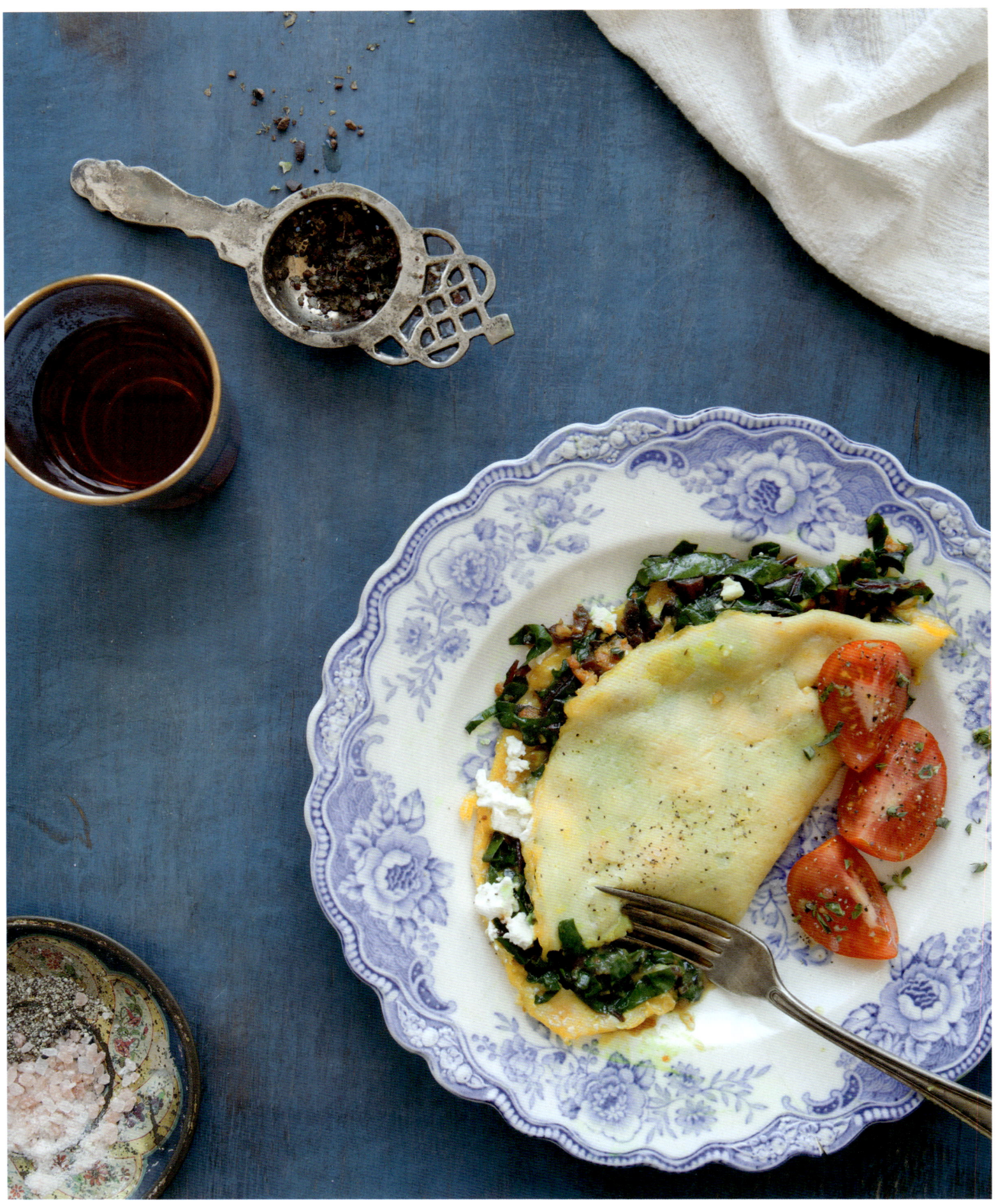

أومليت بالجبن الفيتا والسلق الملون والكركم

أعشق كثيرًا هذا الأومليت المُغذِّي، لا سيما في وجبة الإفطار. يمنح البيض الغني بالبروتين، الجسم مجموعة فيتامينات ب لتعزيز وظائف الدماغ وتقوية التركيز والذاكرة، إضافةً إلى فيتامين د والتربتوفان لتعزيز الحالة المزاجية. وتُعدُّ هذه الوصفة مصدرًا كبيرًا للمغنسيوم، وفيتامين ك، والكالسيوم، وجميعها من العناصر المهمة للحفاظ على صحة العظام. وللكركم خصائصه المضادة للالتهابات. وكذا فالثوم من المصادر العظيمة لتقوية المناعة، وسيُحسِّن الفلفل من عملية التمثيل الغذائي ويدفعها إلى الأمام.

أما السلق الملون اللذيذ، فله فوائد صحية لا تُضاهى، وهو أيضًا مفيد للغاية للجهاز الهضمي، إذ يحتوي على كمية وافرة من الكلوروفيل، والكاروتينات المضادة للأكسدة، والفيتامينات (بما في ذلك سي و إي). وكغيره من الخضراوات ذات الأوراق الخضراء الغنية بالألياف، يُوفِّر السلق فوائد وقائية ضد الإصابة بمرض سرطان القولون. ناهيك عما يتميَّز به السلق كونه من الخضراوات الغنية بالبيوتين، الذي يساعد في نمو الشعر وقوته.

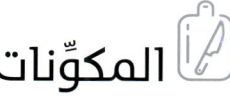

المكوِّنات

■ تكفي فردًا واحدًا

2 ورقة من أوراق السلق الملون أو المضلع
1 فص ثوم
½ حبة فلفل أخضر
1 سم (حوالي 5 جم) قطعة طويلة من جذور الكركم
⅓ كوب (50 جم) من جبن فيتا الأغنام الخام (أو التوفو المخمر، إن كنت لا تتناول منتجات الألبان)
1 ملعقة كبيرة من زيت جوز الهند الخام
2 بيضة
ملح وفلفل أسود

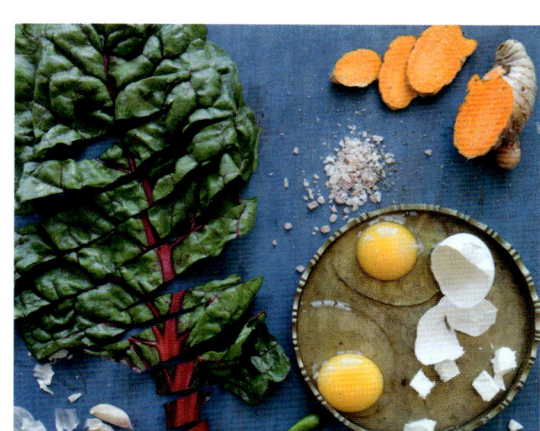

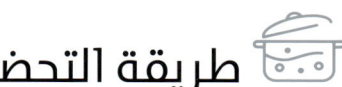

طريقة التحضير

1. قطِّع السلق، والثوم، والفلفل الأخضر، جيدًا، ثم ضعها جانبًا.
2. ابشر الكركم جيدًا، ثم ضعه أيضًا جانبًا. استخدم قفازات مطاطية لمنع تلطيخ يديك.
3. قطِّع جبن الفيتا إلى مربعات صغيرة.
4. أضف ½ ملعقة كبيرة من زيت جوز الهند إلى مقلاة غير لاصقة، ثم سخنه على درجة حرارة هادئة حتى يذوب، بعدها أضف السلق، والثوم، والفلفل الأخضر.
5. بعد مرور دقيقة واحدة، أضف الكركم المبشور، وبعد مرور دقيقة أخرى، أنزل المقلاة من على النار وضَع ما فيها في وعاء.
6. اخفق البيض في وعاء منفصل، وأضف القليل من الملح والفلفل.
7. صب ½ ملعقة كبيرة أخرى من زيت جوز الهند للمقلاة، وقم بتسخينها حتى يذوب الزيت، ثم أضف البيض المخفوق (مع تحريكه حتى يغطي البيض قاعدة المقلاة)، حينها ستظهر الفقاعات. استخدم ملعقة مسطحة لرفع الحواف بعيدًا عن جوانب المقلاة، وقم بتفتيت جبن الفيتا أعلى البيض.
8. بعد مرور دقيقة، وعند وصول خليط البيض والجبن إلى مرحلة قريبة من النضج (بغض النظر عن المنتصف)، رش الخضراوات المحمرة على السطح العلوي بصورة متساوية قبل تسخين الخليط لمدة دقيقة أخرى، ثم استخدم ملعقة مسطحة لطي البيض بمحتوياته إلى نصفين، وتقديمه.

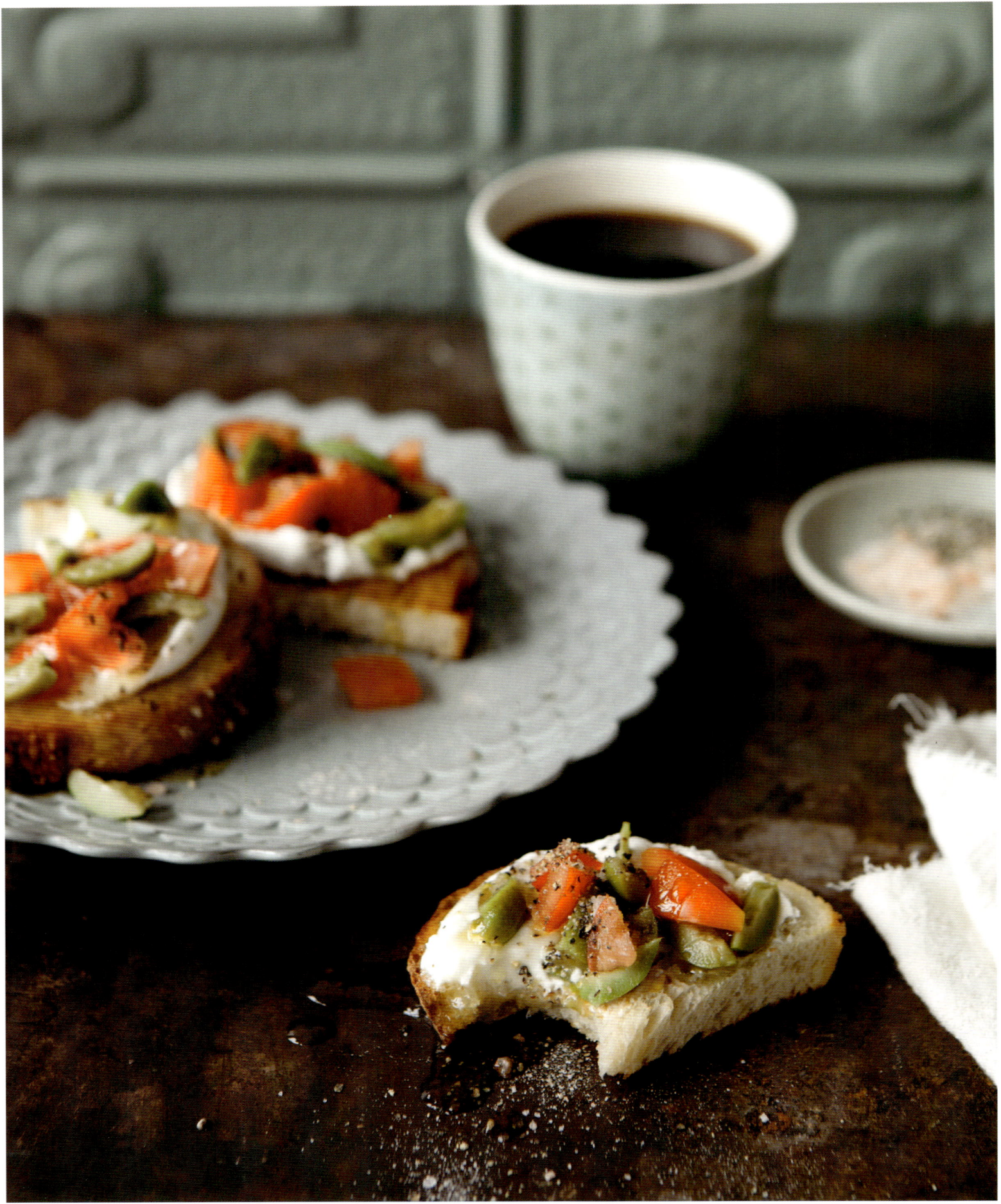

توست مخمَّر مع جبن الماعز

هذه الوصفة تُقدِّم وجبة إفطار سريعة جدًّا للذين يعشقون التوست بالجبن. وتُجهَّز هذه الوصفة الصحية من جبن الماعز غير المبستر، الذي يتسم بجودته العالية وسهولة هضمه، مقارنة بالجبن المبستر المستخرج من الأبقار. أما الخبز المصنوع من دقيق الجاودار أو الحنطة المخمرة، فهو يحتوي على كميات قليلة من الجلوتين، ومن ثَمَّ فهو أكثر لطفًا بالجهاز الهضمي، وأقل عرضة للتسبب في بعض المشكلات، مثل الانتفاخ، التي يحدثها التوست الأبيض بالجبن التقليدي.

تتميَّز هذه الوصفة أيضًا بتقديمها محتوى مليئًا بالكالسيوم اللازم لتقوية العظام والأسنان. كما تمنح الطماطم الجسم فيتامين سي ومركبات الليكوبين المضادة للأكسدة (التي قد تساعد في تقليل خطر إصابة الرجال بسرطان البروستاتا). ويحتوي الزيتون، هو الآخر، على ألياف ودهون أحادية غير مشبعة مفيدة للجسم.

المكوِّنات

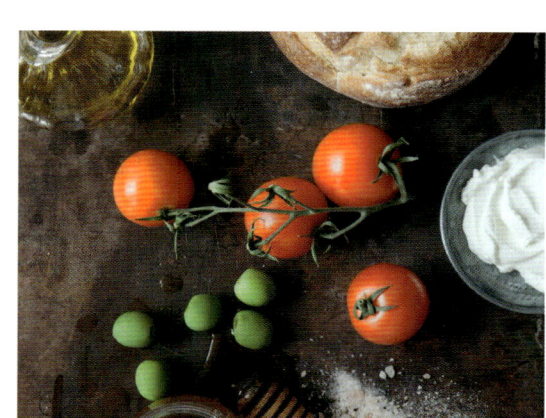

- تكفي فردًا واحدًا

1 حبة طماطم متوسطة الحجم ناضجة
4 حبات كبيرة من الزيتون الأخضر الحلو (أفضل استخدام تشكيلة من زيتون النوسيلارا)
2 شريحة من خبز الجاودار أو الحنطة المخمر الطازج
1 ملعقة كبيرة من زيت الزيتون البكر الممتاز
½ ملعقة صغيرة من العسل الخام
¼ كوب (25 جم) من جبن الماعز الخفيف
ملح، وفلفل أسود

طريقة التحضير

1. قطِّع الطماطم جيدًا إلى شرائح، وأزل النواة من الزيتون، وقطِّعه أيضًا إلى شرائح، ثم امزج شرائح الطماطم بالزيتون.
2. حمِّص الخبز على نار هادئة.
3. اخلط زيت الزيتون مع العسل في وعاء صغير.
4. افرد جبن الماعز على الخبز المحمص مع إضافة الطماطم والزيتون وقطرات من مزيج العسل والزيت.
5. وأخيرًا، رش الفلفل الأسود والملح، على حسب ذوقك.

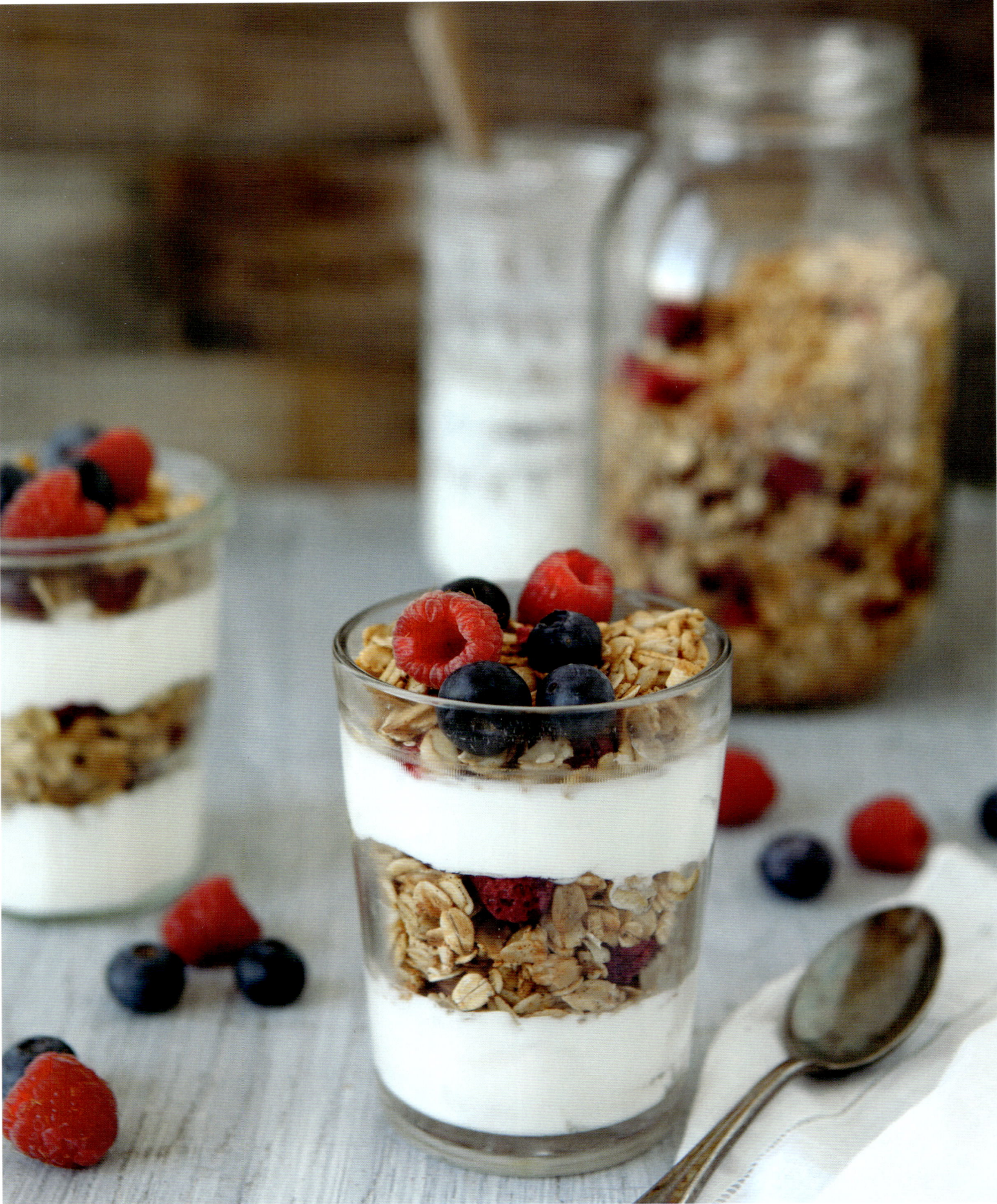

جرانولا سوبر بري

أُقدِّم هذه الجرانولا الجذَّابة لمن تنتابهم أحيانًا رغبة في تناول شيء حلو، ومقرمش، ومغذٍ في وجبة الإفطار. ومما يرثى له أن معظم الجرانولا الموجودة في المتاجر مليئة بالسكر والزيوت غير الصحية، لكنني أُقدِّم وصفة خالية تمامًا من السكر المكرَّر. إضافةً إلى ذلك، فأنا أستخدم زيت جوز الهند، وأقوم بتحلية الجرانولا بالعسل الطبيعي، وتحضيرها عند درجات حرارة أقل من المستخدمة في إنتاج الحبوب التجارية.

ينتمي الشوفان الداخل في تكوين هذه الجرانولا، إلى الحبوب الكاملة المُغذية، وهو أيضًا مصدر عظيم لإمداد الجسم بالألياف التي تساعد في الحفاظ على نشاط عملية الهضم. أما المكسرات والبذور الغنية بالمعادن، فتحتوي على الكالسيوم اللازم لتقوية العظام والأسنان، والمساعدة في تنظيم ضربات القلب، وكذا تحتوي على السيلينيوم الذي يُعدُّ من العناصر الضرورية لقيام الغدة الدرقية بوظائفها، وهو مفيد في عملية التمثيل الغذائي.

كما أنني أُفضِّل أن أضع دائمًا حفنتين من الجرانولا في وعاء به بعض الفاكهة الطازجة، وكمية قليلة من حليب المكسرات وزبادي جوز الهند.

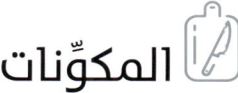

المكوِّنات

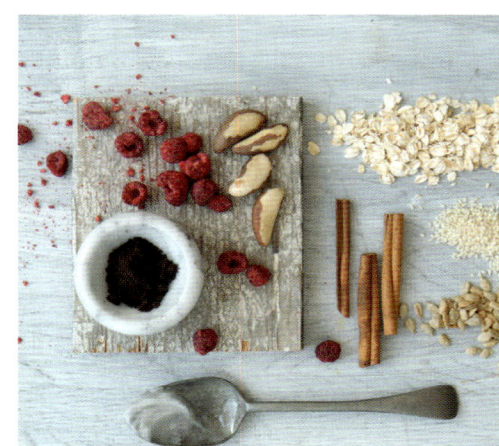

- تكفي ثمانية أفراد

5¼ أكواب (500 جم) من الشوفان الجامبو

½ كوب (100 جم) من المكسرات البرازيلية المسحوقة

½ كوب (70 جم) من بذور عباد الشمس

½ كوب (90 جم) من بذور السمسم

½ كوب (170 جم) من العسل الخام

5 ملاعق كبيرة من زيت جوز الهند الخام

1 ملعقة صغيرة من مسحوق القرفة

2 ملعقة صغيرة من مسحوق قرون الفانيليا (أو 1 ملعقة صغيرة من خلاصة الفانيليا)

2 كوب (40 جم) من توت العليق المجفف المجمد (أو توت الغوجي)

طريقة التحضير

1. سخِّن الفرن حتى تصل حرارته إلى 150 درجة مئوية.
2. اخلط الشوفان، والمكسرات، والبذور، مع العسل في وعاء كبير.
3. ضع زيت جوز الهند في قدر صغير لتقوم بعدها بإذابته على نار (متوسطة-ضعيفة)، ثم قم بإضافته إلى الوعاء مع القرفة والفانيليا. امزج الجميع جيدًا حتى تُغطى المكسرات والشوفان بالعسل والزيت.
4. ضع ورق زبدة على صينية خبيز، ثم وزِّع عليها خليط الشوفان والمكسرات بالتساوي.
5. ضع الصينية في الفرن لمدة 15-20 دقيقة (حتى يصبح الخليط مائلًا إلى اللون الذهبي)، ثم أخرجها وقلِّبها.
6. أعد الصينية إلى الفرن لمدة 8 دقائق أخرى، ثم أخرجها وقلِّبها مرَّة أخرى، ثم أعدها إلى الفرن لمدة 8 دقائق.
7. أخرج الصينية من الفرن، واتركها حتى تبرد تمامًا.
8. اغمس الخليط في توت العليق المجفف المجمد، ومن ثَمَّ خزِّن الجرانولا في جرة زجاجية محكمة. يمكن الاحتفاظ بها لمدة تصل إلى 3 أشهر.
9. قدِّم الجرانولا مع حليب المكسرات، أو القليل من زبادي جوز الهند أو الأغنام، وبعض الفواكه الطازجة.

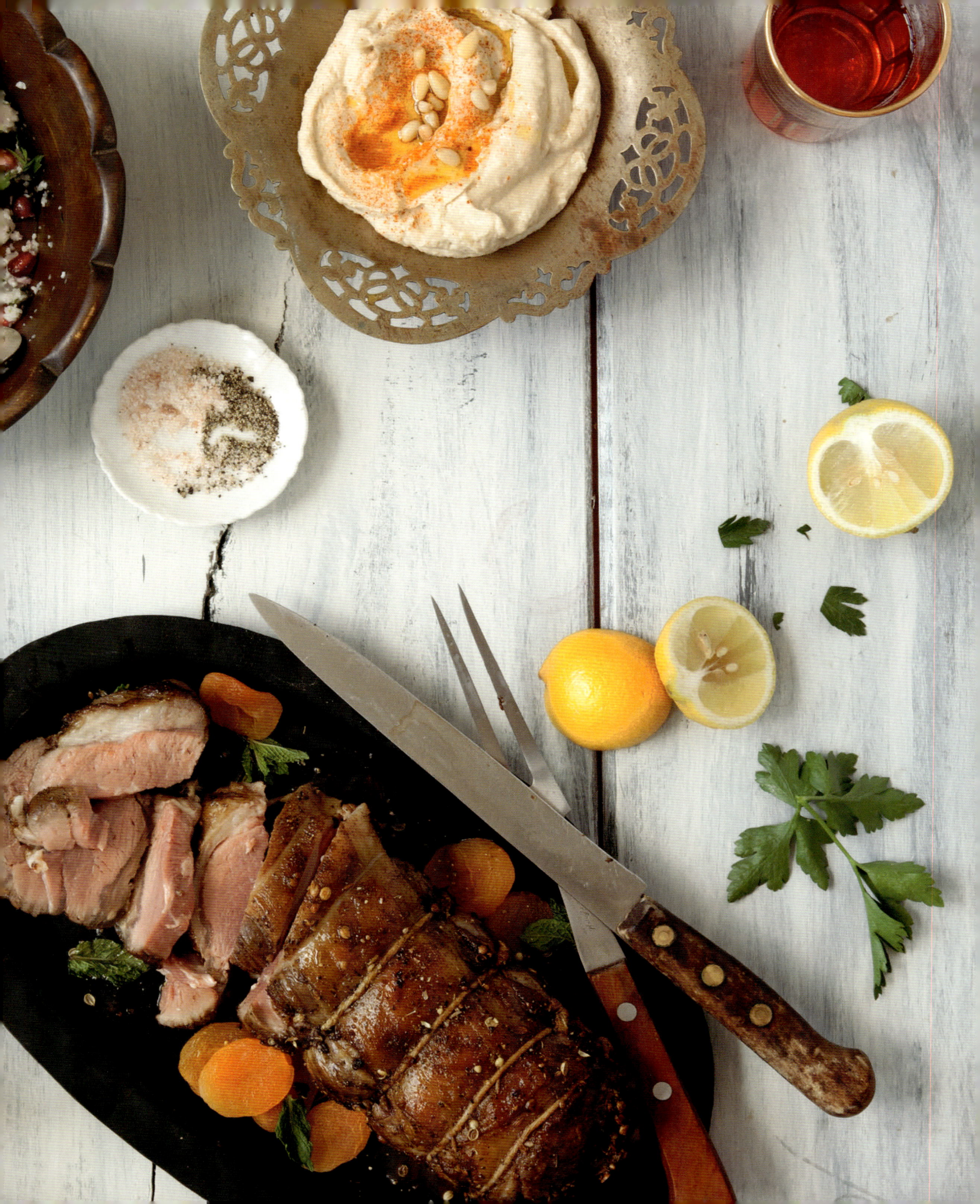

الغداء والعشاء

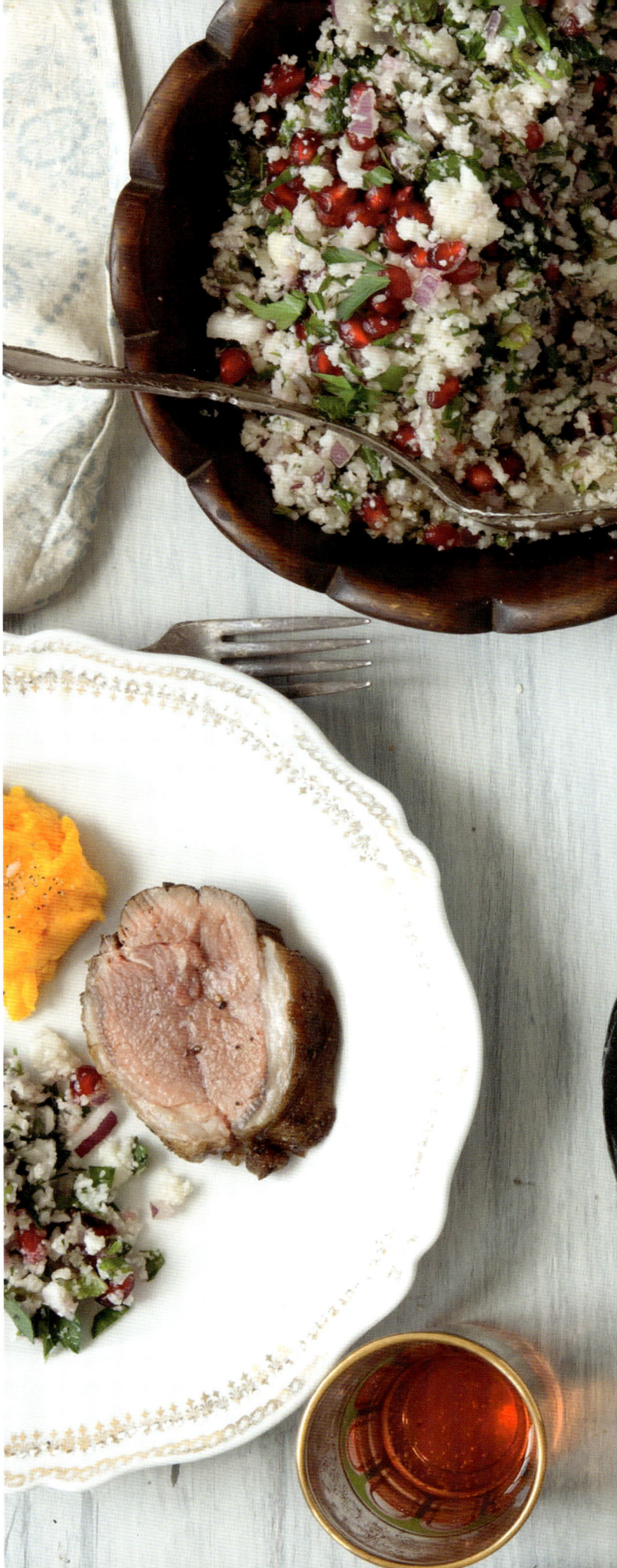

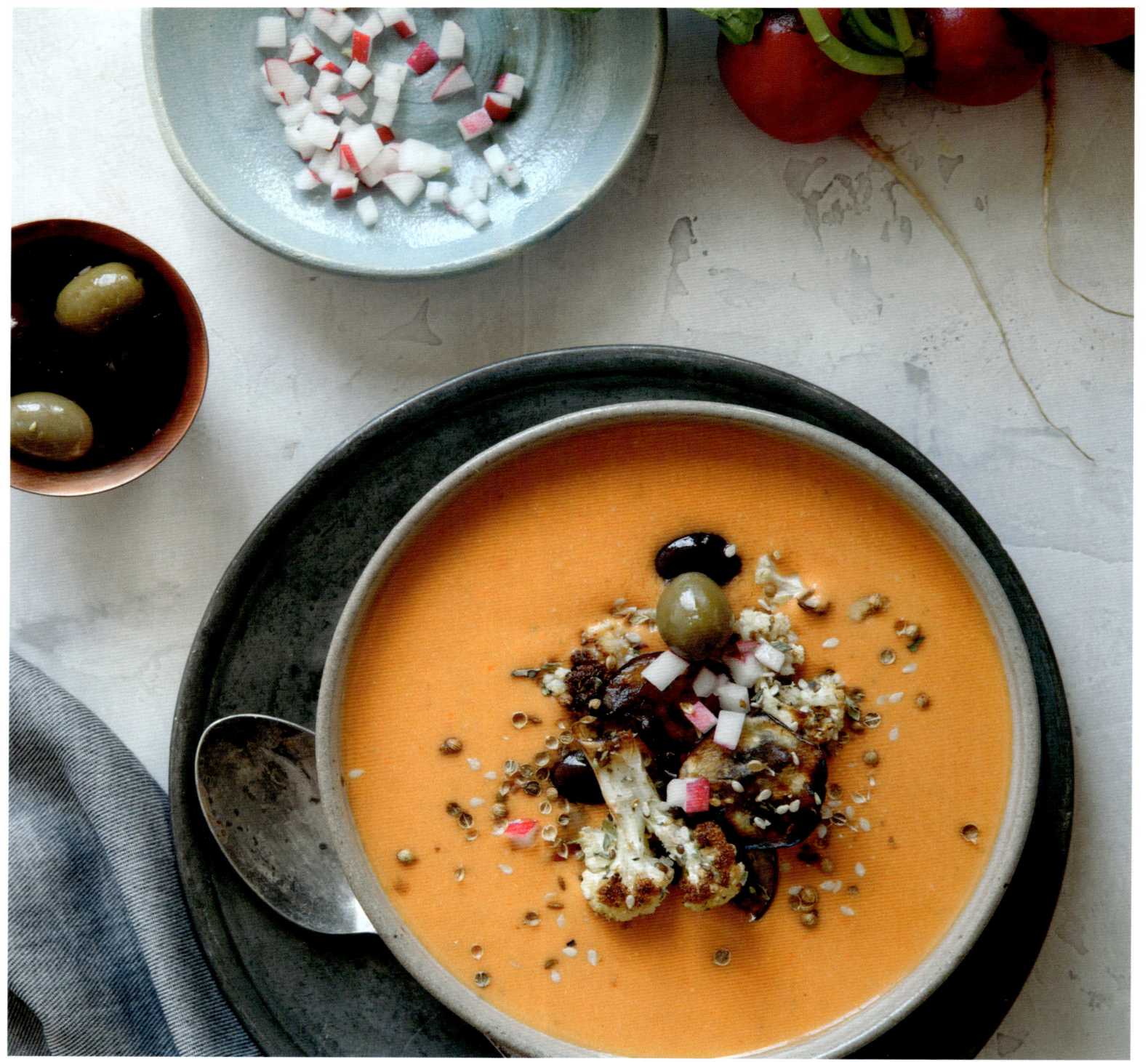

حساء جازباتشو

من المعتاد تناول حساء جازباتشو باردًا خلال فصل الصيف باعتباره وجبة باردة ومرطبة، غير أنَّه من الممكن تسخينه وتناوله دافئًا، إن كنت تحب ذلك.

مما يتميَّز به هذا الحساء أنَّه مليء بفيتامينات سي و أ (الموجودة في الطماطم، والفلفل الأحمر، والخيار). إضافةً إلى احتوائه على مجموعة كبيرة من مضادات الأكسدة، مثل: الكاروتينات، والليكوبين، والزياكسانثين واللوتين، التي لا تخفى أهميتها في الوقاية من السرطان، وتقوية الرؤية أثناء الليل، والمساعدة في الحفاظ على صحة الأسطح المخاطية في الجسم (مثل بطانة الأمعاء)، وتعزيز صحة الجلد والعظام. كما يحتوي الخيار على العديد من المُغذيات النباتية (مثل المواد الكيميائية النباتية المعروفة بخصائصها الواقية من الأمراض)، وله خصائص مضادة للالتهابات، ويحتوي أيضًا على مكونين من مركبات التغذية النباتية (وهما: الليغنان والكوكوربيتاسين)، ولهما فوائد كبيرة في الوقاية من السرطان.

المكوِّنات

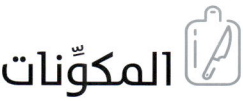

■ تكفي أربعة أفراد

5 أكواب (900 جم) من عصير الطماطم الناضجة
½ كوب (120 جم) من اللوز (يُفضل أن يكون بقشرته الخارجية)
2-4 فصوص ثوم
½ بصلة
1 حبة فلفل أحمر
1 خيارة (لا سيما الخيار اللبناني، فهو أفضل)
½ حبة فلفل أحمر حار
½ ملعقة صغيرة من الكمون المطحون
3 ملاعق كبيرة من خل التفاح الخام
1 كوب (240 مل) من زيت الزيتون البكر الممتاز
للتزيين:
3 حبات من الفجل الأحمر
½ كوب (100 جم) من الزيتون المشكل

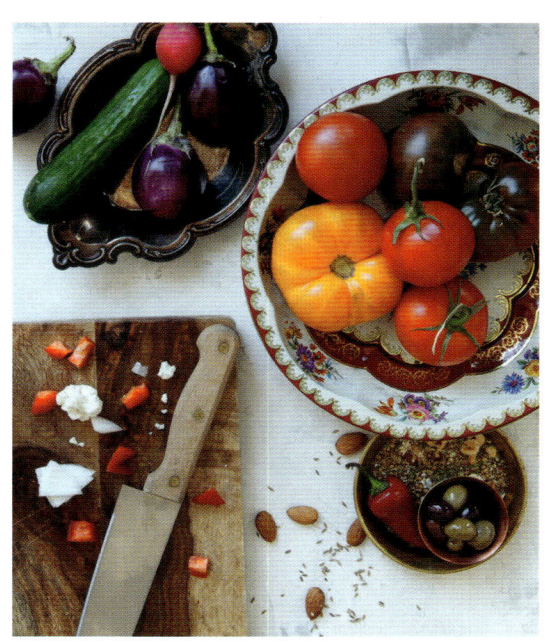

طريقة التحضير

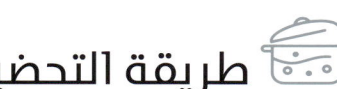

1. املأ الغلاية بالماء، ثم شغِّلها. اشطف الطماطم، وافتح كلًّا منها بشكل متصلب من أعلى، ثم ضعها في وعاء كبير وقم بتغطيتها مع الماء المغلي. دعها لبضع دقائق.
2. ضع اللوز في وعاء منفصل، وقم بتغطيتها مع بعض الماء المغلي.
3. قشِّر الثوم والبصل، أزل البذور من الفلفل قبل تقطيعها جيدًا مع الخيار.
4. جفف الطماطم وأزل الجلد (سيخرج الآن بسهولة)، وقطِّعها جيدًا إلى شرائح. قم بالخطوات نفسها مع اللوز؛ تخلص من الماء وأزل القشرة عن اللوز.
5. ضع الطماطم، والثوم، والبصل، والفلفل، والخيار، واللوز، والفلفل الحار، في معالج الطعام أو الخلاط. صبّ مكوِّنات الحساء المتبقية، وامزج الجميع عند أعلى سرعة حتى يبدو الخليط سلسًا للغاية، ويتغيَّر لونه إلى اللون الباهت. وبصورة مثالية، يكون الخليط دسمًا مع وجود بعض المرونة ولا يكون سائلًا.
6. صب الحساء في وعاء التقديم، وأضف إليه ½ مكعب ثلج، أو ماء بارد، حتى يصبح أخف قليلًا.
7. ضع الحساء كي يبرد في الثلاجة لمدة ساعة واحدة، على الأقل. وإن لزم الأمر فاستخدم الثلج بدلًا من الماء في الخطوة السابقة لتسريع عملية التبريد.
8. ضع آنية التقديم في الثلاجة لمدة 5 دقائق كي تبرد، ثم قدِّم الحساء مع رشة من الفجل المسحوق وشرائح الزيتون، واترك الباقي على الطاولة لمن أراد المزيد.

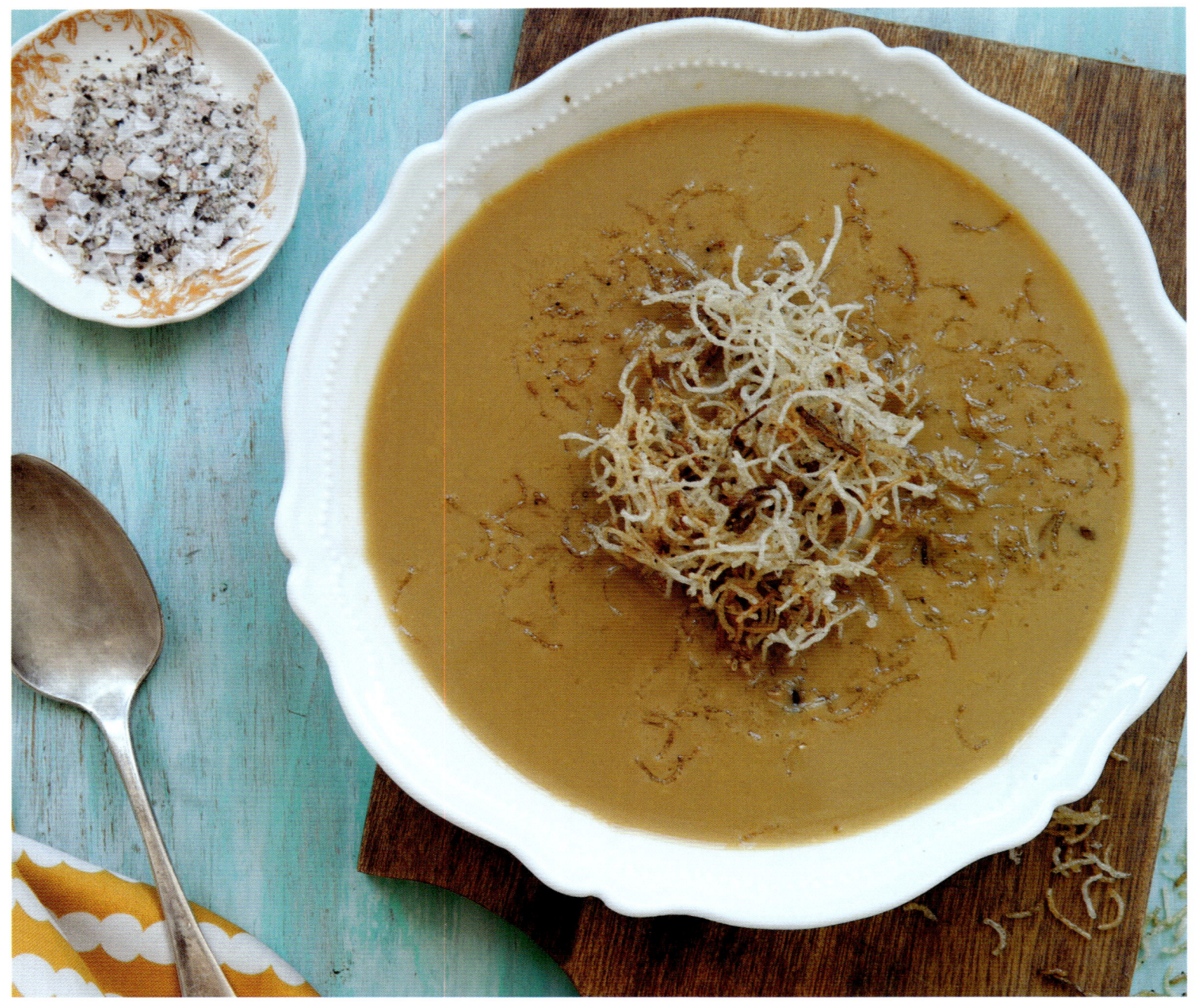

حساء الفطر المخملي

أضع بين أيديكم حساء فطر دسمًا ومريحًا وخاليًا تمامًا من اللاكتوز، مما يعني أنه خيار رائع للأفراد الذين يعانون من حساسية الألبان. وقد لاحظت أن تناول هذا الحساء في المساء يمكن أن يساعد الإنسان في الحصول على نوم أفضل.

وللفطر خصائصه الفريدة، إذ إنَّه من المصادر القليلة لفيتامين د، وهو من العناصر الغذائية الأساسية لتعزيز مناعة الجسم، والعناية بصحة الأسنان والعظام. ويمكنك زيادة محتوى فيتامين د في الحساء من خلال ترك الفطر لمدة نصف ساعة في الشمس قبل طهيه. فالفطر كبشرة الإنسان يُحوِّل الأشعة فوق البنفسجية التي يتحصَّل عليها من ضوء الشمس إلى فيتامين د. ويحتوي الفطر أيضًا على عديدات السكاريد

والبيتا-جلوكان ذات الخصائص المضادة للسرطان. وقد استخدم فطر شيتاكي، على وجه الخصوص، في العلاجات الطبية لآلاف السنين في آسيا، نظرًا إلى احتوائه على السيلينيوم والحديد وبعض المركبات التي تعمل على تعزيز المناعة.

إضافة الفطر البرعمي والكاجو تجعل الحساء غنيًّا بالعناصر المعدنية، كما أن عجينة «ميسو» من الأطعمة التي تحتوي على «البروبيوتيك» الذي يساعد في دعم عملية الهضم عن طريق إضافة الكائنات الدقيقة المفيدة إلى الجهاز الهضمي للإنسان، وبالتالي فهي ذات فائدة كبيرة للأفراد الذين يعانون من مشكلات القولون العصبي وغيره من المشكلات ذات الصلة بالجهاز الهضمي.

المكوِّنات

■ تكفي أربعة أفراد

1½ بصلة صغيرة بنية اللون
3 ملاعق كبيرة من زيت جوز الهند الخام
2 ملعقة كبيرة من العدس الأبيض (أوراد دال)، أو الفاصولياء البيضاء (المعروفة أيضًا باسم حبوب الفاصولياء الجافة)
¼ كوب (30 جم) من فطر البورسيني المجفف
1 فص ثوم
1 عود كرفس
1 ملعقة صغيرة من الكمون المطحون
½ ملعقة صغيرة من الخلنجان المفروم
1 سم (5 جم) قطعة طويلة من جذور الزنجبيل، مقطعة إلى شرائح طولية رفيعة
½ كوب (60 جم) من فطر المحار الطازج
½ كوب (60 جم) من فطر شيتاكي الطازج
½ كوب (50 جم) من الكستناء أو الفطر البرعمي الطازجين
1 ملعقة كبيرة من السمن أو الزبدة العضوية (استخدم زيت جوز الهند إذا كنت ترغب في تجنب الألبان تمامًا)
4¼ كوب (1 لتر) من مرق النباتات الطازجة (أو مرق الدجاج)
1 ملعقة صغيرة من عجينة ميسو
½ ملعقة كبيرة من الكاجو الخام، أو عجينة البندق (يمكنك عمل العجينة الخاصة بك من خلال خفق المكسرات الخام حتى تصبح عجينة)
ملح، وفلفل أسود مطحون

طريقة التحضير

1. ضع العدس في وعاء صغير، وقم بتغطيته بالماء كي ينقع. وفي وعاء منفصل, قم بتغطية فطر البورسيني المجفف بماء دافئ.
2. قطِّع البصل، والثوم، والكرفس. ضع الجميع في مقلاة كبيرة ذات قاعدة سميكة مع ملعقة كبيرة من الزيت، وقم بقلي هذه المكوِّنات على نار هادئة حتى يتحول البصل إلى لون شبه شفاف. ضع الغطاء على المقلاة أثناء القلي للمحافظة على البخار.
3. أضف الكمون والخلنجان والزنجبيل إلى المقلاة، وقم بطهي الخليط لمدة دقيقتين.
4. قطِّع جميع أنواع الفطر جيدًا، بما في ذلك فطر البورسيني المجفف، وضعها في المقلاة مع السمن (أو أي نوع آخر من الزيوت تود استخدامه). قم بطهي الخليط ببطء حتى تبدأ العصارة في الخروج. في حال جفاف المقلاة، أضف القليل من المرق، واجعل الغطاء على المقلاة.
5. ضع عجينة ميسو في المقلاة وقلِّبها، ثم أضف المرق بالتدريج، وقلِّب الجميع حتى يمتزج جيدًا.
6. اغرف ملعقتين من المرق في وعاء صغير مع عجينة المكسرات، وقلِّب العجينة حتى تصبح سلسة، ثم ضع هذه العجينة في المقلاة مرَّة أخرى وقلِّب الخليط.
7. جفِّف العدس المنقوع وضعه في المقلاة. وفي حال كنت تستخدم فاصولياء بيضاء مطبوخة، افعل كما في الخطوة رقم 9.
8. اطبخ هذه المكوِّنات على نار هادئة لمدة 10 دقائق، حتى يلين الفطر والعدس.
9. صب المكوِّنات في الخلاط، واضربها حتى تصبح كالكريمة السلسة.
10. أضف الملح والفلفل إلى المكوِّنات بالقدر الذي تحب.

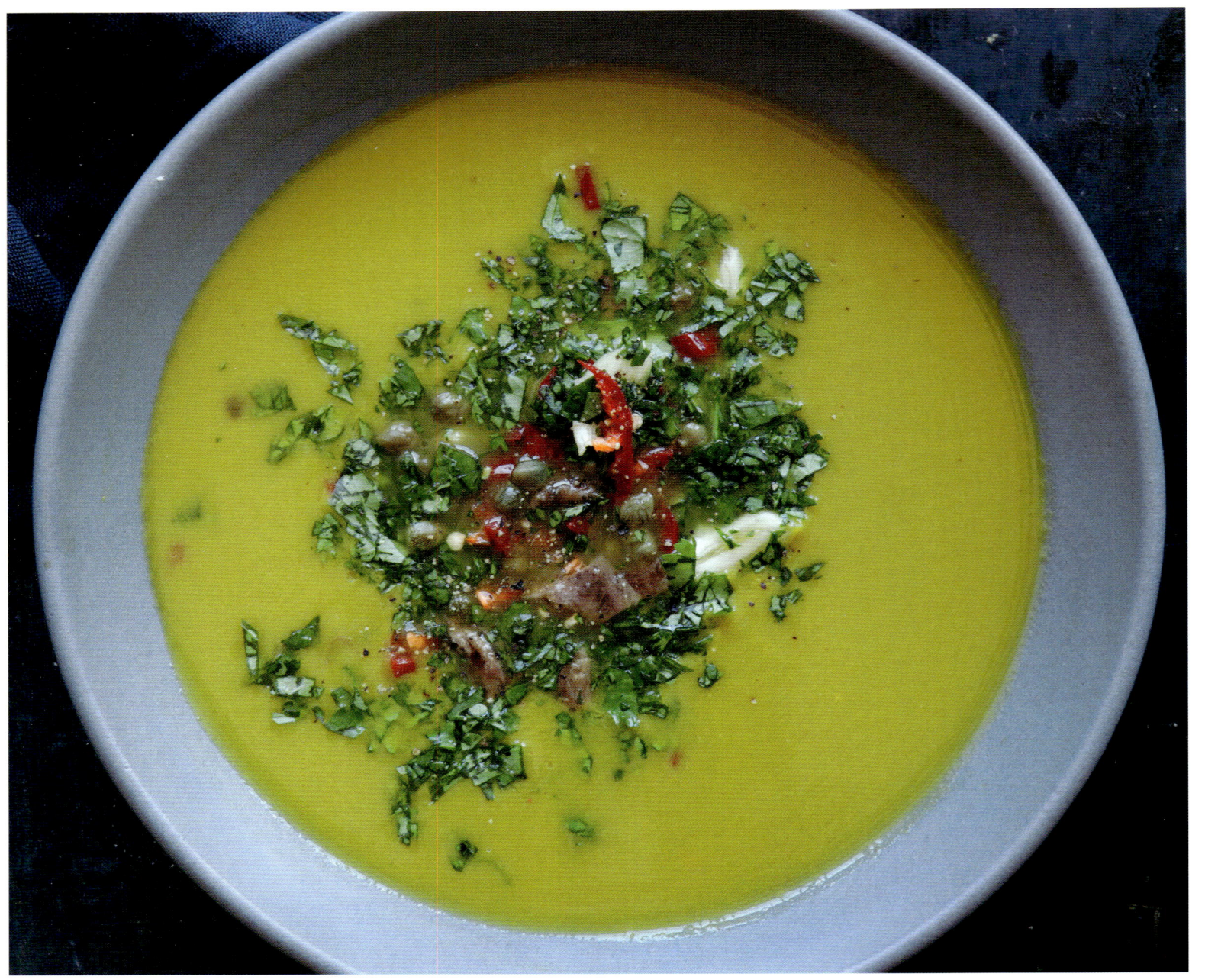

حساء الجرجير والأفوكادو مع فيردي صلصة الكزبرة

يتميَّز هذا الحساء الأخضر المُمتع بقدرته على تنظيف الجسم وتنشيطه، إضافةً إلى إمكانية تقديمه ساخنًا أو باردًا. فبالنسبة إلى البصل المستخدم في تحضير هذا الحساء، فهو يحتوي على كمية كبيرة من فيتامين سي، الذي يعمل على تعزيز الكولاجين المهم للعناية بصحة الجلد والشعر، إضافةً إلى احتوائه على العديد من المواد الكيميائية النباتية، التي تتميَّز بخصائصها المضادة للأكسدة والمقاومة لأعراض الشيخوخة. كما يحتوي البصل أيضًا على نوع خاص من الألياف القابلة للهضم، التي يُطلق عليها سكريات الأليجو الفركتوزية، وتتميَّز بتعزيزها لنمو البكتيريا المفيدة في الأمعاء. أما الجرجير، فهو من الخضراوات الورقية الخضراء ذات المذاق المُر، وتساعد في تعزيز عمليتي تخلص الجسم من السموم، والهضم.

والكرفس، هو الآخر، من المصادر الرائعة لفيتامين سي والكومارين، وهو من المواد الكيميائية النباتية المعروفة بقدرتها على تنشيط خلايا الدم البيضاء، وخفض ضغط الدم. كما يحتوي الكرفس على مجموعة فيتامينات ب اللازمة لدعم الجهاز العصبي وتوليد الطاقة في جسم الإنسان. وتُعدُّ البازلاء أيضًا من المصادر الجيِّدة لمجموعة فيتامينات ب المنشطة، وللبروتين والألياف.

ويحتوي الأفوكادو على العديد من العناصر الغذائية، مثل مجموعة فيتامينات ب، التي تعمل على تغذية الجلد والجهاز العصبي. والبقدونس من الخضراوات الغنية بالكلوروفيل، وفيتامين سي، والحديد، والزيوت المتطايرة التي ثبتت فائدتها في التصدي لمرض السرطان.

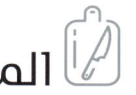

المكوِّنات

- تكفي أربعة أفراد

3 حبات كراث (أو بصلة واحدة حمراء صغيرة)
2 فص ثوم
2 عود كرفس
2 ملعقة كبيرة من زيت جوز الهند الخام
¼ كوب (30 جم) من البازلاء (الطازجة أو المجمدة)
قشر ½ ليمونة، والعصير المستخرج منها
6 أكواب (1.5 لتر) من مرق النباتات
1 ملعقة كبيرة من البقدونس
3½ أكواب (100 جم) من الجرجير المقطّع جيدًا
½ ملعقة صغيرة من ملح الهيمالايا الوردي
¼ ملعقة صغيرة من الفلفل الأسود المطحون
1 ثمرة أفوكادو ناضجة
فيردي صلصة الكزبرة
1 حفنة من أوراق الكزبرة
½ حبة فلفل أحمر حار
2 ملعقة صغيرة من نبات الكبر
3 ملاعق كبيرة من زيت الزيتون
½ فص ثوم مسحوق
عصير ½ ليمونة
1 ملعقة صغيرة من العسل الخام
فلفل أسود طازج

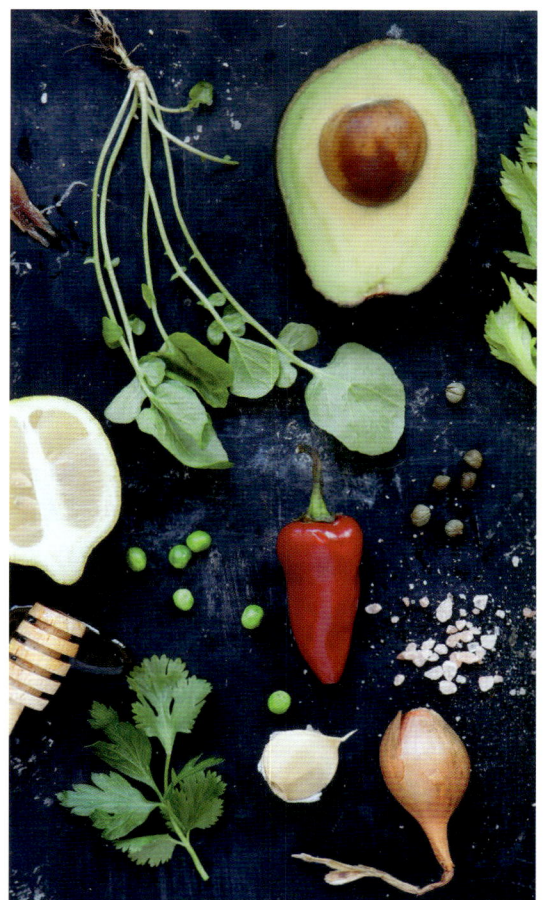

طريقة التحضير

1. قطِّع الكراث والثوم والكرفس جيدًا، وضعهم جميعًا في مقلاة ذات قاعدة سميكة مع زيت جوز الهند، وقم بقليهم على نار هادئة حتى يصبح الكراث لينًا وشفافًا.
2. أضف البازلاء الطازجة، وقشر الليمون والمرق، وقم بطهي الخليط على نار هادئة لمدة دقيقتين.
3. اغسل البقدونس والجرجير، ثم قطِّعهما جيدًا مع بعضهما قبل وضعهما في المقلاة وتقليبهما مع الخليط. أكمل تسوية الخليط حتى تذبل المكوِّنات الخضراء وتلين البازلاء.
4. أنزل المقلاة من على النار، وصب عليها عصير الليمون، والملح، والفلفل، وقلِّب الخليط.
5. استخرج لب ثمرة الأفوكادو وضعه في خلاط، ثم أضف إليه خليط الحساء الموجود في المقلاة، واضرب الجميع حتى يصبح الحساء سلسًا.
6. تذوق الحساء لتقيِّم المذاق.
7. في حال كنت ترغب في الحصول على حساء رائق ومخملي الملمس، قم بتصفية الحساء من خلال مصفاة للتخلص من أي ألياف.
8. عند الضرورة، سخِّن الحساء مرَّة أخرى على نار هادئة، وتفادَ استخدام الحرارة المرتفعة، أو وصول الحساء إلى مرحلة الغليان. يجب أن يكون الحساء دافئًا بالدرجة المرغوبة، لكن يجب ألا يكون ساخنًا للغاية. ويمكنك ترك الحساء حتى يبرد، ثم وضعه في الثلاجة أو المجمد للحصول على مذاق بارد رائع.
9. ولعمل الصلصة: قطِّع الكزبرة والفلفل الحار ونبات الكبر جيدًا، ثم ضعهم في إناء تقديم صغير. أضف باقي مكوِّنات فيردي الصلصة إلى الخليط وامزجه جيدًا.
10. للتقديم: اغرف الحساء في أوانٍ، ورش عليها بعض فيردي الصلصة.

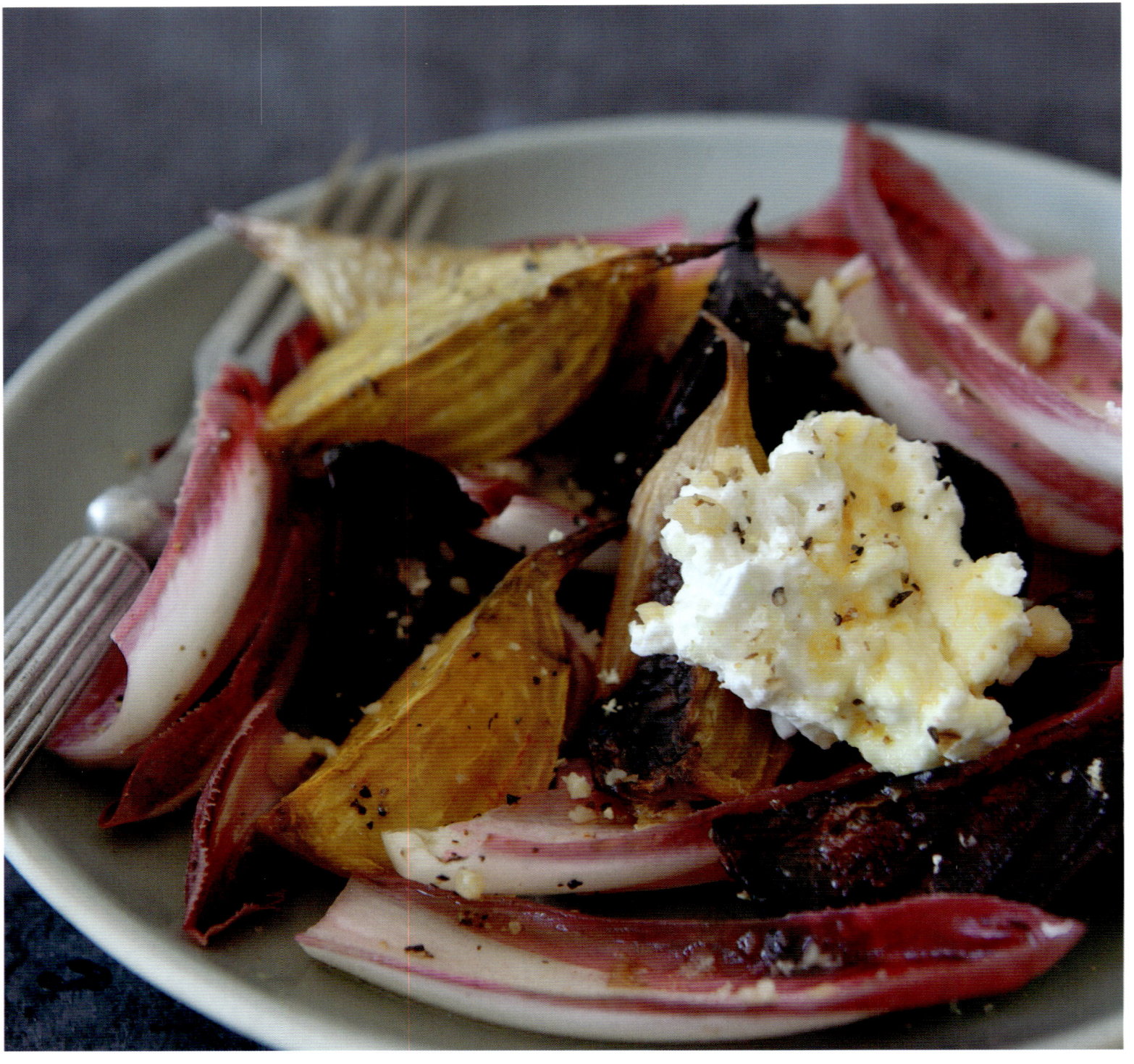

سلطة الشمندر والهندباء البرية مع روب لبن الماعز بالفجل الحار

من فوائد هذه السلطة أنَّها تزيل السموم، وتدعم عملية الهضم، وتُعزِّز من صحة الجلد وحيويته، إذ إنَّ لصحة الجهاز الهضمي والكبد أثرًا كبيرًا في الحالة الصحية للجلد. وبالنسبة إليَّ، فأنا أحب كثيرًا تلكم الموازنة الرائعة بين المذاق المُر للهندباء البرية من جهة، وروب الماعز ذي المذاق الكريمي الدسم، والشمندر ذي المذاق الحلو من جهة أخرى. ويعمل كلٌّ من الشمندر والفجل والهندباء على تدعيم إفراز العصارة الصفراء، وتعزيز عملية الهضم، وإزالة سموم الكبد. وتُسهم زيادة العصارة الصفراء في هضم الدهون، ودعم امتصاص المواد الغذائية. وللفجل خصائصه المضادة للبكتيريا. كما أنَّ الجوز يحتوي على أحماض أوميجا 3 الدهنية المغيدة لتعزيز وظائف الدماغ.

المكوِّنات

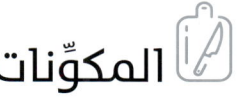

- تكفي فردين كوجبة رئيسية، أو أربعة أفراد كتصبيرة

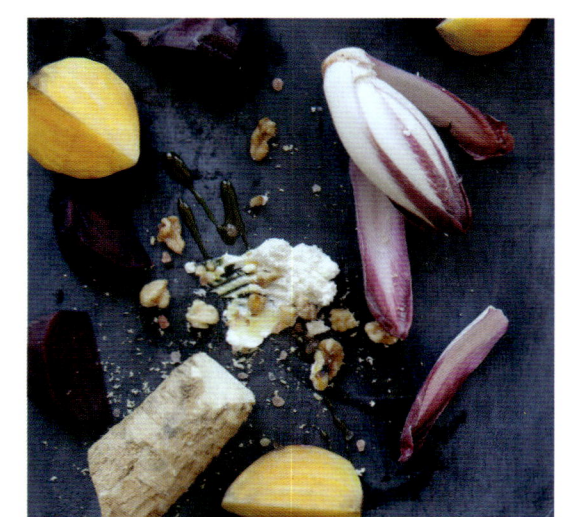

4 حبات متوسطة الحجم من الشمندر الأحمر، أو خليط من الأحمر والذهبي
2-1 ملعقة صغيرة من زيت جوز الهند الخام
1 ملعقة كبيرة من الجوز
5 سم قطعة طويلة من جذور الفجل الحار الطازجة (1 ملعقة كبيرة ممتلئة بمبشور الفجل الحار)
(أو 1 ملعقة صغيرة من صلصة الفجل الحار)
1 كوب (250 جم) من روب الماعز الطازج
1 حبة هندباء برية حمراء، أو هندباء إيطالية
2 ملعقة صغيرة من زيت الجوز المضغوط على البارد (أو زيت الزيتون البكر الممتاز المضغوط على البارد)
2 ملعقة صغيرة من خل التفاح الخام
ملح، وفلفل أسود
للتزيين: 2 ملعقة صغيرة من العسل الخام

طريقة التحضير

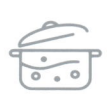

1. اغسل الشمندر جيدًا، وأزل عنه القشرة الخارجية والجذور. ضع زيت جوز الهند فوق الشمندر بحيث تغطيه بطبقة خفيفة.
2. ضع الشمندر بالزيت في صينية فرن، وقم بتحميصه في الفرن عند 180 درجة مئوية لمدة 40-60 دقيقة حتى يلين. تأكد من درجة الليونة باستخدام شوكة أو حافة سكين. وإذا ما كنت على عجلة، فقطِّع الشمندر إلى مربعات قبل مسحه بالزيت لأنَّ ذلك سيزيد من سرعة الطهي.
3. ضع الجوز في صينية منفصلة، وقم بتحميصه في الفرن لمدة 5 دقائق، ولتكن حذرًا لأنَّ الجوز يحترق بسرعة. بعد التحميص، أخرج الجوز من الفرن وقم بسحقه بلطف. ضعه جانبًا، واستبقِ بعضه للتزيين.
4. ابشر جذور الفجل جيدًا، وضعها في روب الماعز، وقلِّبهما جيدًا، ثم ضعهما جانبًا.
5. عندما ينضج الشمندر، أخرجه من الفرن واتركه يبرد. أزل الطبقة الخارجية وقطِّعه إلى مربعات، ثم اشطر كل مربع إلى نصفين.
6. ضع أوراق الهندباء البرية في زيت الزيتون وخل التفاح قبل إضافة الملح والفلفل الأسود. وزِّع هذه الأوراق في إناء تقديم أو قسِّمها بين إناءين، ثم ضع الشمندر في المنتصف.
7. رش كمية كبيرة من روب الماعز أعلى الشمندر، ثم زيِّن الإناء بالجوز المحمص والقليل من العسل الخام.
8. تُقدَّم الوجبة مع خبز التورتيلا الدافئ اللذيذ، أو الخبز المفرود الخالي من الجلوتين (انظر صفحة ١٠١).

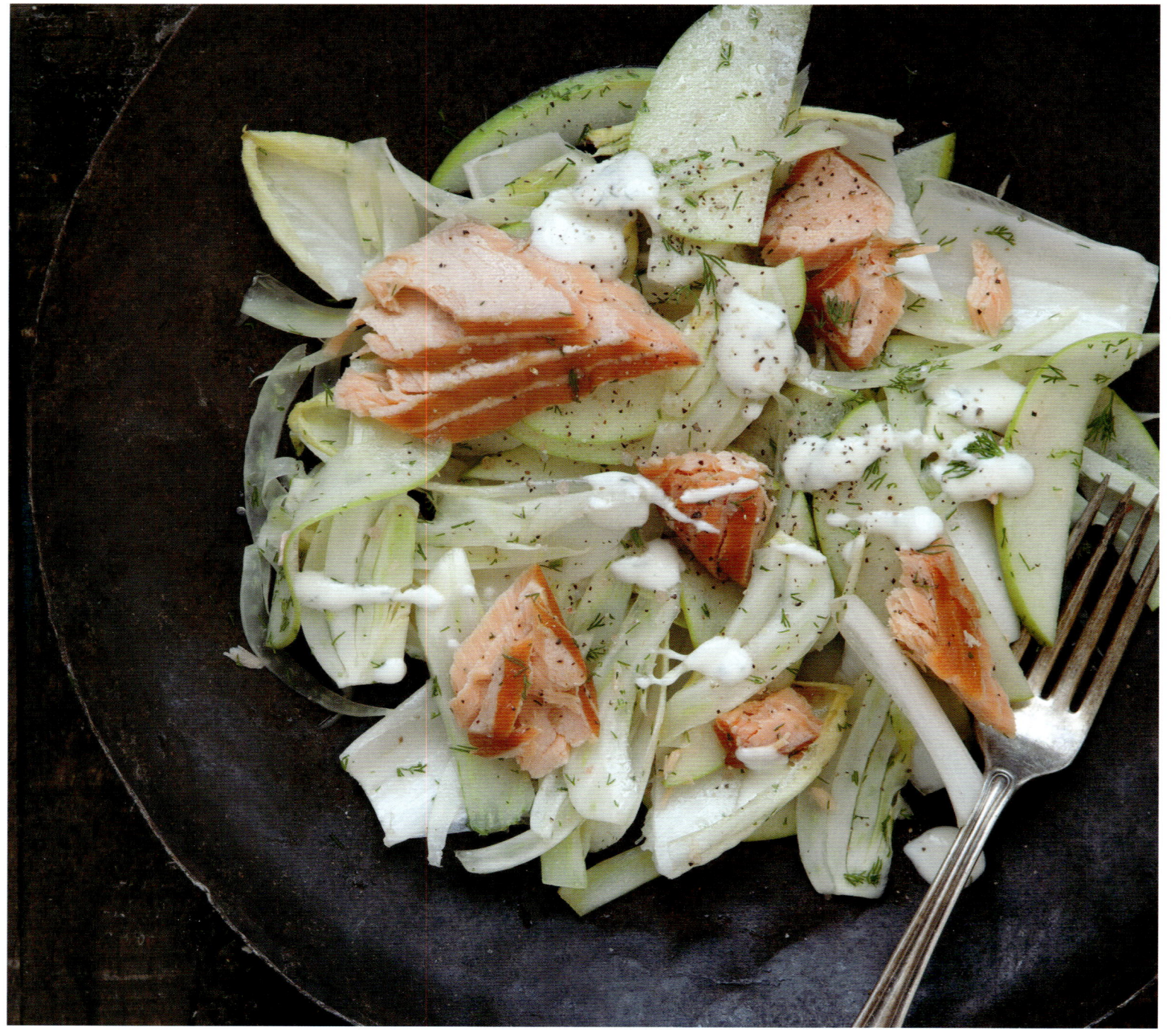

سلطة الهندباء البرية والشمر والتفاح مع السلمون الحار المدخن

إذا كنت ترغب في تعزيز عملية الهضم، فعليك بهذه السلطة الهشة الطازجة التي تعمل على تطهير الكبد، وتمنح الإنسان شعورًا مذهلًا بالشبع، وهي أيضًا خيار ممتاز لوجبة غداء أو عشاء ممتعة.

تدعم كلٌّ من الهندباء البرية (من الخضراوات ذات الأوراق الخضراء المُرة)، وعصير الليمون، عملية هضم المكوِّنات الغنية بالبروتين، التي يحتوي عليها هذا الطبق (مثل السلمون). وقد اعتاد الكثير استخدام الأعشاب والشمر والشبت للمساعدة في التصدي لمشكلات الهضم، من انتفاخ وغازات ونحوها. أما التفاح فيمنح الجسم مجموعة من مضادات الأكسدة تُسمَّى البوليفينول، وهي ذات فوائد كبيرة للقلب والأوعية الدموية، كما أنَّها تساعد في خفض معدل امتصاص الجلوكوز من الجهاز الهضمي، الأمر الذي يعمل على خفض نسبة الأنسولين التي ترتفع بعد تناول الطعام، مما يعني المحافظة على استقرار مستويات الطاقة، والابتعاد تمامًا عن إمكانية المعاناة من تحطم السكر في الدم وانهيار الطاقة، وهي الأعراض التي قد تحدث بعد تناول الطعام.

وقد أشارت الدراسات إلى إمكانية مساعدة التفاح في الحد من خطر الإصابة بالربو.

المكوِّنات

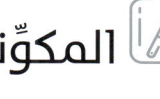

■ تكفي فردين

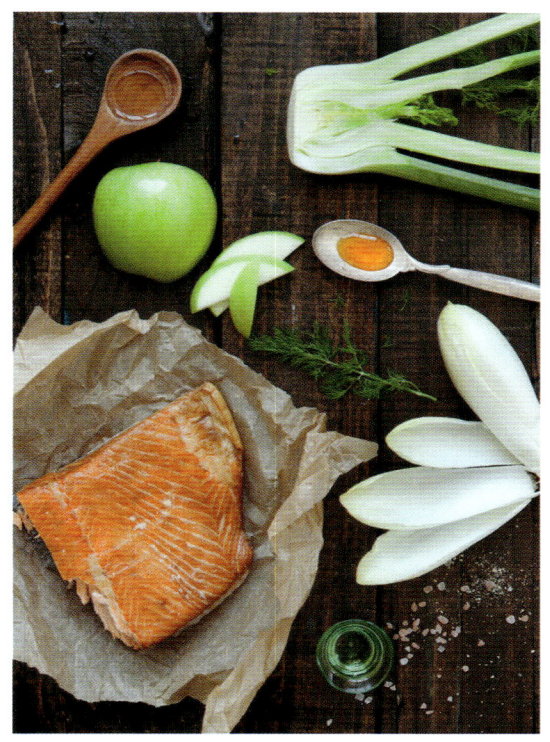

1 بصلة شمر كبيرة، منزوعة الجزء السفلي والسيقان، مقطعة إلى شرائح رقيقة جدًا باستخدام مندولين أو سكين حاد
2 تفاحة خضراء، نوع جولدن (مقطعة إلى شرائح طولية رفيعة)
2 ملعقة كبيرة من الشبت المفروم جيدًا (احتفظ بالقليل منه للتزيين)
2 ملعقة صغيرة من عصير الليمون
1 ملعقة صغيرة من دبس السفرجل والتفاح، أو دبس الرمان (أو العسل الخام)
2 ملعقة كبيرة من خل التفاح الخام
1 ملعقة كبيرة من زيت الأفوكادو المضغوط على البارد (أو زيت الزيتون البكر الممتاز)
1 ملعقة صغيرة من العسل الخام
2 ملعقة كبيرة من زبادي الأغنام أو الماعز العادي كامل الدسم (وللحصول على وجبة خالية من الألبان استخدم 1 ملعقة كبيرة من زبدة الكاجو أو 2 ملعقة كبيرة من كريمة الكاجو)
الملح، والفلفل الأسود، على حسب رغبتك
1 ثمرة هندباء خضراء (تنزع الأوراق وتشطف ثم تجفف)
1 قطعة فيليه سمك السلمون الحار المدخن أو الماكريل. وفي حال رغبتك في استخدام سمك السلمون المملح على البارد (مثل سمك جرافلاكس) أو السمك المدخن، فكلاهما سيقوم بالوظيفة نفسها.

طريقة التحضير

1. ابدأ بتقطيع الشمر إلى شرائح رقيقة، والتفاح إلى شرائح طولية رفيعة، ثم امزجهما جميعًا في وعاء كبير مع ملعقة كبيرة من الشبت.
2. ضع 1 ملعقة صغيرة من عصير الليمون، ودبس التفاح والسفرجل (أو العسل)، وخل التفاح، وزيت الأفوكادو، والعسل، في جرة ذات غطاء. أضف ملعقة صغيرة من الماء الدافئ ليصبح الخليط أكثر مرونة، ثم أحكِم غلق الغطاء، ورج الجرة حتى يمتزج الخليط. صب هذا المزيج على خليط الشمر والتفاح والشبت، ثم تبِّله بالملح والفلفل الأسود، وافرده بحيث يغطي جميع أجزاء الخليط.
3. امزج ما تبقى من عصير الليمون والعسل ومعظم الشبت المتبقي في الزبادي، في وعاء منفصل، ثم تبِّل هذا المزيج بالملح والفلفل وقلِّبه جيدًا.
4. ضع أوراق الهندباء في الوعاء مع الشمر ومزيج التفاح واخلطهم جميعًا.
5. فتِّت السمك المدخن وضعه وسط السلطة، ثم ضع عليها الزبادي وخليط الشبث قبل تزيينها بما تبقى من الشبت.

1 يمكنك عمل كريمة الكاجو من خلال نقع الكاجو لساعات قليلة قبل خفقه في الكريمة.

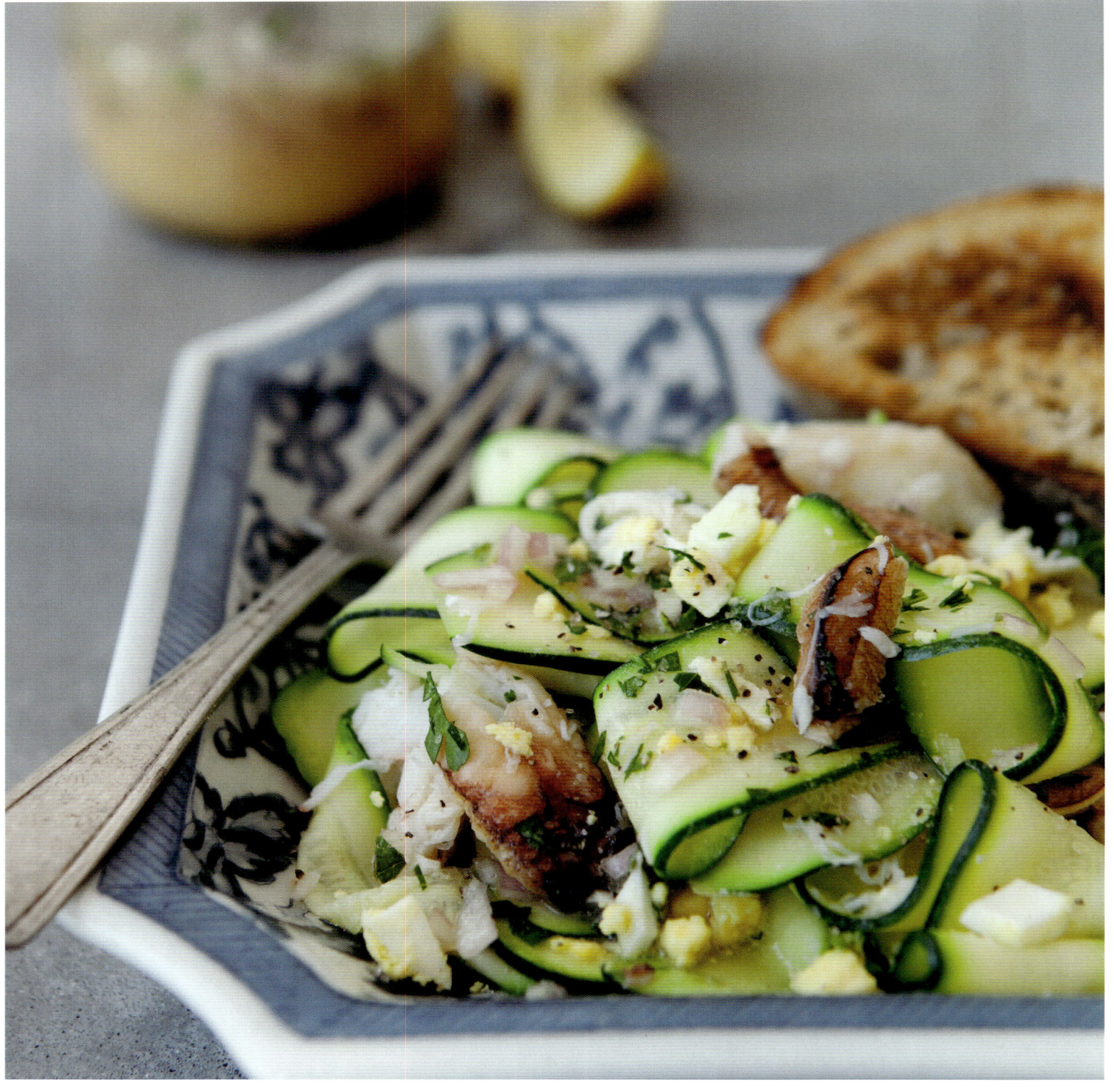

سلطة المأكولات البحرية بصوص النعناع، والليمون، ونبات الكبر

تُعدُّ هذه السلطة من الوجبات المغذية التي تشعر معها بالشبع، وتمنحك كمية كبيرة من البروتينات الموجودة في المأكولات البحرية والبيض. وللبروتين أهمية جوهرية لأجسامنا، إذ إنه يقوم ببناء الأنسجة الجيِّدة، ويحافظ على صحة الجلد والشعر والأظافر. بالنسبة إلى الكابوريا، فهي تحتوي على زيوت أوميجا 3، وفي حال كنت تُفضِّل استخدام القريدس أو الجمبري، فجميعها من المصادر الرائعة للحصول على فيتامين ب12 المفيد للذاكرة والتركيز. وتمنح الكوسة الجسم فيتامين سي، الذي لا تخفى أهميته في إصلاح الجلد والتئام الجروح. أما زيت الزيتون فهو مصدر مهم للزيوت الأحادية غير المشبعة الصحية، وفيتامين إي المضاد للأكسدة الذي يعمل على تغذية الجلد. وكذا، فإنَّ خل التفاح والبقدونس لهما خصائص فريدة في تعزيز عملية الهضم.

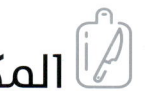

المكوِّنات

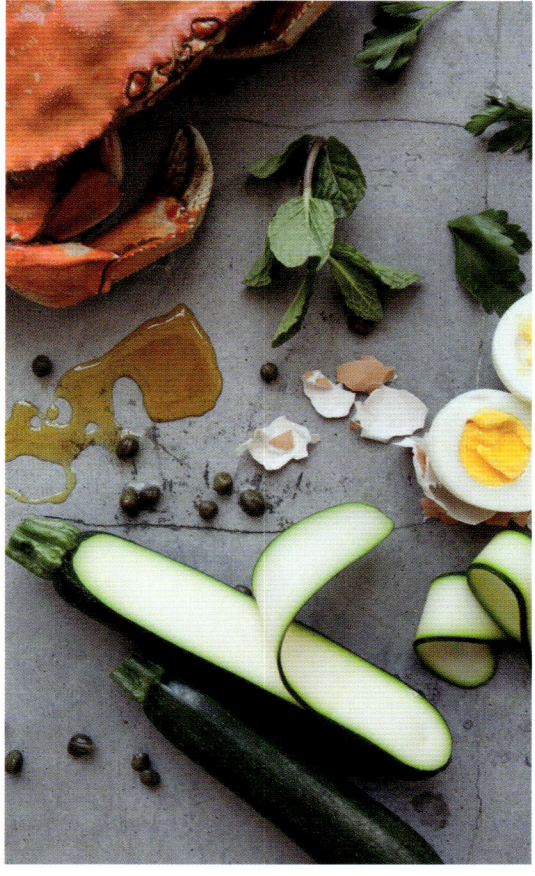

■ تكفي فردين

2 بيضة
1 حبة كوسة (ومن الممكن استخدام الخيار كبديل)
2 ملعقة كبيرة من البقدونس ذي الأوراق المسطحة المفرومة جيدًا
1 حبة كابوريا كاملة، بشرط أن تكون طازجة ومطبوخة - يستخرج منها اللحم الأبيض والبني (ويمكن استخدام 1 كوب [300 جم] من القريدس أو الجمبري المطبوخ كبديل)
ملح، وفلفل أسود
قشر ½ ليمونة مبشور

الصوص
½ حبة كراث موزي (أو بصل)
1 ملعقة كبيرة من أوراق النعناع المقطّع جيدًا
1 ملعقة صغيرة من خردل ديجون
عصير ½ ليمونة
1 ملعقة صغيرة من دبس السفرجل أو التفاح
3 ملاعق كبيرة من زيت الزيتون المضغوط على البارد
2 ملعقة كبيرة من خل التفاح الخام
1 ملعقة صغيرة من العسل الخام
½ ملعقة صغيرة من الملح الوردي
½ ملعقة صغيرة من الفلفل الأسود المطحون
2 ملعقة صغيرة من نبات الكبر، بعد وضعه في ماء بملح ثم تجفيفه وفرمه

طريقة التحضير

1. ضع البيض في مقلاة، ثم قم بتغطيته بالماء، واجعله يغلي لمدة 6 دقائق قبل إخراجه مع الاحتفاظ بالماء المغلي. ضع البيض في وعاء به ماء بارد، وبعد أن يبرد قشِّره وقطِّعه، ثم ضعه جانبًا.
2. باستخدام مقشرة الخضراوات أو مندولين، قطِّع الكوسة إلى شرائح طولية قبل وضعها في الماء المغلي المحتفظ به وتركها فيه لمدة دقيقة واحدة. ضع الكوسة في مصفاة وبرِّدها بالماء البارد الجاري. اتركها في المصفاة أو ضعها على ورق تنشيف حتى تجف. قطِّع البقدونس جيدًا.
3. قسِّم شرائح الكوسة بالتساوي بين إناءي تقديم، وضع فوقها البقدونس والبيض وفوقها الكابوريا (أو القريدس أو الجمبري).
4. لعمل الصوص: قطِّع الكراث أو البصل جيدًا. ضع الكراث، والنعناع، وكل ما تبقى من المكوِّنات في برطمان نظيف وأغلق الغطاء بإحكام. رج البرطمان جيدًا حتى يمتزج الخليط. وإذا لم يكن لديك برطمان، فضع الخليط في وعاء متوسط، وقلِّب المكوِّنات جيدًا حتى تمتزج. صب الصوص وقشر الليمون فوق السلطة، واتركها كما هي أو قلِّبها حتى تمتزج المكوِّنات.
5. قدِّم السلطة مع القليل من الخبز المخمر المحمص، أو الخبز المفرود الخالي من الجلوتين (انظر صفحة ١٥١).

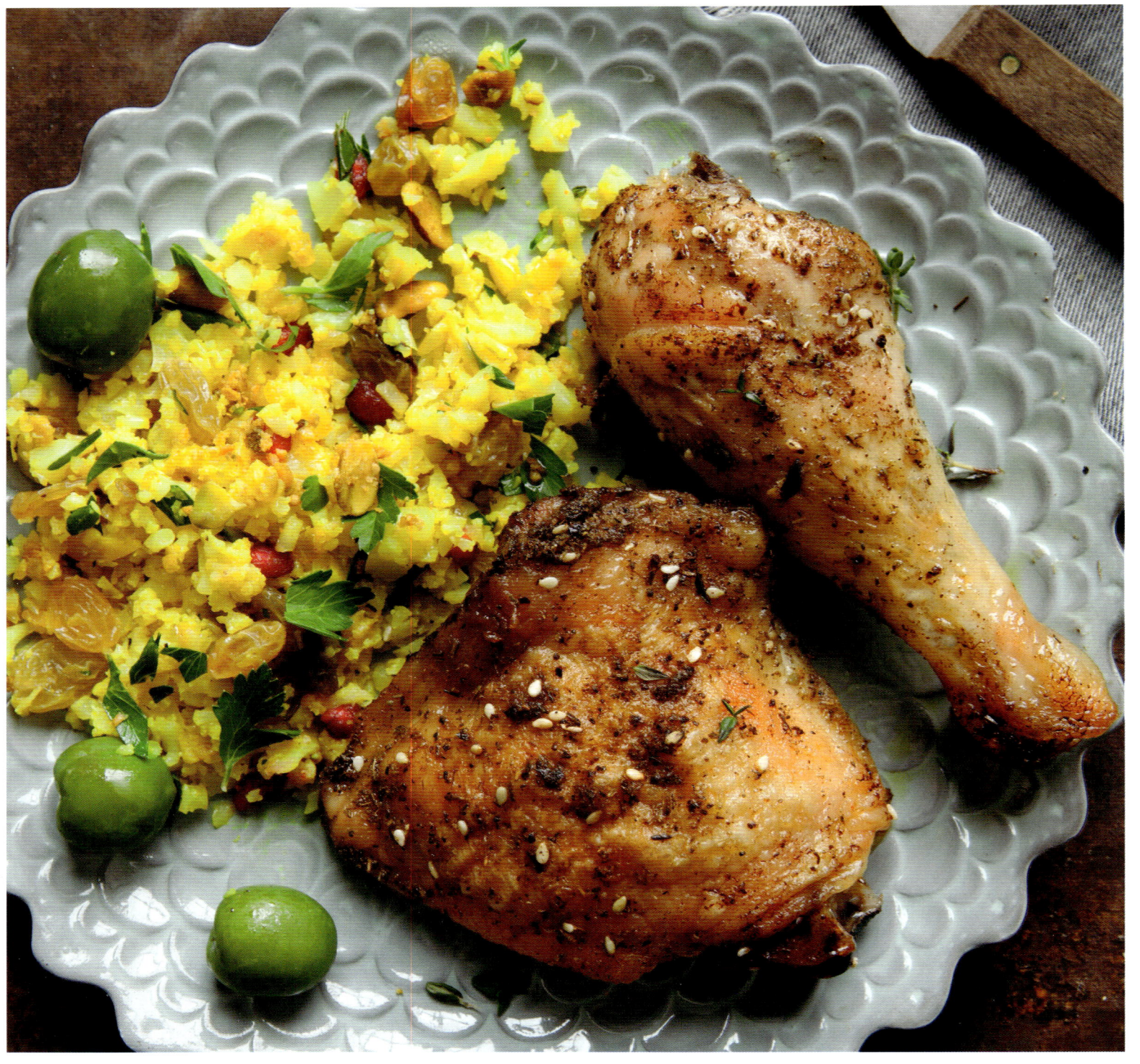

طرق إعداد الدجاج المشوي

نستخدم في هذه الوصفات فخذي دجاجة، لأنَّه على الرغم من احتواء اللحم الداكن على مزيد من الدهون المشبعة مقارنة بالصدور، إلا أنَّه يكون ذا نكهة أفضل، كما يحتوي على مزيد من المعادن، مثل الحديد، والزنك، والفيتامينات (بما في ذلك مجموعة فيتامينات ب)، وجميعها مفيدة لصحة الجهاز العصبي. أما الأعشاب المستخدمة في هذه الوصفة فلها العديد من الفوائد الصحية. على سبيل المثال: تستخدم هذه الوصفات الزعتر الغني بمضادات الأكسدة، الذي يتميَّز أيضًا بخصائصه المضادة للبكتيريا، وتستخدم أيضًا مزيج الزعتر، وهو مزيج قديم من الأعشاب والتوابل، ويحتوي على العديد من مضادات الأكسدة القوية، وله تأثير كبير في مقاومة البكتيريا. وفي هذا الوصفات، نقوم بإعداد الدجاج أولًا قبل إضافة السلطة أو الحساء إليه، وربما نضعه في لفافة لتناوله كوجبة غداء أو نقدمه مع الأرز في العشاء. ويمكنك أيضًا تجربة الدجاج مع سلطة الفول، والشمر، والأفوكادو (انظر صفحة 94) لتستمتع بوجبة لذيذة ورائعة.

المكوِّنات

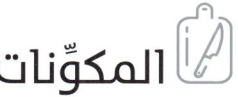

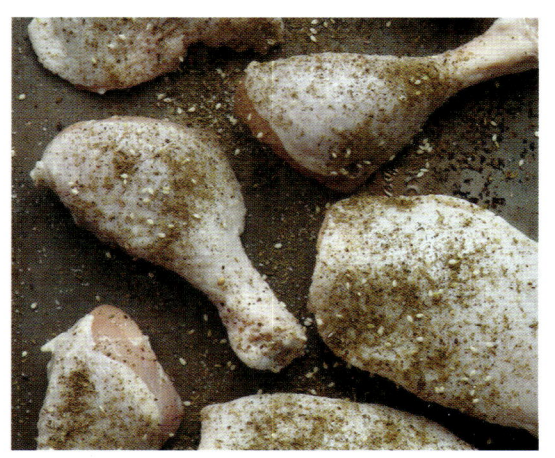

■ تكفي فردين

4 أفخاذ أو 6 دبابيس دجاج
1 ليمونة
4 أغصان زعتر طازجة (أو ½ ملعقة صغيرة من الزعتر الجاف)
1 ملعقة كبيرة من زيت جوز الهند الخام (أو الزبدة العضوية)
8 حبات زيتون أخضر
1 ملعقة صغيرة من الكزبرة المطحونة
1 ملعقة صغيرة من الكمون المطحون
1 ملعقة صغيرة من الكركم المطحون
1 ملعقة صغيرة من مزيج الزعتر
ملح، وفلفل أسود مطحون

طريقة التحضير

الليمون، والزعتر

1. سخِّن الفرن عند 180 درجة مئوية.
2. خذ الفخذين أو الدبوسين وادهنهما جيدًا من جميع الجوانب بملعقة صغيرة من زيت جوز الهند أو الزبدة - إما أن تفركهما بيديك، وإما أن تقوم بإذابة ملعقة من الزيت في مقلاة وتقلِّب فيها الدجاج.
3. ضع الدجاج في صينية خبز مسطحة قليلًا، وضع الزعتر بين أجزائه.
4. تبِّل الدجاج من جميع الجوانب باستخدام الملح والفلفل.
5. قم بشوي الدجاج في الفرن المسخن مسبقًا عند 180 درجة مئوية لمدة 30-40 دقيقة، بناءً على حجم القطع وعددها، فكلما زاد عدد القطع أو حجمها، ستحتاج إلى وقت أطول. وكي تعرف أن الدجاج قد وصل إلى مرحلة النضج، فما عليك سوى غرس السكين في أحد الجوانب، فإن وصل إلى العظم وخرجت العصارة شفافة، يكون بذلك قد نضج.

الليمون، والزعتر، والزيتون الأخضر

1. سخِّن الفرن كما في الوصفة السابقة، واستخدم طبق فرن للتقديم.
2. قطع الليمونة إلى أجزاء (ليمونة واحدة لكل 6 قطع دجاج)، ووزعها بين جوانب الدجاج بالتساوي. افعل ذلك مرَّة أخرى باستخدام 8 حبات كاملة من الزيتون الأخضر المخلي وأغصان الزعتر.
3. رش على الدجاج بعضًا من زيت أو زبدة جوز الهند. أدخل الدجاج في الفرن للشواء لمدة 30-40 دقيقة عند 180 درجة مئوية.

الكزبرة، والكمون، والكركم

1. سخِّن الفرن عند 180 درجة مئوية.
2. ضع ملعقة صغيرة من كلٍّ من الكزبرة والكمون والكركم في وعاء كبير، وأضف إليه ¼ ملعقة صغيرة من كلٍّ من الملح والفلفل الأسود.
3. أضف إلى الوعاء قطع الدجاج (تكفي هذا المكوِّنات لست قطع من الدبابيس - يمكنك زيادة المكوِّنات على حسب احتياجك).
4. باستخدام كلتا يديك، افرك الدجاج بالتوابل حتى يُغطى تمامًا.
5. أذِب ملعقة كبيرة من زيت أو زبدة جوز الهند في مقلاة شوي مسطحة قليلًا، على أن تكون كبيرة بما يكفي لاستيعاب جميع قطع الدجاج مع وجود مسافة صغيرة فاصلة بينها.
6. قلِّب قطع الدجاج في الزيت أو الزبدة حتى توزع عليها بالتساوي.
7. قم بشوي الدجاج في الفرن لمدة 30-40 دقيقة حتى تخرج العصارة منه باللون الشفاف.

مزيج الزعتر

ببساطة، قم بتغطية الدجاج بملعقة صغيرة من مزيج توابل الزعتر قبل شويها في الفرن عند 180 درجة مئوية، ولمدة 30-40 دقيقة، بناءً على عدد قطع الدجاج وحجمها، فكلما زاد عدد القطع أو حجمها، ستحتاج إلى وقت أطول.

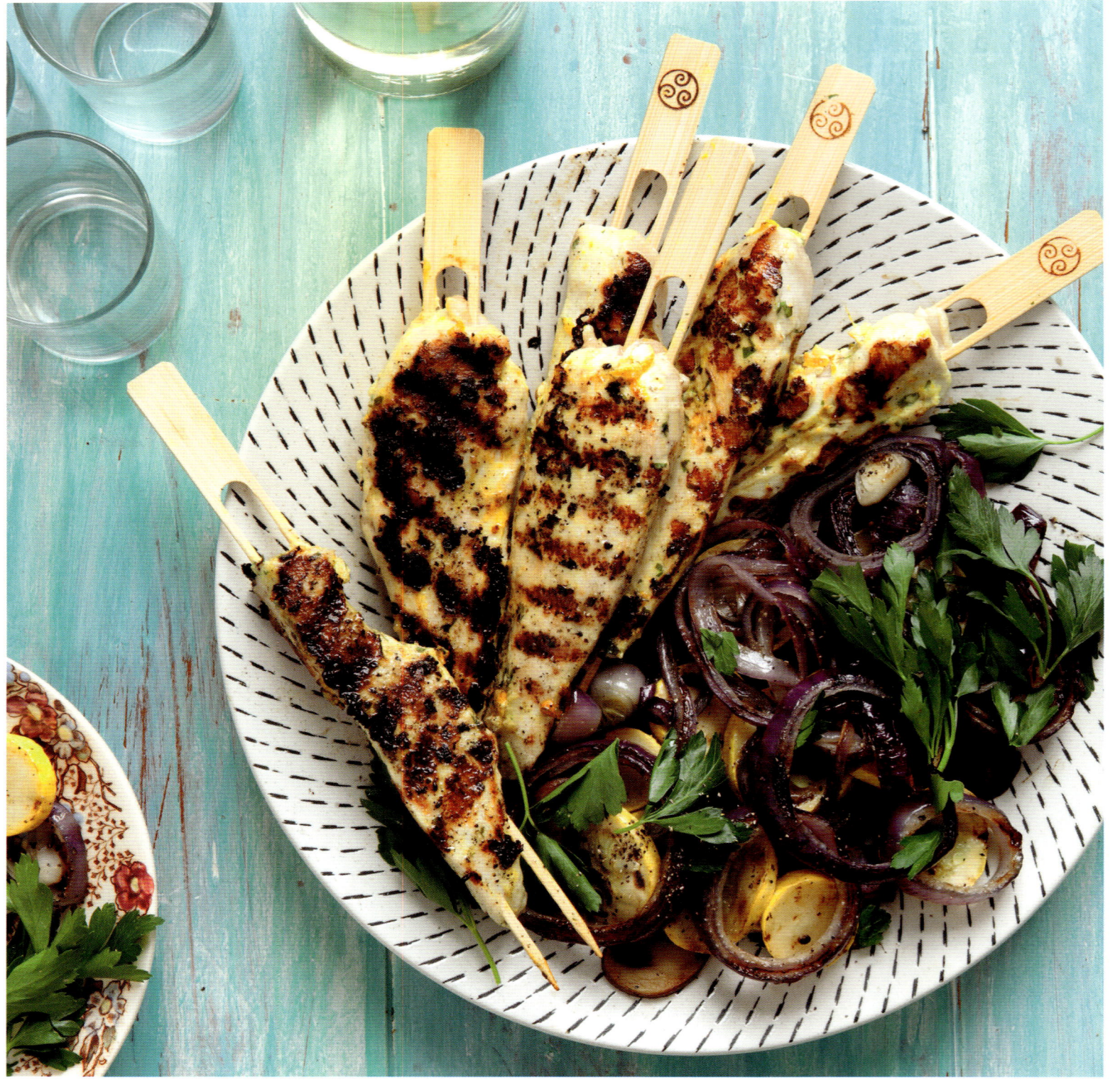

دجاج مشوي مع تتبيلة الزبادي الحارة

للدجاج فوائد جمة، فهو مصدر للبروتين قليل الدهن، ومع إضافة العديد من التوابل والأعشاب تمنحك هذه الوصفة المزيد من الفوائد الصحية الإضافية. فالثوم، مكافح قوي للعدوى، وله العديد من الخصائص الفعالة المضادة للميكروبات، كما أنَّه يحمي الإنسان ضد أمراض القلب من خلال خفضه لنسبة الكوليسترول وضغط الدم. ويحتوي الكركم على الكركمين، وهو من مضادات الأكسدة القوية جدًا التي ثبتت مساعدتها في حماية الخلايا السليمة من الجذور الحرة، التي يمكنها تدمير الخلايا والتسبب في السرطان. كما أن الكركم يُعزِّز من عملية إزالة السموم من الكبد. أما الزنجبيل والكابسايسين الموجود في الفلفل الحار، فلهما آثار ملحوظة في تعزيز عملية الهضم.

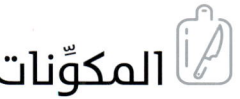

المكوِّنات

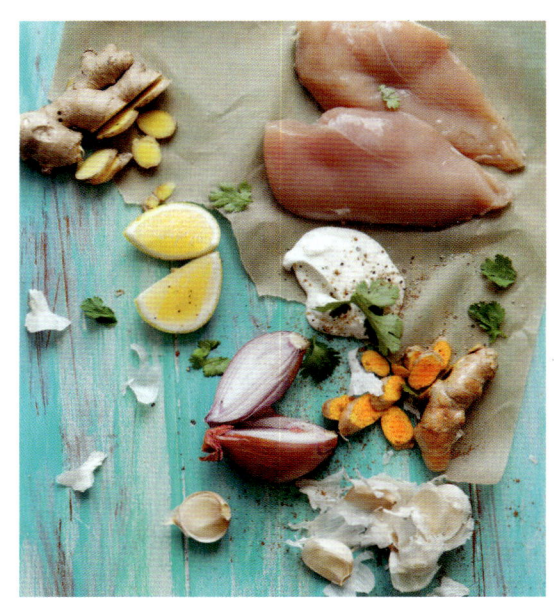

■ تكفي فردين

½ حبة بصل سلموني (أو بصل عادي)
2.5 سم (حوالي 12 جم) قطعة طويلة من جذور الزنجبيل
1 ملعقة صغيرة من الكركم المطحون (أو 2.5 سم من جذور الكركم الطازجة)
1 صدر دجاجة كبيرة (1.5 كوب أو 250 جم)
5 أغصان (10 جم) من أوراق الكزبرة، المفرومة جيدًا
3 فصوص ثوم
½ ملعقة صغيرة من الفلفل الحار
1 ملعقة صغيرة من جارام مسالا
¼ ملعقة صغيرة من الملح
½ ملعقة صغيرة من الفلفل الأسود
4 ملاعق كبيرة من زبادي يحتوي على البكتيريا الحية (كامل الدسم)
1 ملعقة كبيرة من عصير الليمون

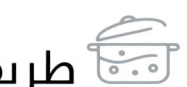

طريقة التحضير

1. ابدأ ببشر الكراث (أو البصل)، والزنجبيل والكركم الطازج (إن كنت ستستخدمه)، ثم قطِّع الدجاج إلى شرائح سميكة بمقدار 1.5-2 سم. امزج جميع الأعشاب والتوابل وعصير الليمون في الزبادي، وأضف الدجاج إلى هذا الخليط، وقلِّبه فيه حتى تتأكد من امتزاجه بالخليط جيدًا.
2. اترك الخليط طوال الليل في الثلاجة حتى يتشرب التتبيلة، أو على الأقل لمدة 8 ساعات (يمكنك تجهيزه في المساء لوجبة الغداء في اليوم التالي، أو في الصباح لوجبة العشاء).
3. عند الانتهاء من التتبيل، ضع قطع الدجاج في سيخين، واطوِ كل شريحة إلى نصفين حتى تضمن أنَّها في الوضع الصحيح. ضع الدجاج في طبق وصب عليه ما تبقى من تتبيلة الزبادي.
4. سخن الشواية أو صينية الشوي (ويمكنك شوي الدجاج أيضًا في شواية باربكيو). ضع السيخين تحت الشواية أو على الصينية، وقم بطهي الدجاج لمدة 3-4 دقائق تقريبًا على كل جانب حتى ينضج من جميع الجوانب. يمكنك التحقق من نضج الدجاج من خلال قطع جزء من اللحم بالسكين، والتأكد من وصول النضج إلى المنتصف. اترك الدجاج لمدة 5 دقائق قبل التقديم.
5. تُقدَّم هذه الوجبة الشهية مع سلطة طازجة، مثل سلطة الكرنب الحلو والحامض (انظر صفحة ١١١)، والخبز المفرود الخالي من الجلوتين (انظر صفحة ١٠١).

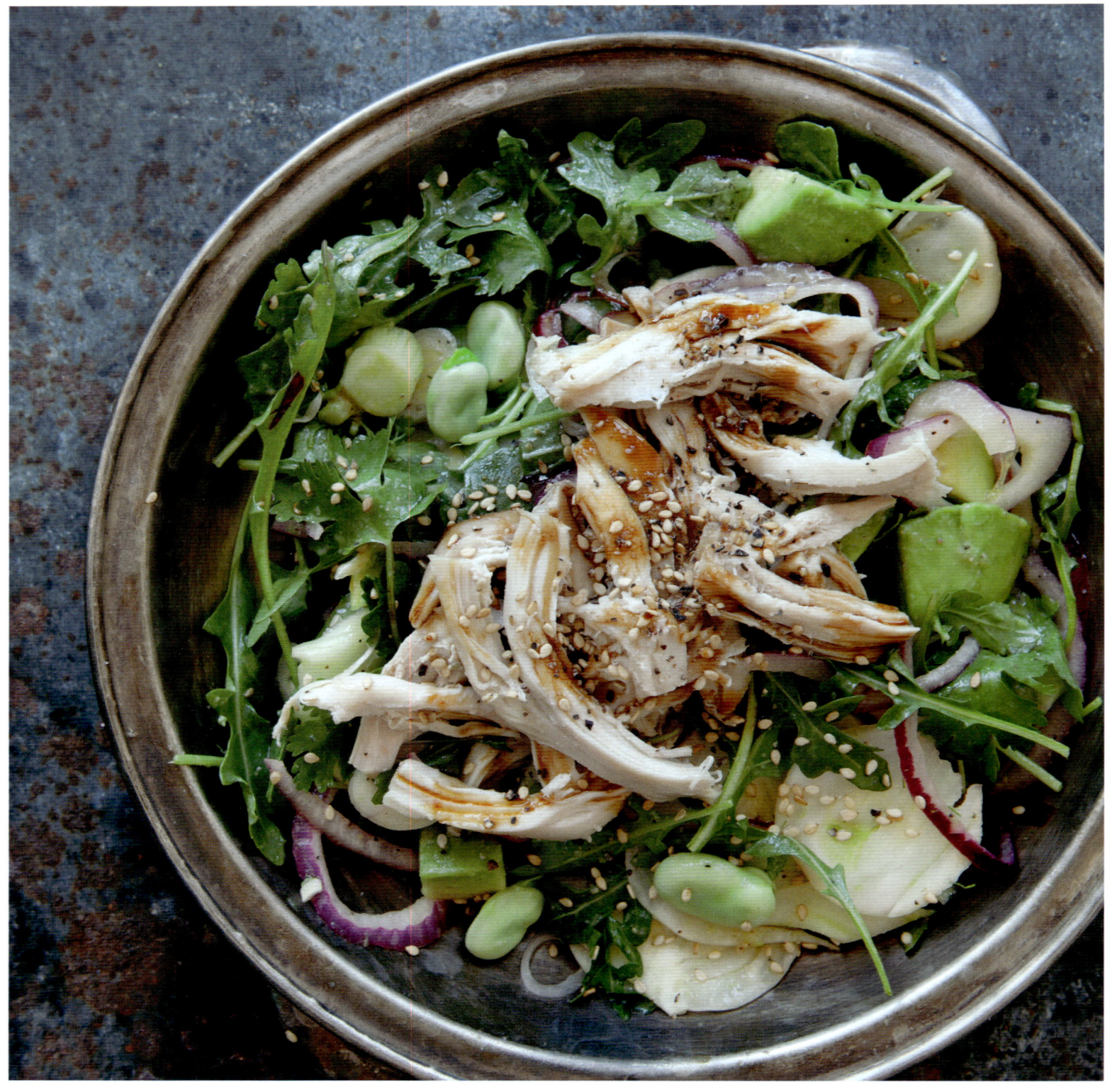

سلطة الفول، والشمر، والأفوكادو، مع الدجاج

هذا الطبق من الوجبات الغنية بالبوتاسيوم، التي تُعزِّز من عملية التمثيل الغذائي، وتحتوي على كميات كبيرة من البروتين، نظرًا إلى دخول الأفوكادو والدجاج والفول ضمن مكوِّناتها. وللبروتين أهمية كبيرة للجسم، فهو يُمكِّنه من بناء العضلات وتكوين الشعر والأظافر، كما أنَّه من العناصر المهمة لتكوين الهرمونات. ويتميَّز الفول باحتوائه على كميات وفيرة من الألياف، إضافةً إلى العديد من المعادن الأخرى، مثل الحديد الذي يعمل على تقوية الجسم، والمغنسيوم الذي يعمل على تهدئة الأعصاب. ويُعدُّ الأفوكادو من المصادر التي تمنح الجسم فيتامين ب5، الذي لا تخفى أهميته البالغة، لا سيما في أوقات التوتر. أما الصوص فهو غني بالزيوت الصحية. وستشعر بالشبع عند تناول هذه السلطة في الغداء، كما أنك ستحصل منها على المزيد من العناصر الغذائية المفيدة، وستساعدك في التخلص من فقدان الطاقة عند فترة منتصف الظهيرة.

المكوِّنات

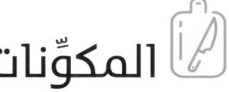

- تكفي فردين

1 كوب (100 جم) من الفول الطازج أو المجمد
½ بصلة شمر
2 ملعقة صغيرة من عصير الليمون الطازج
½ بصلة حمراء
1 ثمرة أفوكادو (نوع هاس) صغيرة ناضجة
1 ملعقة كبيرة من أوراق النعناع المقطّعة لدرجة النعومة
1 ملعقة كبيرة من أوراق الكزبرة المقطّعة لدرجة النعومة
2 حفنة من أوراق الجرجير
2 فخذ، وسيقان دجاج مشوية (إجمالي 4 قطع)، مقطَّعة إلى شرائح (انظر طرق إعداد الدجاج المشوي صفحة 91)
1 ملعقة كبيرة من بذور السمسم المحمصة

الصوص
1 ملعقة صغيرة من خردل ديجون
1 ملعقة كبيرة من خل التفاح الخام
1 ملعقة صغيرة من عصير الليمون
1 ملعقة صغيرة من العسل الخام
2 ملعقة كبيرة من زيت الزيتون المضغوط على البارد
1 ملعقة صغيرة من زيت أرجان
ملح، وفلفل أسود، على حسب رغبتك
1 ملعقة صغيرة من دبس الرمان أو العسل، للتقديم

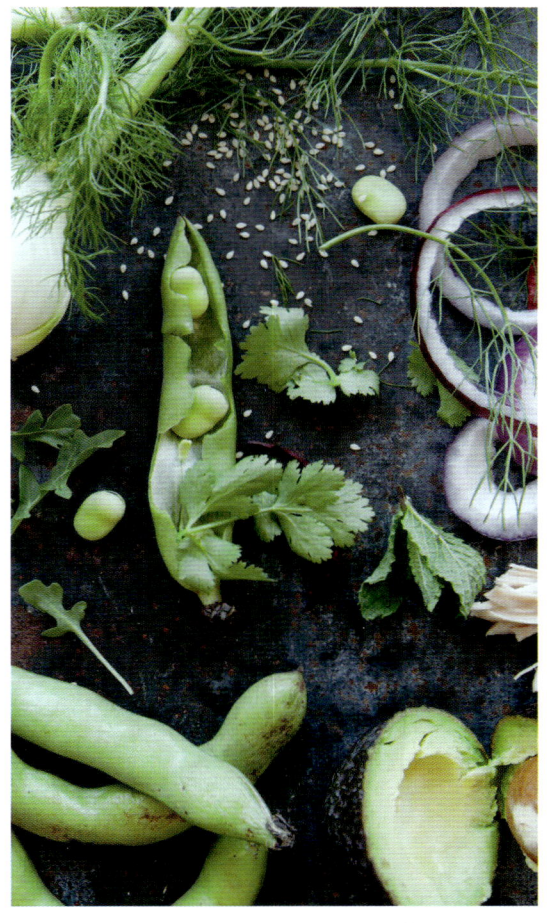

طريقة التحضير

1. اسلق الفول لمدة 2-3 دقائق حتى يلين، ثم جفِّفه واغسله تحت الماء البارد. اضغط على حبات الفول بلُطف حتى تنزع عنها القشرة الخارجية. بعدها، اتركه جانبًا.
2. قطِّع الشمر إلى شرائح ناعمة، وضعها في إناء مع ملعقتين صغيرتين من عصير الليمون. امزجهم مع بعضهم البعض، ثم اتركهم جانبًا حتى يلين الشمر بنسبة قليلة.
3. قطِّع البصلة جيدًا، وقسِّم الأفوكادو إلى مكعبات، ثم امزج الجميع مع أوراق النعناع والكزبرة والجرجير (بعد تقطيعهم) في وعاء سلطة. أضف الشمر والفول وامزجهم جيدًا.
4. في وعاء منفصل أو جرة ذات غطاء، اخلط مكوِّنات الصوص مع بعضها، ثم أضفها إلى خليط الجرجير والأفوكادو والأعشاب، وقلِّب الجميع برفق حتى يُغطى كلٌّ من هذه المكوِّنات بالصوص.
5. وزِّع السلطة بين طبقين من أطباق التقديم، بحيث تشغل السلطة الحيز السفلي، ثم ضع عليها قطع الدجاج، ورُش فوقها بذور السمسم المحمص مع ملعقة من دبس الرمان (أو العسل). والآن، أصبح الطبق جاهزًا للتقديم.

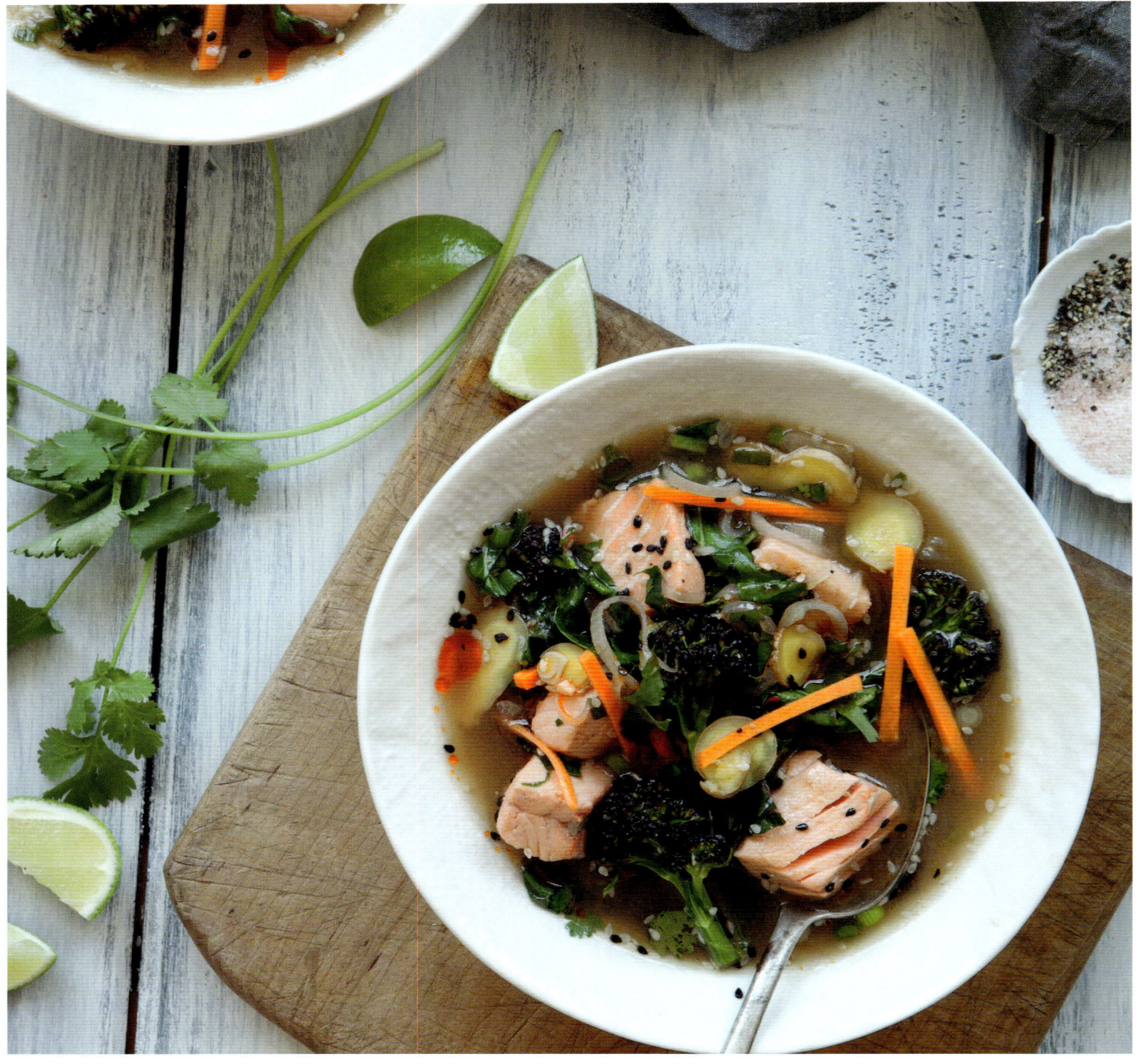

حساء السمك الحار مع الخضراوات الطازجة

تعود فكرة هذا الحساء إلى القارة الآسيوية، وهو معروف بتعزيزه لجهاز المناعة، واحتوائه على العديد من العناصر الغذائية، وتلطيفه للجلد، كما أنه ذو فوائد كبيرة في درء نزلات البرد والأنفلونزا. أما الملفوف، والسلق المضلع والبروكلي فلهم دور بالغ الأهمية في منح الجسم شحنات كبيرة من الفيتامينات، من بينها البيتا-كاروتين التي تعمل على تعزيز مناعة الجسم، والمعادن ومضادات الأكسدة التي تعمل على تخليص الجسم من السموم. وبالنسبة إلى السمك، فهو مصدر للبروتين الذي يساعد الجسم في معالجة نفسه. ولتوليفة الكراث والبصل الأخضر والثوم مزية رائعة، لا سيما فيما يتعلّق بالتصدي للميكروبات. فالثوم، بالتحديد، له أهمية بالغة، نظرًا إلى احتوائه على الأليسين، وهو من المضادات الحيوية الطبيعية. ويمنح الجزر الجسم المزيد من البيتا-كاروتين، مما يعمل على دعمه في إنتاج المزيد من الخلايا المقاومة للعدوى وتعزيز مستويات الرؤية. وللكاروتين أيضًا خصائص فريدة تقي من تطور مرض السرطان. والزنجبيل والفلفل الحار يُعزِّزان نشاط الدورة الدموية، ويزيدان من الإحساس بالدفء، ويزيلان الاحتقان.

المكوِّنات

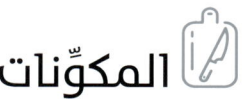

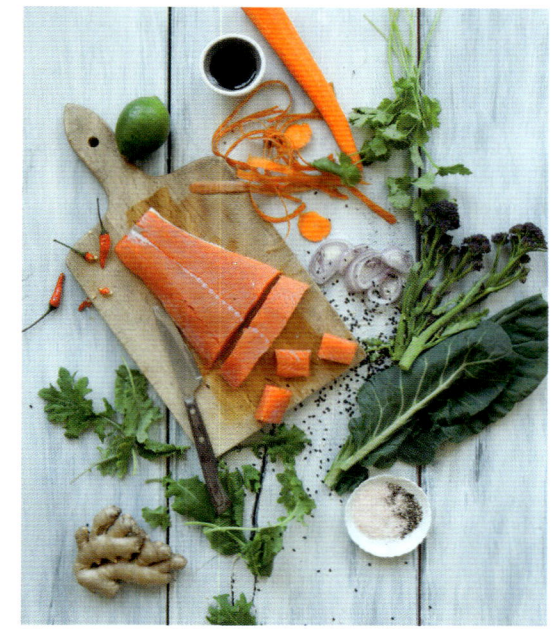

■ تكفي فردين

2 حبة كراث موزي (أو بصلة كبيرة)
3 فصوص ثوم مقشرين
1 حفنة (50 جم) من أوراق الملفوف
1 حفنة (50 جم) من السلق المضلع
1 جزرة متوسطة الحجم ومقشرة
1 حفنة (100 جم) من البروكلي الأرجواني بالأوراق الخضراء (أو البروكلي العادي)
3-4 بصلات خضراء
1.3 سم (7 جم) قطعة طويلة من جذور الزنجبيل
½-1 حبة فلفل أحمر حار طازج
1 ملعقة كبيرة من زيت جوز الهند الخام
1 ¾ كوب (400 مل) من مرق العظام (لحم الضأن، أو البقر) أو مرق سمك ذات جودة عالية
1 ¾ كوب (400 مل) من الماء
1 ملعقة صغيرة مملوءة من معجون التمر الهندي
1 كوب (270 جم) من فيليه سمك السلمون الطازج (أو سمك ينم)، مع إزالة الجلد والعظم
1 ملعقة صغيرة من ملح الهيمالايا الوردي
فلفل أسود مطحون حديثًا
1 ملعقة كبيرة مملوءة من أوراق الكزبرة
عصير 1 ليمونة خضراء
2 ملعقة صغيرة من بذور السمسم
2 ملعقة صغيرة من زيت السمسم المحمص

طريقة التحضير

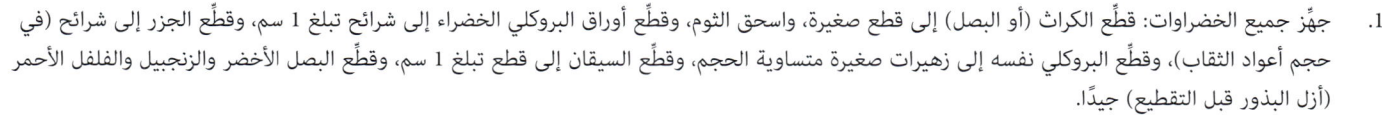

1. جهِّز جميع الخضراوات: قطِّع الكراث (أو البصل) إلى قطع صغيرة، واسحق الثوم، وقطِّع أوراق البروكلي الخضراء إلى شرائح تبلغ 1 سم، وقطِّع الجزر إلى شرائح (في حجم أعواد الثقاب)، وقطِّع البروكلي نفسه إلى زهيرات صغيرة متساوية الحجم، وقطِّع السيقان إلى قطع تبلغ 1 سم، وقطِّع البصل الأخضر والزنجبيل والفلفل الأحمر (أزل البذور قبل التقطيع) جيدًا.
2. سخن زيت جوز الهند على نار هادئة في وعاء كبير، ثم أضف إليه الكراث، وقم بقليه ببطء حتى يبدأ في الوصول إلى مرحلة اللين، حينها أضف الثوم، واستمر في القلي لمدة 1-2 دقيقة.
3. أضف المرق أو الماء وسخنها حتى يقترب الكراث من مرحلة النضج. اغرف كمية قليلة من خليط المرق الدافئة في طبق صغير. أضف التمر الهندي وامزجه مع الخليط باستخدام شوكة، ثم صب الخليط في مقلاة.
4. أضف الزنجبيل والفلفل الأحمر واتركهما على النار الهادئة لبضع دقائق، ثم أضف ما تبقى من خضراوات. اترك الخليط على نار هادئة لمدة 2-3 دقائق.
5. قطِّع السمك إلى مكعبات 2.5 سم، وضعه في المقلاة. تبِّل الخليط بالملح (على حسب ذوقك) ورَشة معقولة من الفلفل الأسود الطازج.
6. ضع الخليط على نار هادئة لمدة دقيقتين أخريين حتى ينضج السمك بالكامل (واحرص على عدم المبالغة في طهيه). تأكد من درجة النضج من خلال غرس شوكة في لحم السمك - يجب أن تخترق اللحم بسهولة.
7. قطِّع الكزبرة جيدًا قبل إضافتها إلى المرقة وعصير الليمون.
8. وزِّع المرقة على وعاءين، ثم ضع في كل وعاء ملعقة صغيرة من زيت السمسم ورَشة من بذور السمسم الأسود.

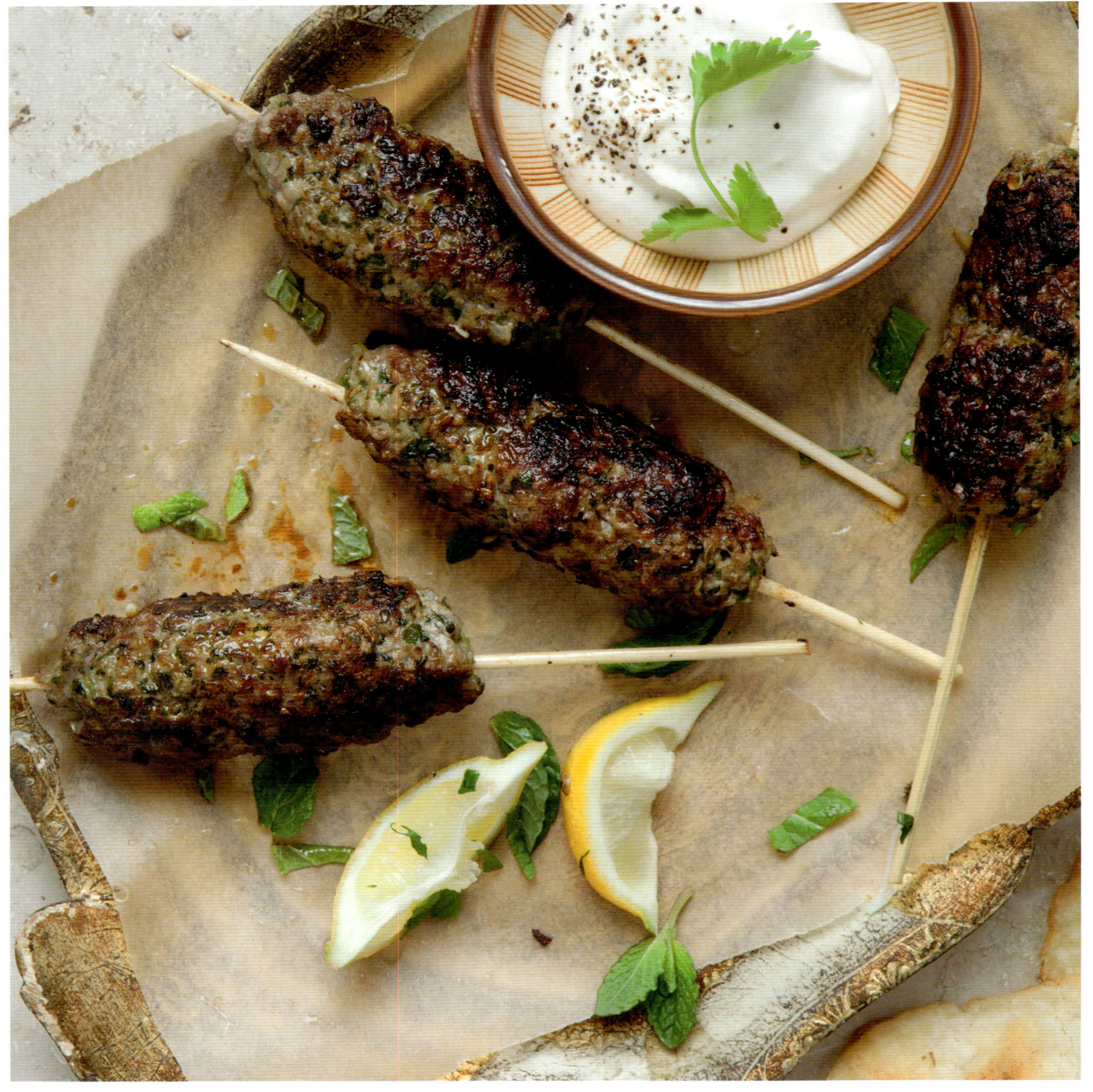

كفتة لحم الضأن

لحم الضأن من اللحوم الغنية بالسيلينيوم المعدني، وهو من مضادات الأكسدة القوية التي تدعم عملية إزالة السموم من الجسم، وهو في غاية الأهمية للغدة الدرقية كي تقوم بوظائفها، كما أنَّه يسهم في تحسين معدل التمثيل الغذائي. أما عن الطبق الذي نُقدِّمه في هذه الوصفة، فهو مليء بالأعشاب والتوابل العطرية، كالبصل والثوم اللذين يُعزِّزان من مناعة الجسم، والنعناع والبقدونس والكزبرة، التي تدعم عملية الهضم. وفي الصلصة، نجد اللبنة التي تمنح الجسم «البروبيوتيك» اللازم لصحة الأمعاء، والطحينة التي تحتوي على مزيد من الكالسيوم الضروري لتقلُّص العضلات وتنظيم معدلات نبض القلب.

المكوِّنات

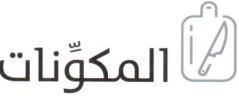

■ تكفي أربعة أفراد

1 ملعقة صغيرة من بذور الشمر
1 ملعقة صغيرة من بذور الكمون
1 ملعقة صغيرة من الكزبرة المطحونة
1 بصلة متوسطة
4 فصوص ثوم
1 كوب (40 جم) من البقدونس ذي الأوراق المسطحة
1 كوب (40 جم) من أوراق الكزبرة، إضافةً إلى المزيد منها للتقديم (1 ملعقة كبيرة مقطَّعة لدرجة النعومة)
1 كوب (40 جم) من أوراق النعناع
3 أكواب (680 جم) من مفروم لحم الضأن الخالي من الدهون - وإن استطعت، اشترِ قطع لحم الضأن الخالية من الدهون وافرمها بنفسك في معالج الطعام العادي
ملح، وفلفل أسود مطحون
2 ملعقة كبيرة من زيت جوز الهند الخام، إضافةً إلى المزيد منه للشواء

لإعداد الصلصة
¼ كوب (70 جم) من اللبنة أو الزبادي (كامل الدسم)
2 ملعقة صغيرة من الطحينة
2 ملعقة كبيرة من عصير الليمون
1 حفنة من أوراق النعناع المقطعة

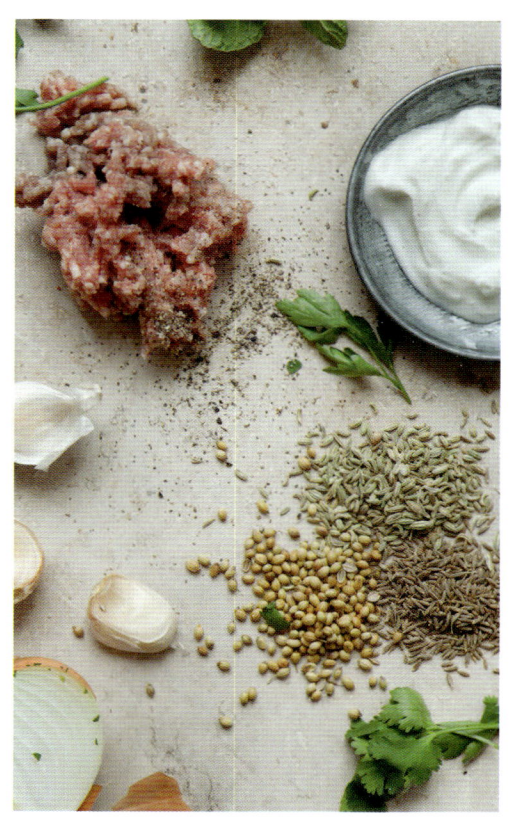

طريقة التحضير

1. حَمص بذور الشمر والكمون في مقلاة على درجة حرارة بين المتوسطة والمرتفعة لمدة دقيقة واحدة، مع تحريك البذور حتى تخرج منها رائحتها المعروفة، ثم برِّدها واطحنها بشكل خشن باستخدام مدقة ووعاء (أو اطحنها في الخلاط). انقل البذور المطحونة إلى معالج الطعام، وأضف إليها الكزبرة المطحونة.
2. قطِّع البصل والثوم والبقدونس والكزبرة والنعناع، ثم أضفهم إلى خليط البذور، وشغل معالج الطعام حتى يُخلط الجميع ويُسحق جيدًا.
3. انقل الخليط إلى وعاء كبير، وأضف إليه اللحم المفروم وتبِّله بالملح والفلفل. باستخدام كلتا يديك، امزج الخليط برفق حتى تتوزع جميع المكوِّنات بالتساوي. دع الخليط في الثلاجة لمدة ساعة كاملة، أو لأطول مدة ممكنة. يمكن تجهيز هذا الخليط قبل يوم من طهيه، مع الاحتفاظ به باردًا أو مثلجًا.
4. سخن الشواية أو صينية الشواء وصولًا إلى درجة حرارة متوسطة الارتفاع، وقم بطلائها بقليل من زيت جوز الهند. وزِّع مزيج اللحم على 8 أجزاء، مع تشكيل كل جزء على هيئة سجق يبلغ طول الواحد منه 10-15 سم. أدخل كل جزء من أجزاء خليط «السجق» في سيخ. أذب زيت جوز الهند في صينية قبل وضعه على الكفتة وشوائها، مع تقليبها بشكل منتظم حتى تنضج في مدة تتراوح بين 8 و10 دقائق.
5. خلال هذه المدة، امزج الزبادي والطحينة وعصير الليمون وأوراق النعناع المقطَّعة في إناء صغير مع بعضهم البعض حتى يبدو الخليط أكثر مرونة. تبِّل الخليط بالملح والفلفل الأسود.
6. قدِّم الكفتة مع الصلصة، وأوراق الكزبرة المتبقية، وشرائح الليمون، والخبز الدافئ المفرود الخالي من الجلوتين (انظر صفحة 101)، والتبولة مع التويست (انظر صفحة 113) أو سلطة الكرنب الحلو والحامض (انظر صفحة 111).

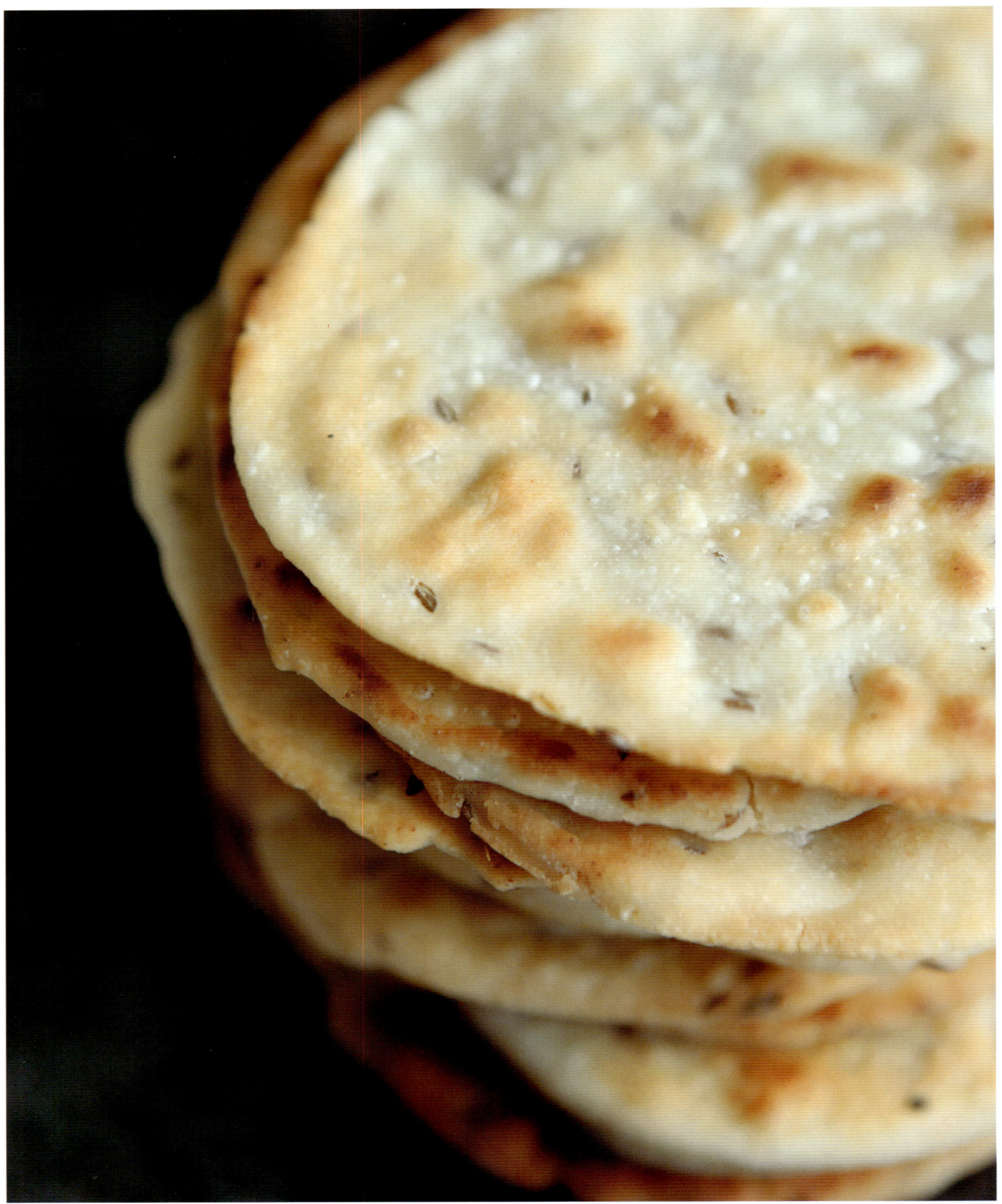

الخبز المفرود الخالي من الجلوتين

يُعدُّ الخبز المفرود الخالي من الجلوتين من الخيارات المميزة للذين يعانون من حساسية منتجات القمح والجلوتين، مما يعني أن معظم الأفراد يمكنهم الاستمتاع بهذا الخبز دون الشعور بالانتفاخ، أو عدم الارتياح الذي يعقب تناول خبز القمح المعالَج. وتتميَّز هذه الوصفة كذلك بارتفاع نسبة البروتين، مقارنةً بالخبز المصنوع من دقيق القمح، لذا ستشعر معها بالشبع لمدة أطول.

المكوِّنات

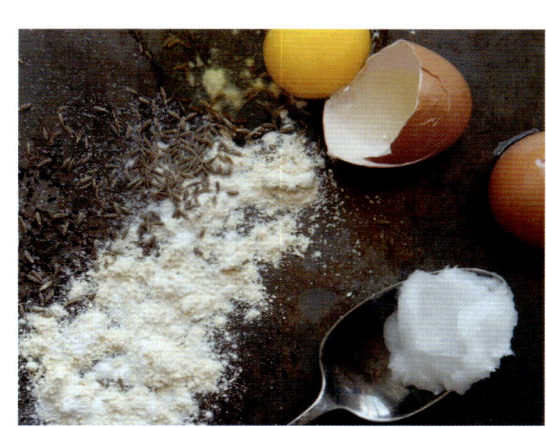

■ تكفي إعداد ثمانية أرغفة

½ كوب (80 جم) من دقيق الحمص
½ كوب (70 جم) من دقيق الأرز
1 كوب (120 جم) من دقيق التابيوكا
2 ملعقة صغيرة من بذور الكمون
1 ملعقة صغيرة من الملح
4 ملاعق كبيرة من زيت جوز الهند المذاب
2 بياض بيض، يخفق بلطف باستخدام شوكة

طريقة التحضير

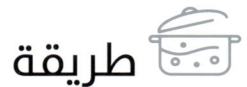

1. عاير الدقيق بغمس كوب القياس في الدقيق ومسح الجزء العلوي بسكين. ضع دقيق الحمص، والأرز، والتابيوكا، مع الملح، في وعاء خلط متوسط الحجم. قلِّب الوعاء حتى يمتزج الدقيق مع بعضه البعض، ثم رش بذور الكمون.
2. أذب زيت جوز الهند، وصبه على خليط الدقيق، وقلِّبه حتى يمتزج الخليط (سيكون الخليط في هذه اللحظة متكتلًا وجافًا، إلى حدً ما).
3. أضف بياض البيض، وقلِّبه حتى يمتزج جيدًا مع الخليط.
4. انقل العجين إلى لوح تقطيع أو أي سطح مستوٍ، واعجنه لمدة دقيقة واحدة (يجب أن يكون العجين رطبًا وليس لزجًا). في حال كان العجين رطبًا للغاية، أضف إليه قليلًا من الدقيق. أما إن كان العجين جافًا للغاية، فصب عليه قليلًا من الماء (½ ملعقة صغيرة في كل مرَّة).
5. ضع مقلاة كبيرة مسطحة قليلًا على حرارة متوسطة الارتفاع.
6. قطِّع العجين إلى 8 أجزاء، واعجن كلًّا منها على حدة لمدة 30 ثانية، ثم لفها على شكل كرة وضعها في وعاء الخليط (في حال عدم استخدام العجين، قم بتغطيته بمنشفة أطباق نظيفة).
7. ضع كرتين بين قطعتين من أوراق الزبدة، وافردهما باستخدام مرقاق العجين. قم بطي العجين المفرود إلى شطرتين ثم إلى شطرتين أخريين، قبل فرده مرَّة أخرى - تسمح هذه الطريقة بإضافة جيوب هواء وطبقات إلى الخبز. يخرج الخبز في صورته النهائية بقطر يبلغ حوالي 12 سم.
8. ضع أحد أرغفة الخبز المفرود في صينية ساخنة، وقم بتسويته حتى تظهر فقاعات صغيرة على سطحه - بعد حوالي 30-60 ثانية. اقلب الرغيف على الجانب الآخر، وقم بتسويته لمدة 30-60 ثانية أخرى. لا تبالغ في تسوية الخبز، فأنت بحاجة إلى أن يكون طريًا، وأن تظهر بعض البقع الصغيرة ذات اللون الذهبي المائل للبني على سطحه.
9. انقل الخبز المفرود المستوي إلى فرن دافئ (150 درجة مئوية)، وقم بتغطيته بورق الفويل أو أوراق البرشمان، ثم واصل فرد الخبز المتبقي وتسويته.
10. قدِّم الخبز مع كفتة لحم الضأن (انظر صفحة 98)، وسلطة الكرنب الحلو والحامض (انظر صفحة ١١١)، أو قطِّعه (إلى قطع طولية أو على شكل مثلثات) واغمسه في الحمص أو الجواكامول.

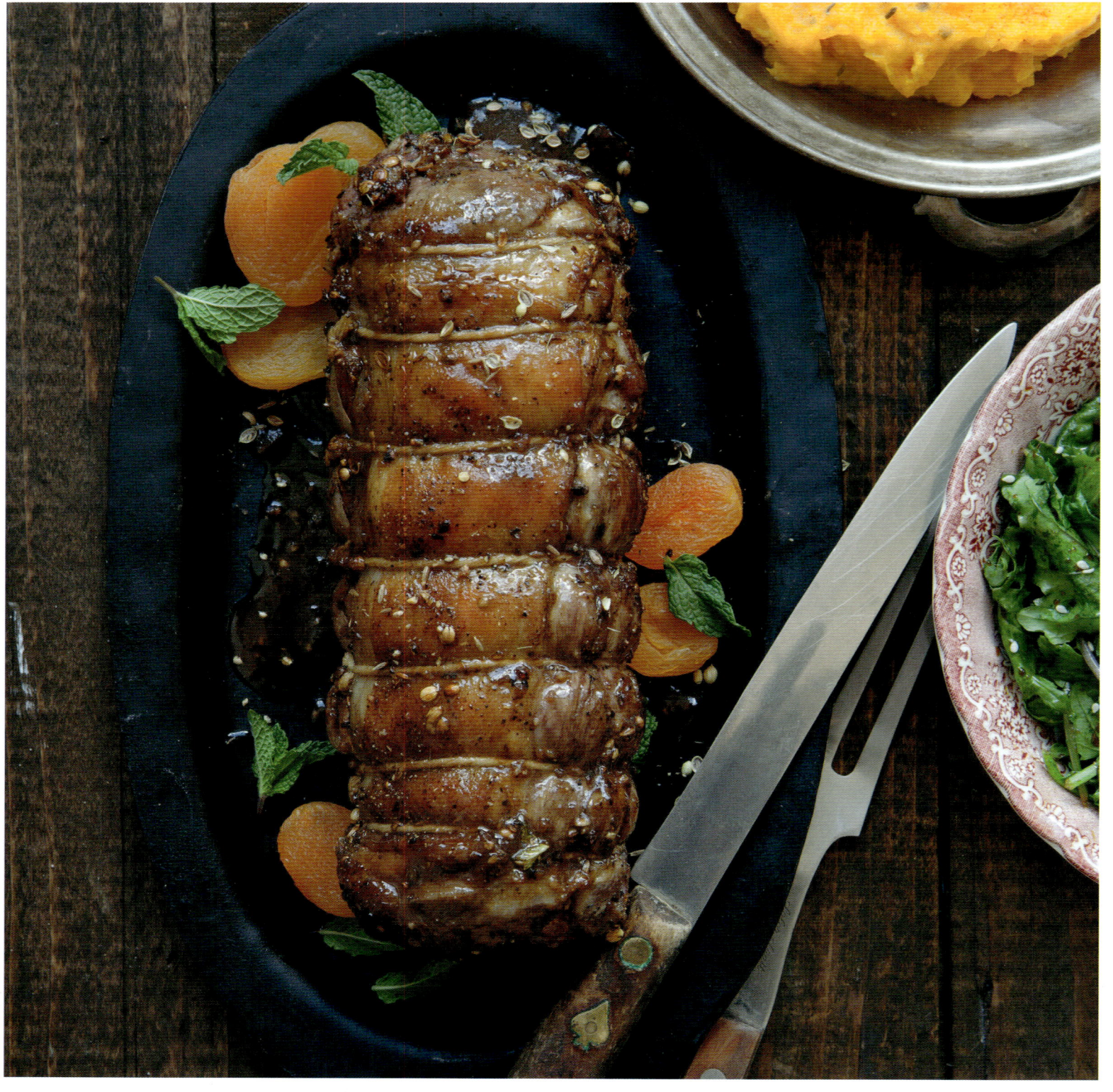

لحم الضأن بالكمون والكزبرة

يُعدُّ هذا الطبق الشهي مصدرًا رائعًا للبروتين، وفيتامين ب12 الضروري لتعزيز الوظائف الذهنية وتقوية الذاكرة، ومعدن الزنك المضاد للأكسدة الذي يعتني بصحة الجهاز المناعي، ويدعم الجسم في مقاومة العدوى، ويُحسِّن من تعافي الجلد وصحة الشعر. أما مرق العظام فهو غني بالمعادن. وبذور الكزبرة والكمون، هي الأخرى، قد استخدمت قديمًا لتهدئة الجهاز الهضمي وتعزيزه. ويُعتقد أن أحد أسباب قيام الكمون بهذه الفائدة يعزى إلى تحفيزه المعدة على إفراز الإنزيمات الهاضمة اتي تساعد في تكسير الغذاء.

المكوِّنات

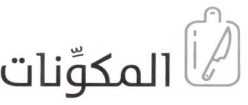

- تكفي فردين

1 ملعقة صغيرة من بذور الكمون
1 ملعقة صغيرة من بذور الكزبرة
½ ملعقة صغيرة من حبوب الفلفل الأسود
½ ملعقة صغيرة من الملح
1 شريحة من خاصرة لحم الضأن (300 جم)، منزوعة العظام ومفرودة
1 حبة كراث موزي صغيرة (أو بصل)
1 فص ثوم
1 ملعقة كبيرة من أوراق النعناع المقطّع
2 ملعقة كبيرة من زيت جوز الهند الخام
1 ملعقة صغيرة من معجون التمر الهندي
1 كوب (250 مل) من مرق لحم الضأن أو الدجاج أو مرقة العظام
2 ملعقة صغيرة من دبس الرمان أو العسل الخام
رشة من القرفة المطحونة
ملح وفلفل أسود، على حسب رغبتك

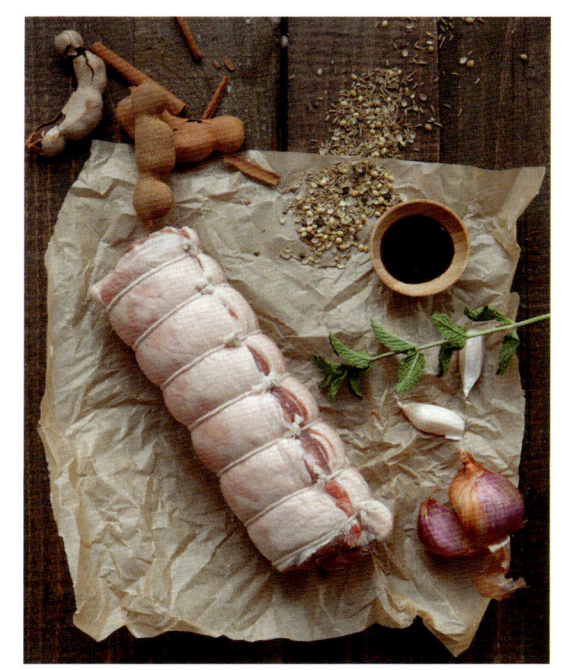

طريقة التحضير

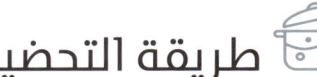

1. اطحن الكمون والكزبرة وحبوب الفلفل الأسود والملح باستخدام مدقة ووعاء طحن, ثم انثرهم على لوح وقلِّب فيهم خاصرة لحم الضأن حتى تُغطَّى بشكل كامل بهذا الخليط.
2. قطِّع الكراث (أو البصل) والثوم، وضعهم في مقلاة متوسطة الحجم غير لاصقة مع النعناع المقطّع وملعقة كبيرة من زيت جوز الهند. اترك المزيج لمدة 2-3 دقائق حتى يلين.
3. خفِّف التمر الهندي بملعقة كبيرة من الماء الساخن، ثم ضعه في المقلاة مع المرق ودبس الرمان والقرفة. اطبخ هذا الخليط على حرارة متوسطة حتى تبدأ الصلصة في الغليان، عندها توقف عن التسخين واترك المزيج حتى يبرد. أوقد الفرن عند 180 درجة مئوية.
4. في الوقت الذي تبرد فيه الصلصة، سخِّن ما تبقى من زيت جوز الهند في مقلاة ذات قاعدة سميكة، مع رفع درجة الحرارة حتى تصل إلى درجة معقولة، ثم أضف خاصرة لحم الضأن المتبلة. تعامل مع اللحم باستخدام ملقط طعام، بحيث تترك كل جانب لمدة دقيقة واحدة في الزيت حتى تحصل على قشرة بُنية جميلة. بعدها، انقل اللحم إلى صينية تحميص صغيرة وضعها في الفرن لمدة 5 دقائق حتى تنضج.
5. بعد طهيها على نار هادئة لمدة 10 دقائق، مرِّر الصلصة خلال مصفاة، ومنها إلى قدر صغيرة. تبِّلها بالملح والفلفل الأسود، واستمر في طبخها على نار هادئة جدًا حتى تصبح كثيفة وذات حجم أقل.
6. أخرج اللحم من الفرن واتركه يبرد لمدة 5 دقائق قبل تقطيعه إلى شرائح. رتبه على صينية وصب عليه الصلصة باستخدام ملعقة.
7. قدِّم اللحم مع ملفوف الكيل بالسمسم (انظر صفحة 105)، وهريس القرع المشوي (انظر صفحة 104)، وكسكس القرنبيط المتبل مع الرمان (انظر صفحة 108)، كوجبة رئيسية، أو مع طبق سلطة، مثل التبولة مع التويست (انظر صفحة 113)، أو السلطة الخضراء، كوجبة خفيفة.

هريس القرع المشوي

القرع من المصادر الغنية بدرجة لا تُصدَّق بـالكاروتينات، وفيتامين سي، وبعض فيتامينات ب. أما الكاروتينات، فتمنح الجسم تأثيرًا وقائيًّا ضد العديد من أنواع السرطانات (مثل الخضراوات الأخرى الغنية بالبيتا-كاروتين).
وقد اعتاد الكثير من الأفراد استخدام الكمون، نظرًا إلى فوائده المتعلقة بالجهاز الهضمي، ويُعتقد أن الزيوت المتطايرة الداخلة في تركيبه يمكنها أن تحفِّز الجسم على إنتاج إنزيم الهضم، مما يساعد الجهاز الهضمي في تكسير الطعام.
ويحتوي لبن الماعز على بكتيريا «البروبيوتيك» الحية، اللازمة لصحة الجهاز الهضمي وتقوية جهاز المناعة.

المكوِّنات

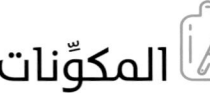

■ تكفي أربعة أفراد كطبق جانبي

½ حبة قرع متوسطة الحجم (أو دباء، إن كنت تحب) مقشرة
1 ملعقة كبيرة من زيت جوز الهند الخام
1 ملعقة صغيرة من البابريكا (الفلفل الحلو)
1 ملعقة صغيرة من الكمون المطحون
1 ملعقة كبيرة من زبادي الأغنام كامل الدسم (أو الكفير)
ملح، وفلفل أسود

طريقة التحضير

1- سخن الفرن عند 180 درجة مئوية.
2- انزع بذور القرع وقطِّعه.
3- أذب زيت الزيتون في مقلاة وضع فيها البابريكا والكمون، ثم قلِّب شرائح القرع لمدة دقيقة واحدة في الزيت المتبل حتى تُغطى هذا الشرائح من جميع الجوانب. وزِّع شرائح القرع على ورقة خبز ثم اشوها في الفرن لمدة 30 دقيقة حتى تصبح لينة.
4- ضع القرع المشوي في معالج الطعام واخلطه حتى يصبح سلسًا، ثم صب عليه الزبادي أو الكفير، واستمر في الخلط حتى يصبح هريسًا دسمًا. والآن، تبِّل الهريس بالملح والفلفل الأسود.

ملفوف الكيل بالسمسم

يحتوي هذا الطبق الجانبي المغذِّي على كمية كبيرة من ملفوف الكيل، مما يعني أنَّه غني جدًّا بفيتامين سي الذي يدعم عملية نمو وإصلاح الأنسجة، مثل الجلد. كما أنَّه مصدر كبير لفيتامين ب6، وهو ضمن مجموعة فيتامينات ب، ويتميَّز بقدرته على مساعدة الجسم في تكوين الأجسام المضادة التي تكافح الأمراض، إضافةً إلى قدرته على الحفاظ على المعدلات الطبيعية لنسبة السكر في الدم. والملفوف غني أيضًا بالكاروتينات، وبالتالي فله خصائص مضادة للسرطان، كما أنَّه مصدر جيد للكالسيوم والحديد، اللازمين لصحة العظام والدم. أما بذور السمسم فتعمل على تعزيز محتوى الكالسيوم في هذا الطبق بنسبة أكبر، الأمر الذي يجعل هذا الطبق خيارًا رائعًا للأفراد الذين يرغبون في العناية بعظامهم، واتخاذ خطوات استباقية تحميهم من هشاشة العظام.

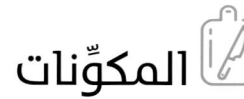

المكوِّنات

■ تكفي أربعة أفراد كطبق جانبي

3 أكواب (100 جم) من ملفوف الكيل - المغسول والمقطع إلى شرائح طول كلٍّ منها 1 سم
2 ملعقة صغيرة من زيت السمسم المحمص
2 ملعقة صغيرة من دبس الرمان (أو العسل الخام)
1 ملعقة كبيرة من بذور السمسم الأبيض المحمص

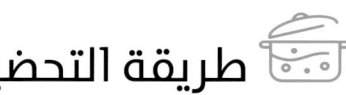

طريقة التحضير

1. سخن مقلاة كبيرة غير لاصقة ذات غطاء، ثم ضع فيها الملفوف المغسول، وضع الغطاء على الفور. اترك الملفوف كي يستوي في الماء لمدة دقيقة واحدة - أضف ملعقة كبيرة أو ملعقتين من الماء إلى المقلاة إذا بدأت تجف. دع الملفوف في البخار لمدة 2-3 دقائق حتى يلين.
2. أنزِل المقلاة من على النار، وأضف زيت السمسم، ودبس الرمان، وبذور السمسم الأبيض المحمص. أعد الغطاء وقم بهز المقلاة حتى يغطي الخليط جميع أجزاء الملفوف. الآن، أصبح الطبق جاهزًا للاستمتاع به.

صوص الخردل الدسم

يُكمل هذا الصوص العديد من السلطات المختلفة. وفي حال رغبتك في استخدامه كغموس مع الخضراوات النيئة، ما عليك إلَّا أن تجعله أكثر كثافة، إلى حدٍّ ما. أما إن كنت ستستخدمه كصوص لتغطية سلطة الخضراوات، فحينها اجعله أكثر انسيابية.

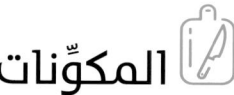

المكوِّنات

■ تكفي فردين

1 ملعقة كبيرة من زبدة الكاجو الخام
2 ملعقة صغيرة من خردل ديجون (أو أي نوع خردل تختاره)
2 ملعقة صغيرة من عصير الليمون
1 ملعقة صغيرة من خل التفاح أو عصير الليمون
ملح، وفلفل أسود مطحون
1 ملعقة صغيرة من العسل الخام

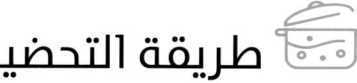

طريقة التحضير

1. امزج زبدة الكاجو مع الخردل.
2. أضف عصير الليمون أو الخل، ثم امزج الخليط.
3. تبِّل الخليط برشة من الملح والفلفل الأسود.
4. امزج العسل في وعاء منفصل مع 2 ملعقة صغيرة من الماء الدافئ، وضعها على عجينة الكاجو وابدأ في التقليب.
5. أضف 1 ملعقة صغيرة من الماء في كل مرَّة إلى الخليط حتى يتساقط من الملعقة عند رفعها، لكن يجب ألَّا يكون خفيفًا جدًّا حتى لا يفقد نكهته.

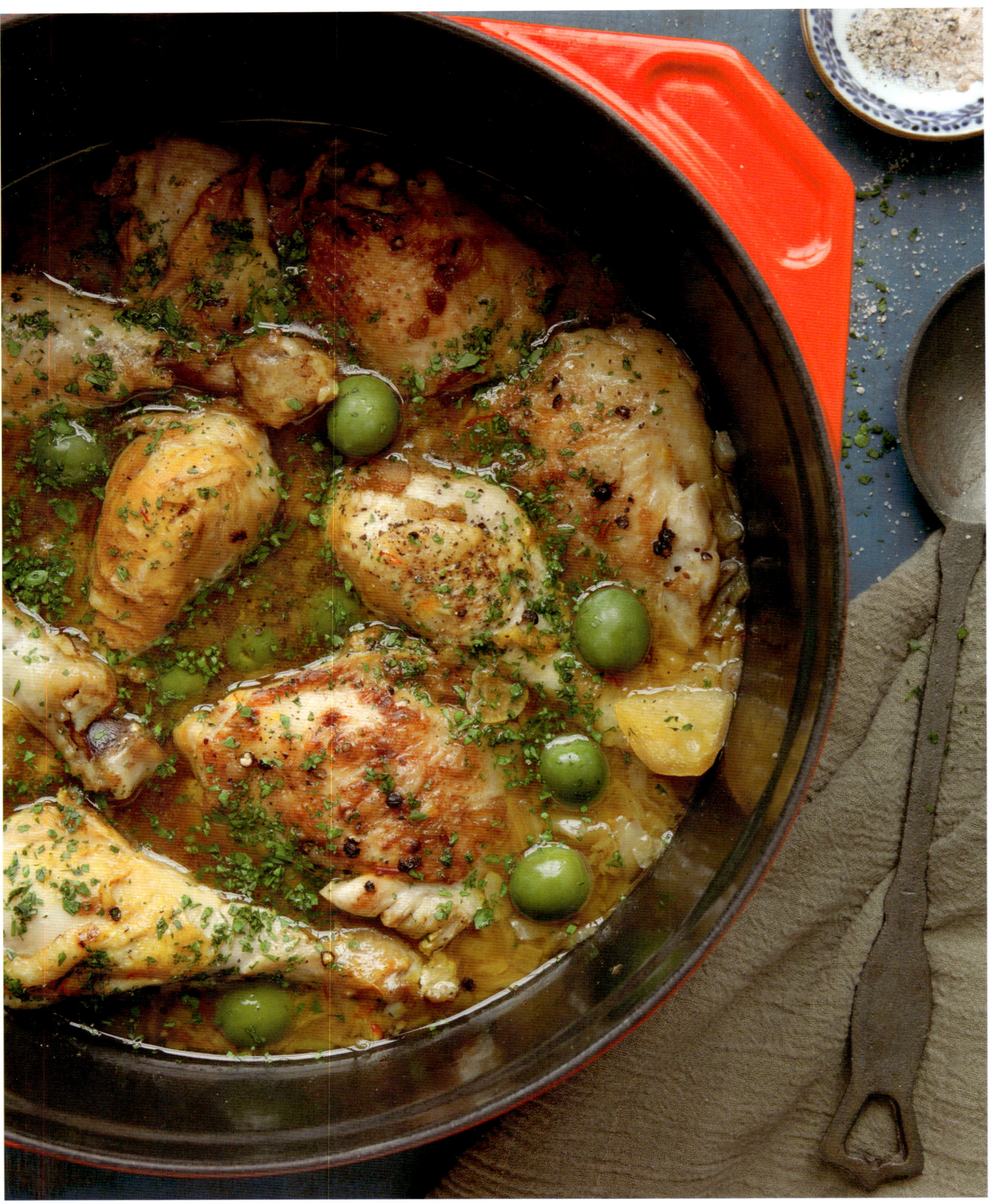

الدجاج المغربي مع الليمون المخلل والزيتون

هذا الطبق من المصادر الجيِّدة للبروتين، ومجموعة فيتامينات ب، وسيستين الحمض الأميني. وقد استُخدم الدجاج وحساؤه، المصنوع في المنزل، في علاج نزلات البرد والأنفلونزا، والمساعدة على تفتيت المخاط وإزالته من الجسم. أما حساء الدجاج، فيمنحك كمية كبيرة من المعادن في شكل سهل الامتصاص، إضافةً إلى احتوائه على الكولاجين والجلايسين والجلوتامين، اللازمين للحصول على غضروف ومفاصل سليمة. كما يساعد الكولاجين في الحفاظ على نضارة الجلد وجعله يبدو أكثر شبابًا. أما الليمون المخلل فيوفر مادة الليمونين، وهي مادة كيميائية نباتية لها تأثيرات واعدة في مكافحة السرطان. وبالنسبة إلى البصل فهو مضاد للبكتيريا. أما الزنجبيل فهو مضاد للالتهابات. وكذلك فإن أوراق الكزبرة من العناصر المساعدة على الهضم. ويزود الزيتون الأخضر الجسم بالدهون الأحادية غير المشبعة.

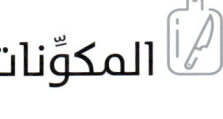

المكوِّنات

- تكفي أربعة أفراد

¾ ملعقة صغيرة من خيوط الزعفران، المطحون، أو 1.3 سم (7 جم) من جذور الكركم الطازج، المقشر والمبشور

⅔ كوب (160 مل) من حساء الدجاج الدافئ

2 بصلة

2 فص ثوم

4 حبات ليمون مخلل صغيرة (أو 2 حبة ليمون كبيرة)

1 حفنة من كلٍّ من أوراق الكزبرة والبقدونس ذي الأوراق المسطحة

1 ملعقة صغيرة من حبوب الفلفل الأسود

2 ملعقة كبيرة من زيت جوز الهند الخام

1 ملعقة صغيرة من الزنجبيل المطحون

1 ملعقة صغيرة من الكمون المطحون

½ ملعقة صغيرة من بهارات (بيمينتو)

4 أفخاذ دجاج، و4 دبابيس

⅓ كوب (65 جم) من الزيتون الأخضر

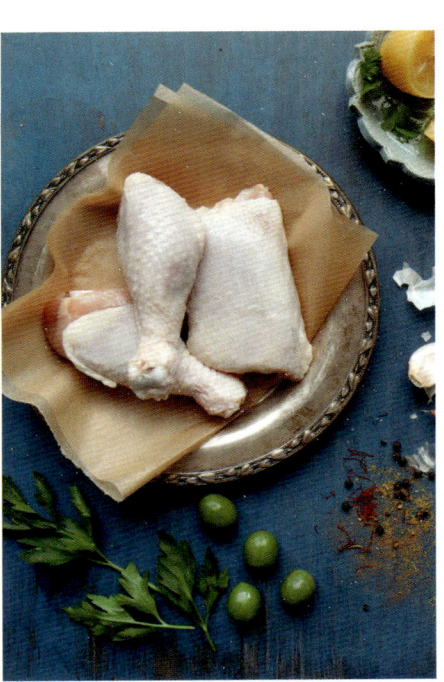

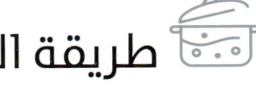

طريقة التحضير

1. ضع خيوط الزعفران في الحساء كي تنقع.
2. خلال هذه المدة، دق البصل والثوم والليمون المخلل والكزبرة والبقدونس باستخدام مدقة ووعاء طحن، واسحق الفلفل الأسود حتى ينعم.
3. سخن الزيت في طاجن أو كسرولة عميقة ذات غطاء، ثم قم بقلي البصل حتى يلين، بعدها أضف الزنجبيل والكمون والبهارات والثوم. اطبخ المزيج لمدة دقيقتين.
4. ضع قطع الدجاج في الطاجن وقلِّبها حتى تُغطى بالبصل والتوابل، ثم أضف الفلفل المسحوق، والليمون المخلل، والحساء بالزعفران.
5. اجعلها تغلي ببطء، ثم قم بتغطيتها وطهيها على نار هادئة جدًا لمدة ساعة واحدة تقريبًا، أو حتى تسقط قطع الدجاج إلى أسفل الطاجن.
6. أضف الزيتون، واستمر في الطهي على نار هادئة لمدة 10 دقائق أخرى.
7. قبل التقديم مباشرة، أضف الكزبرة والبقدونس المقطَّعين، ثم اغرف المحتويات في آنية.
8. الآن، أصبح الطبق جاهزًا للتقديم مع التبولة والتويست (انظر صفحة ١١٣).

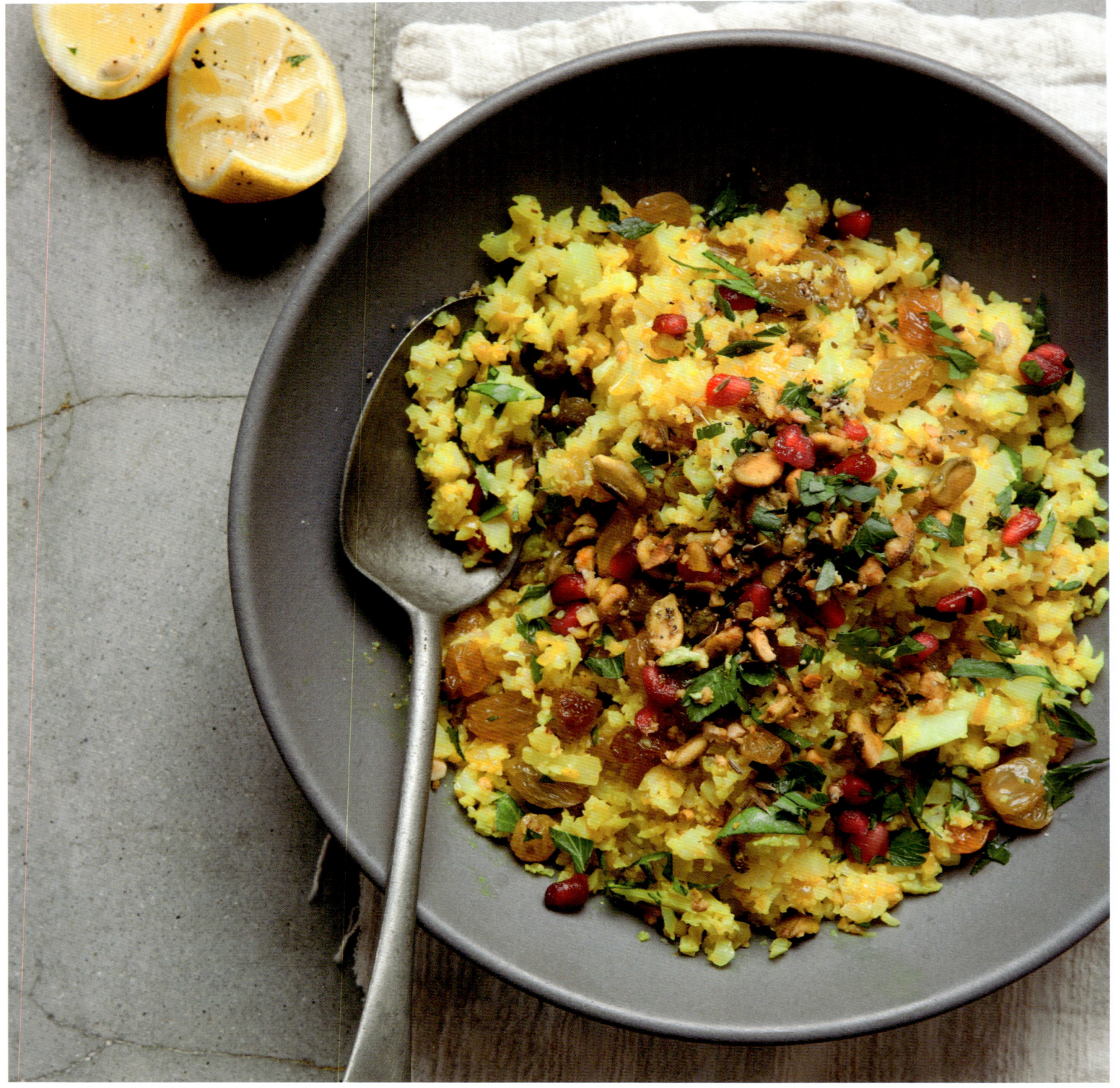

كسكس القرنبيط المتبل مع الرمان

كم أعشق هذا الطبق! فهو يشبه الكسكس في هيئته، وفي طريقة تقديمه كطبق مصاحب للحوم، غير أنه يتميَّز بخلوه التام من الحبوب، فالمكوِّن الرئيسي فيه هو القرنبيط، لذا فهو خفيف، وسهل الهضم، وبديل، خالٍ من الجلوتين، ممتاز للكسكس التقليدي. كما أنَّ إضافة الزبيب والكمون والثوم يعني أنَّ لهذا الطبق فوائد جمة للجهاز الهضمي، ناهيك عن الفوائد التي يُقدِّمها الكركم والكراث (أو البصل) والرمان، فجميعها مصادر رائعة للكورسيتين وفيتامين سي، وكلاهما من مضادات الهيستامين الطبيعية، مما يجعل هذا الطبق خيارًا جيدًا للذين يعانون من حساسية الإكزيما، والربو، وحمى القش.

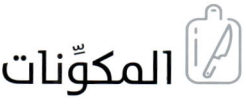

المكوِّنات

■ تكفي أربعة أفراد

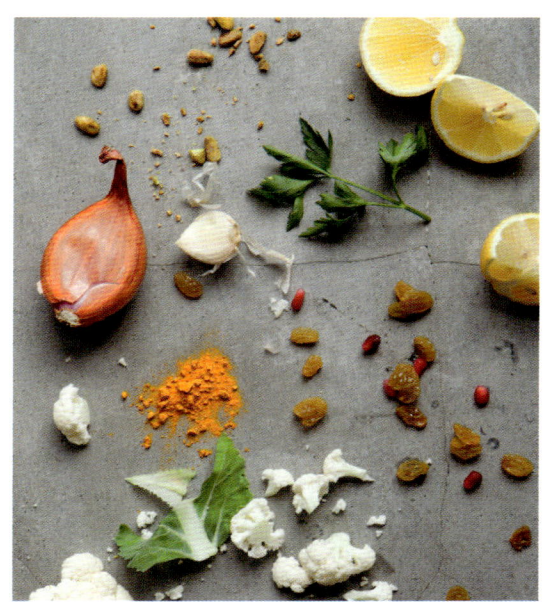

1 ملعقة كبيرة من زبيب الكشمش
1 حبة قرنبيط كبيرة
2 حبة من الكراث (أو البصل)
3 فصوص ثوم
1 ملعقة كبيرة من زيت جوز الهند الخام
2 ملعقة صغيرة من بذور الكمون
2-3 ملاعق صغيرة من مسحوق الكركم
عصير ½ ليمونة
1 ملعقة كبيرة من زيت الزيتون
ملح، وفلفل أسود مطحون
1 ملعقة كبيرة من البقدونس ذي الأوراق المسطحة المقطّع جيدًا
للتزيين: 1 ملعقة كبيرة من الفستق المحمص، وبذور ½ ثمرة رمان

طريقة التحضير

1. ضع زبيب الكشمش في وعاء صغير وقم بتغطيته بماء دافئ واتركه كي ينقع.
2. قطِّع القرنبيط إلى زهرات متساوية الحجم، وقم بتسويتها بالبخار لمدة 4-5 دقائق حتى تبدأ تلين، بحيث لا تصل إلى درجة الليونة الكاملة - يجب أن تكون قادرًا على ثقبها بالشوكة بكل سهولة. من المهم ألَّا تبالغ في تسوية القرنبيط، فأنت بحاجة إلى الاحتفاظ ببعض الصلابة فيه كي تحصل على الملمس المطلوب، وإلا فستحوله إلى هريس.
3. ضع القرنبيط المستوي في معالج الطعام، وقم بتشغيل المعالج حتى يتحول القرنبيط إلى ما يشبه حبوب الكسكس الصغيرة. بعدها، قطِّع الكراث (أو البصل) والثوم جيدًا.
4. سخِّن زيت جوز الهند في مقلاة، وأضف إليها الكراث (أو البصل) والثوم وبذور الكمون. قم بقلي هذه المكوِّنات حتى يصبح لونها شفافًا، ثم أضف الكركم، واطبخ المزيج لمدة 1-2 دقيقة. في حال جفاف الخليط (بحيث يلتصق بالمقلاة)، أضف 1 ملعقة صغيرة من زيت جوز الهند. توقف عن التسخين واترك الخليط جانبًا.
5. اجمع، في طبق تقديم دافئ، أجزاء القرنبيط مع خليط الكراث، حتى يتلوَّن القرنبيط بلون الكركم الذهبي، ثم أضف عصير ½ الليمونة، وزيت الزيتون والملح والفلفل الأسود (على حسب ذوقك).
6. جفِّف الزبيب المنقوع، وقلِّبه في خليط القرنبيط والكراث، مع إضافة البقدونس المقطع.
7. يمكنك تقديم الطبق دافئًا أو عند درجة حرارة الغرفة. رش على الطبق الفستق المحمص وبذور الرمان للتزيين.

للحصول على مذاق مختلف

1. إذا كنت ترغب في تحويل هذا الطبق إلى سلطة مشبعة تكفي كوجبة غداء، يمكنك إضافة بعض قطع الدجاج المشوي، وبعض الأوراق الخضراء، مثل أوراق نبات البقلة أو الجرجير، قبل أن ترش على الطبق ملعقة كبيرة من زيت الزيتون البكر المضغوط على البارد أو زيت الأفوكادو.
2. وفي الوجبة الرئيسية، يمكنك تقديم هذا الطبق مع وجبة الدجاج المغربي مع الليمون والزيتون المخلل (انظر صفحة 106)، أو وجبة لحم الضأن بالكمون والكزبرة (انظر صفحة 102).

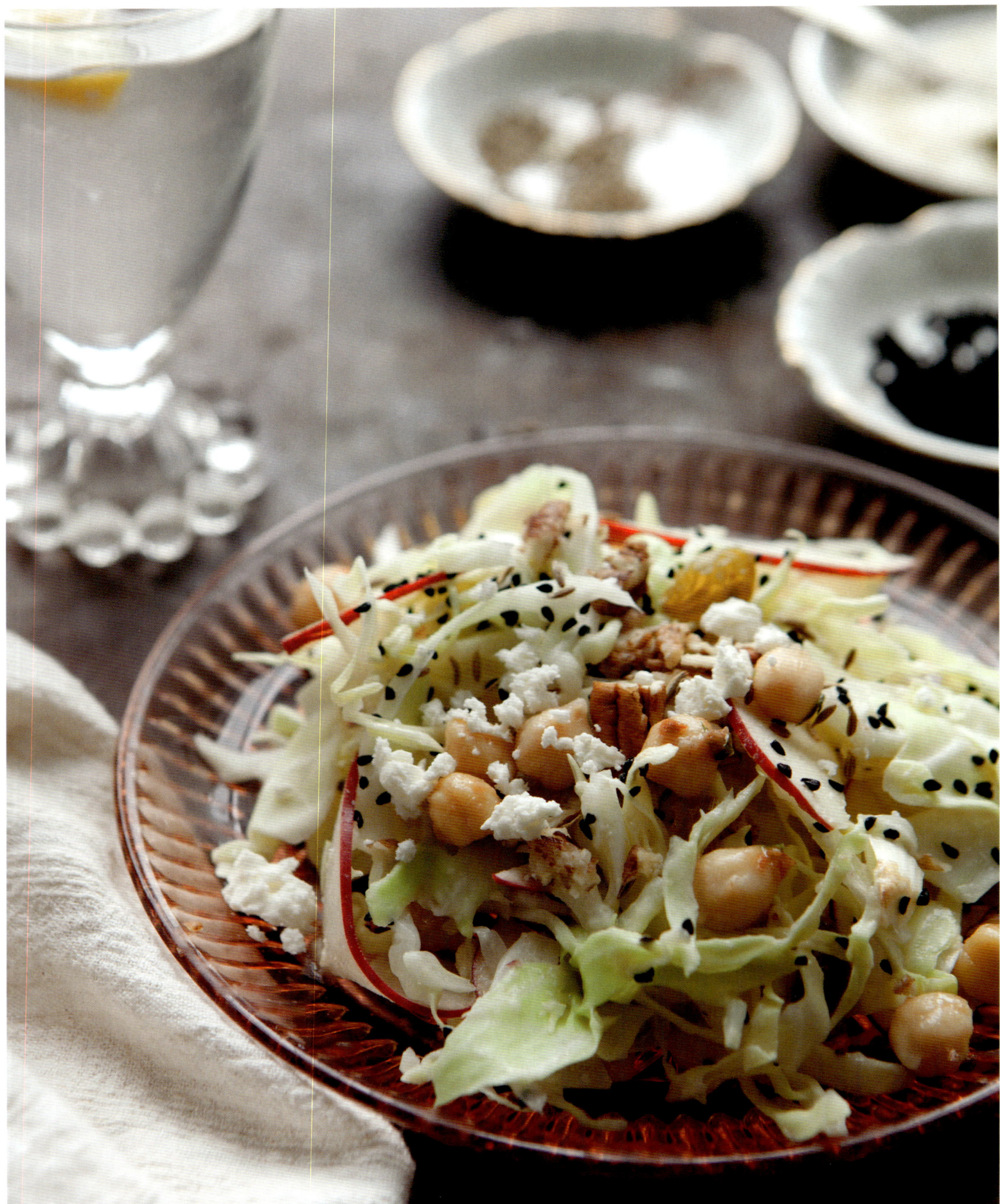

سلطة الكرنب الحلو والحامض

أُقدِّم لكم في هذه الوصفة سلطة صحية مليئة بالعناصر الغذائية. فالملفوف الأبيض مليء بالجلوكوزينولات، المقاوم الفعَّال لمرض السرطان، والذي يعمل على مساعدة الجسم في التخلص من السموم والقضاء على المواد الكيميائية والهرمونات الضارة. ويساعد فيتامين سي، المضاد للأكسدة، وجلوتانين الحمض الأميني في تعافي خلايا القناة الهضمية وتجديدها. ويحتوي الشمر على كمية وفيرة من فيتامين سي، ويستخدم في تخفيف الغازات وتشنجات المعدة. كما تحتوي الصبغة الحمراء في التفاح على الأنثوسيانيدين، وهي من مضادات الأكسدة التي تتميَّز بمنافعها المتعددة، لا سيما فيما يتعلَّق بمنع انتشار الخلايا السرطانية. وكذا، فإن الكيرسيتين من العناصر المهمة التي يحتوي عليها التفاح، ويساعد في منع الخلايا من إفراز الهيستامين. ويُعدُّ الصوص باستخدام الكاجو، لذلك فهو خالٍ من منتجات الألبان.

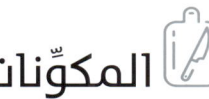

المكوِّنات

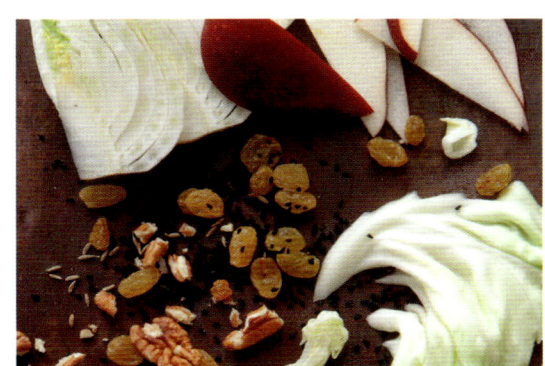

- تكفي إعداد طبقين كبيرين من السلطة، أو أربعة أطباق جانبية

1 ملعقة كبيرة من جوز البقان المسحوق
1 ملعقة صغيرة من بذور حبة البركة (تعرف أيضًا بالكمون الأسود أو الكالونجي)
1 ملعقة صغيرة من بذور الكمون
½ حبة ملفوف أبيض
1 ثمرة تفاح أحمر
1 بصلة شمر
1 ملعقة كبيرة من زبيب الكشمش المنقوع في خل التفاح

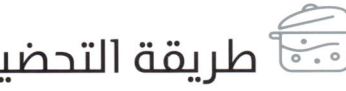

طريقة التحضير

1. حمص الجوز وبذور حبة البركة والكمون في مقلاة جافة على درجة حرارة متوسطة لمدة 1-2 دقيقة.
2. قطِّع الملفوف والتفاح والشمر إلى قطع ناعمة، ثم اخلطهم مع بعضهم البعض في وعاء بعد إضافة الزبيب.
3. أضف 1-2 ملعقة ممتلئة بصوص الخردل الدسم (انظر صفحة 105)، وامزج الجميع بكلتا يديك. رش على الخليط جوز البقان المحمص، وحبة البركة، والكمون. والآن، أصبح الطبق جاهزًا للتقديم.

للحصول على مذاق مختلف

لتحويل هذه السلطة إلى ما يشبه الوجبة، أضف إليها حفنة من قطع الدجاج المطبوخ أو الماكريل المدخن. ويمكنك تقديمه كطبق جانبي مصاحب لأحد الأطباق الرئيسية. وللحصول على خيار نباتي، يمكنك إضافة جبن الفيتا والحمص المطبوخ.

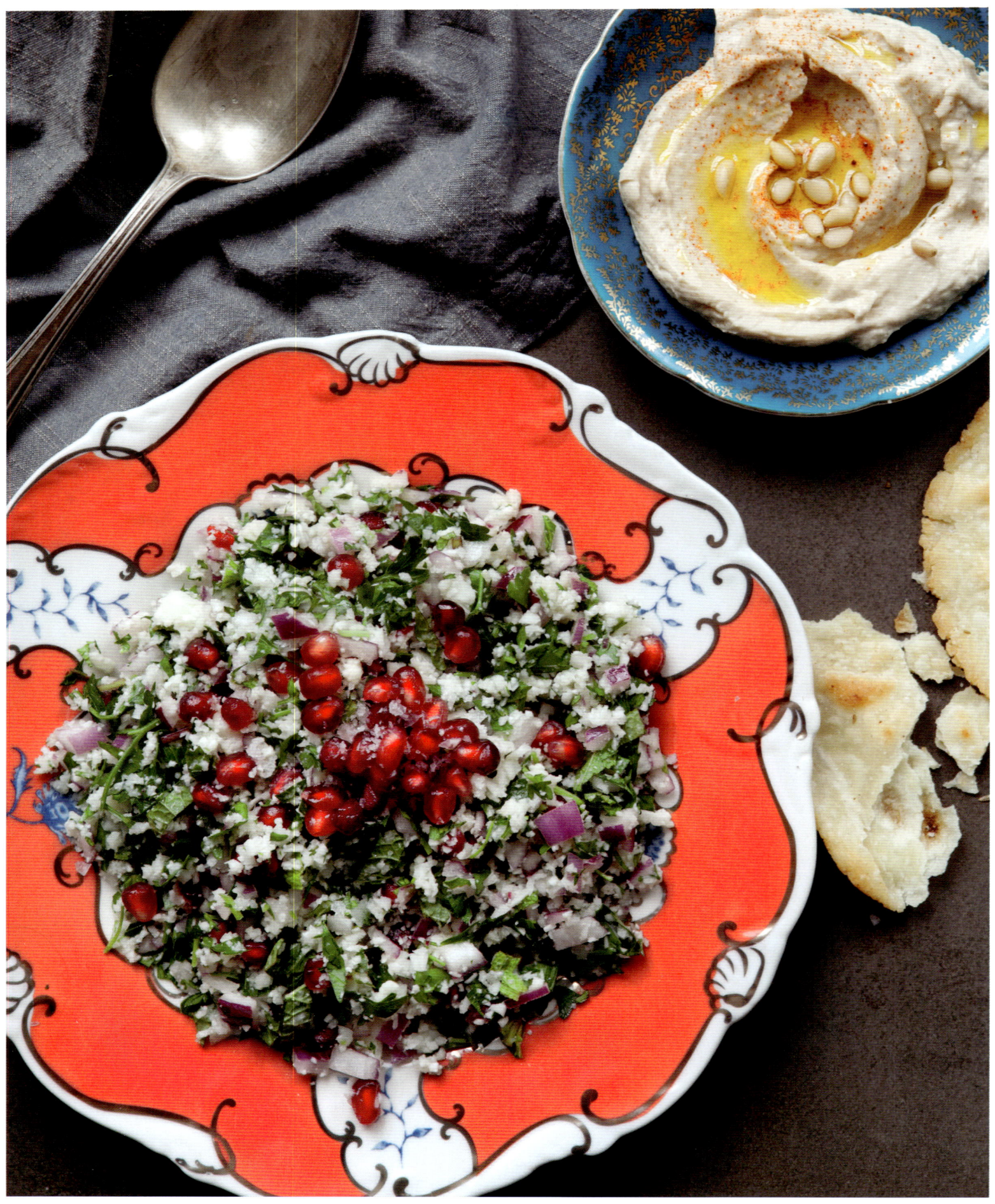

تبولة مع التويست

طبقنا في هذه المرَّة له دور فعَّال في تعزيز مناعة الجسم ومقاومة الحساسية والأكسدة. وقد أُعد التويست في هذا الطبق وفقًا للطريقة التقليدية المستخدمة في الشرق الأوسط. ويتميَّز هذا الطبق باحتوائه على شحنات كبيرة من فيتامين «سي» الموجود في البقدونس وعصير الليمون وبذور الرمان، مما يجعله خيارًا رائعًا لمن يرغب في الحصول على جلد أفضل، أو في التصدي لأعراض الحساسية، مثل احتقان الجيوب الأنفية، أو التهاب الحلق، أو حكة العينين. ويمنح البصل الأحمر الجسم المزيد من مضادات الهيستامين. بينما يحل القرنبيط محل قمح البرغل ليقدم المزيد من الفوائد المتعلِّقة بالجهاز الهضمي والكبد، بسبب ما يحتويه من مضادات للأكسدة، وما يتميَّز به من خصائص تتعلَّق بإزالة السموم من الكبد. وقد لاحظت أن احتقان الكبد أو إنهاكه له ارتباط وثيق بمشكلات الحساسية.

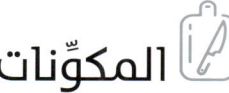

المكوِّنات

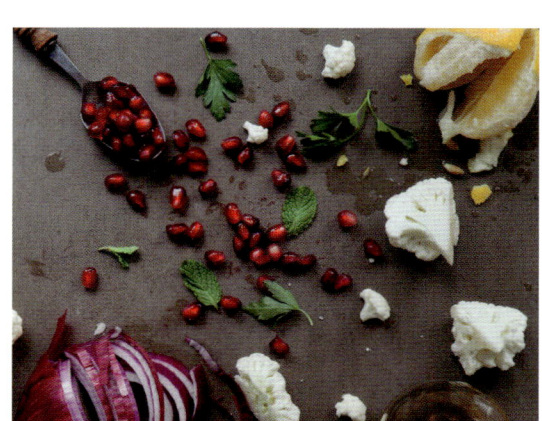

■ تكفي أربعة أفراد

½ حبة قرنبيط ما بين متوسطة إلى كبيرة الحجم

1 بصلة حمراء صغيرة

2 كوب (80 جم) من البقدونس ذي الأوراق المسطحة، المقطعة إلى قطع ناعمة

¼ كوب (30 جم) من أوراق النعناع

بذور ½ ثمرة رمان

3 ملاعق كبيرة من عصير الليمون الطازج

3 ملاعق كبيرة من زيت الزيتون البكر الممتاز

ملح

طريقة التحضير

1. قطِّع القرنبيط إلى زهيرات وضعها في مصفاة معدنية (أو قدر بخار)، وسخنه لمدة 4-5 دقائق بالبخار المتصاعد من قدر بها ماء مغلي، حتى يبدأ يلين، لكن لا تجعله يصل إلى درجة الليونة الكاملة. من المهم ألَّا تبالغ في تسوية القرنبيط، فأنت بحاجة إلى الاحتفاظ ببعض الصلابة فيه كي تحصل على الملمس المطلوب.
2. ضع القرنبيط المستوي في معالج الطعام، وقم بتشغيل المعالج حتى يتحوَّل القرنبيط إلى ما يشبه حبوب الكسكس الصغيرة، ثم اتركه جانبًا في وعاء كبير.
3. قطِّع البصل والبقدونس والنعناع إلى قطع ناعمة، ثم أضف إليها بذور الرمان قبل مزج الخليط مع القرنبيط.
4. رش على الخليط عصير الليمون وزيت الزيتون، ثم تبله بالملح، على حسب رغبتك، وبعدها امزج الجميع جيدًا.
5. قدِّم التبولة مع الحمص والخبز المفرود الخالي من الجلوتين (انظر صفحة ١٠١)، أو الدجاج المغربي مع الليمون والزيتون المخلل (انظر صفحة ١٠٦).

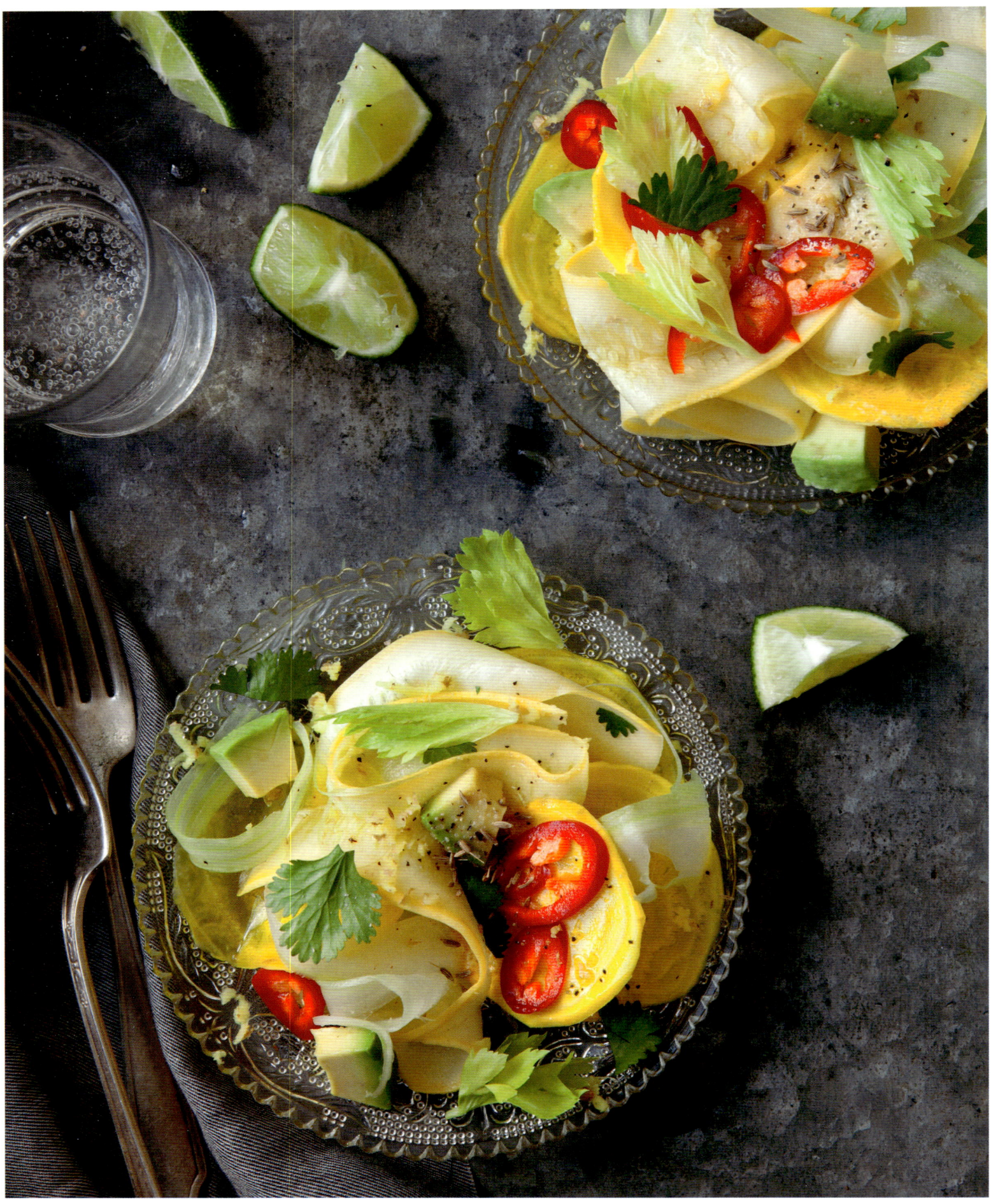

سلطة خضراوات «زنجي» الرائعة

يمكن استخدام هذه السلطة، المضادة للأكسدة والمقاومة لأعراض الشيخوخة، كطبق جانبي لأطباق اللحوم أو الدجاج. تحتوي هذه السلطة على الكوسة الصفراء الغنية باللوتين والزي-زتنثين، وهما من مضادات الأكسدة التي تُعزِّز مستوى الرؤية. أما الشمندر، فهو مصدر البيتين الذي يساعد في حماية الخلايا من الإجهاد البيئي. ويحتوي الكرفس على الكومارين الذي يساعد في تعزيز المناعة من خلال تسببه في زيادة عدد خلايا الدم البيضاء. والأفوكادو من الفواكه الغنية بفيتامين إي المضاد للأكسدة والذي يعمل على حماية الجلد وإصلاح ما يلحق به من أضرار. وكذا يحتوي الليمون الأخضر على كمية هائلة من فيتامين سي. وأخيرًا، فللزنجبيل خصائصه المضادة للالتهابات.

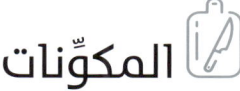

المكوِّنات

- تكفي أربعة أفراد

1 حبة كوسة صفراء (أو خضراء)
1 عود كرفس (بالأوراق)
1 حبة شمندر ذهبي (أو أحمر) منزوعة الجلد
½ ملعقة صغيرة من جذور الزنجبيل المبشورة
1 حبة فلفل أحمر حار طازجة - تنوع بسيط
1 حفنة (15 جم) من أوراق الكزبرة
1 ثمرة أفوكادو (نوع هاس) صغيرة ناضجة
عصير ½ ليمونة خضراء
2 ملعقة كبيرة من زيت الزيتون البكر الممتاز
½ ملعقة صغيرة من العسل الخام
ملح، وفلفل أسود
1 ملعقة صغيرة من بذور الكمون

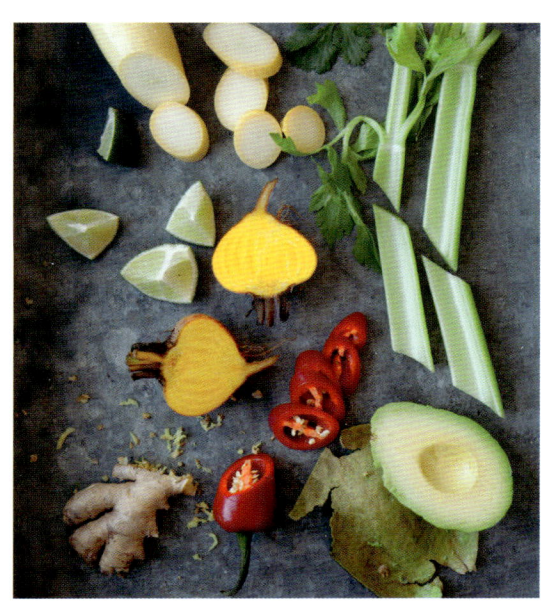

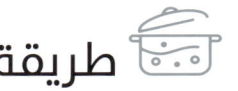

طريقة التحضير

1. قطِّع الكوسة والكرفس والشمندر إلى شرائح رفيعة باستخدام مندولين وضعهم في وعاء كبير.
2. ابشر الزنجبيل بطريقة ناعمة، وقطع نصف حبة الفلفل الحار إلى شرائح رفيعة - يمكنك استخدام كمية أقل إن كنت لا ترغب في مزيد من الحرارة - ثم انزع أوراق الكزبرة والكرفس وضعهم في الوعاء.
3. أضف الأفوكادو بعد تقشيره وتقطيعه.
4. لعمل الصوص، ضع عصير الليمون في وعاء صغير، وأضف إليه زيت الزيتون والعسل الخام، وامزج الجميع جيدًا.
5. صبّ هذا الصوص فوق السلطة، ثم تبلها بالملح والفلفل الأسود، وقلِّب السلطة.
6. لوضع اللمسة الأخيرة، حمص بذور الكمون لمدة 1-2 دقيقة في مقلاة صغيرة جافة، ورشها على السلطة.

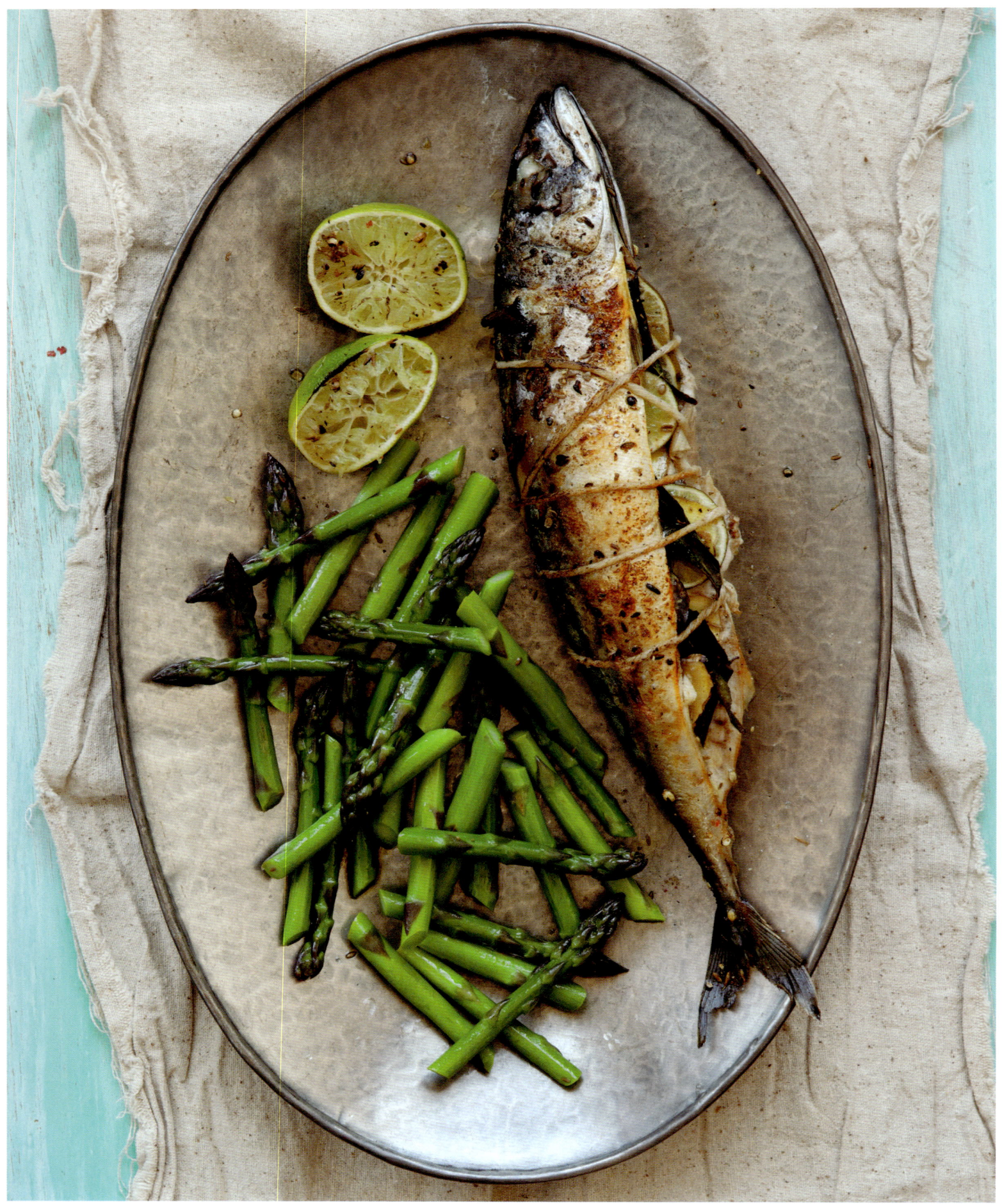

سمك الماكريل أو الدنيس المشوي في الزبدة المتبلة

على الرغم من كون هذا الطبق خفيفًا، فإنه مُشبِع، ويُمثِّل خيارًا رائعًا لوجبة غداء صحية أو عشاء خفيف. سمك الماكريل من الأسماك الزيتية الغنية بأحماض إيكوزا بنتانويك ودوكوزا هيكسانويك المفيدة، إضافةً إلى أحماض أوميجا 3 الدهنية، التي تعمل على حماية القلب من خلال خفض نسبة الكوليسترول والحفاظ على مرونة الأوعية الدموية. كما يحتوي هذا السمك على فيتامين د، المهم لتعزيز المناعة وسلامة العظام. وفي حال اختيارك سمك الدنيس، فهو من الأسماك الغنية بالحديد ومجموعة فيتامينات ب. ويضيف الليمون الأخضر والتوابل - بما ذلك الكمون، والكزبرة، والزنجبيل، والشطة الحارة - إلى الطبق فوائد تتعلَّق بعملية الهضم والتمثيل الغذائي. كما أن لهذه العناصر خصائص مضادة للبكتيريا، مما يجعلها تدعم الجسم في مكافحة العدوى.

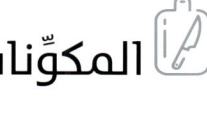

المكوِّنات

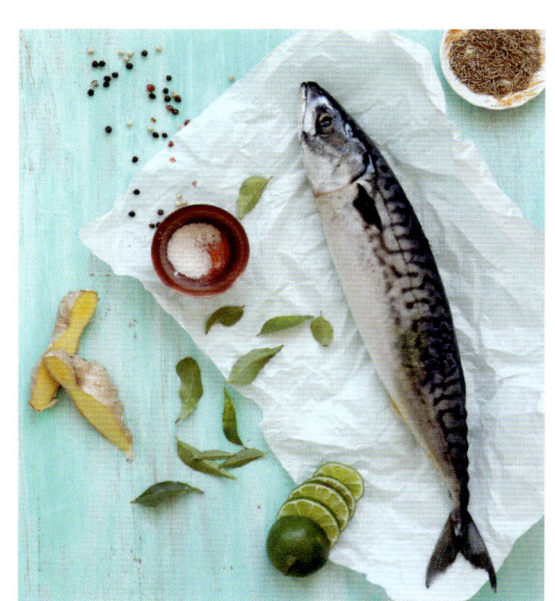

- تكفي فردين كوجبة غداء خفيفة، أو فردًا واحدًا كوجبة رئيسية

½ ملعقة صغيرة من ملح الطعام
½ ملعقة صغيرة من الفلفل الأسود
1 ملعقة صغيرة من بذور الكمون
1 ملعقة صغيرة من بذور الكزبرة
1-2 ملعقة صغيرة من زيت جوز الهند (بناءً على حجم السمك)
1 سمكة ماكريل أو دنيس كاملة (مفرغة الأحشاء، ومنظفة، ومنزوعة الأشواك)
½ ملعقة صغيرة من الشطة الحارة
½ ملعقة صغيرة من الزنجبيل المطحون
4 أوراق كاري
1 ليمونة خضراء مقطعة
شرائح قليلة من جذور الزنجبيل الطازجة

طريقة التحضير

1. سخِّن الفرن عند 180 درجة مئوية.
2. ضع الملح والفلفل الأسود وبذور الكمون والكزبرة في وعاء طحن، أو مطحنة توابل، وباستخدام المدقة اطحن هذه المكوِّنات حتى تصبح مسحوقًا ناعمًا.
3. أذب زيت الزيتون في مقلاة صغيرة على موقد، أو في سلطانية صغيرة، وضعها في الفرن لمدة بضع دقائق.
4. أضف جميع التوابل (بما في ذلك الشطة الحارة والزنجبيل المطحون) إلى الزيت المذاب.
5. جفِّف السمك باستخدام مناشف ورقية، وضعه على ورق زبدة في صينية خبز.
6. ضع أوراق الكاري وشرائح الليمون والزنجبيل داخل السمك.
7. ضع نصف زيت الزيتون المتبل على السمك مع توزيعه بالتساوي، وكرِّر ذلك على الجانب الآخر.
8. إن كنت تستخدم سمكة ماكريل، فضعها في الفرن المسخن لمدة 20 دقيقة. أما إن كنت تستخدم سمكة دنيس كبيرة، فاتركها لمدة 30 دقيقة على الأقل كي تنضج. وفي آخر وقت التسوية، تحقَّق من نضج السمك باستخدام سكين حاد. ارفع جزءًا صغيرًا من لحم السمك بالقرب من عظمه - يجب أن يكون لونه غير شفاف. اترك السمك لمدة 5 دقائق بعد إخراجه من الفرن.
9. الآن، يمكنك تقديم طبق السمك مع الهليون الطازج المستوي على البخار، أو السلطة الخضراء الطازجة، أو سلطة الملفوف الحلو والحامض (انظر صفحة ١١١).

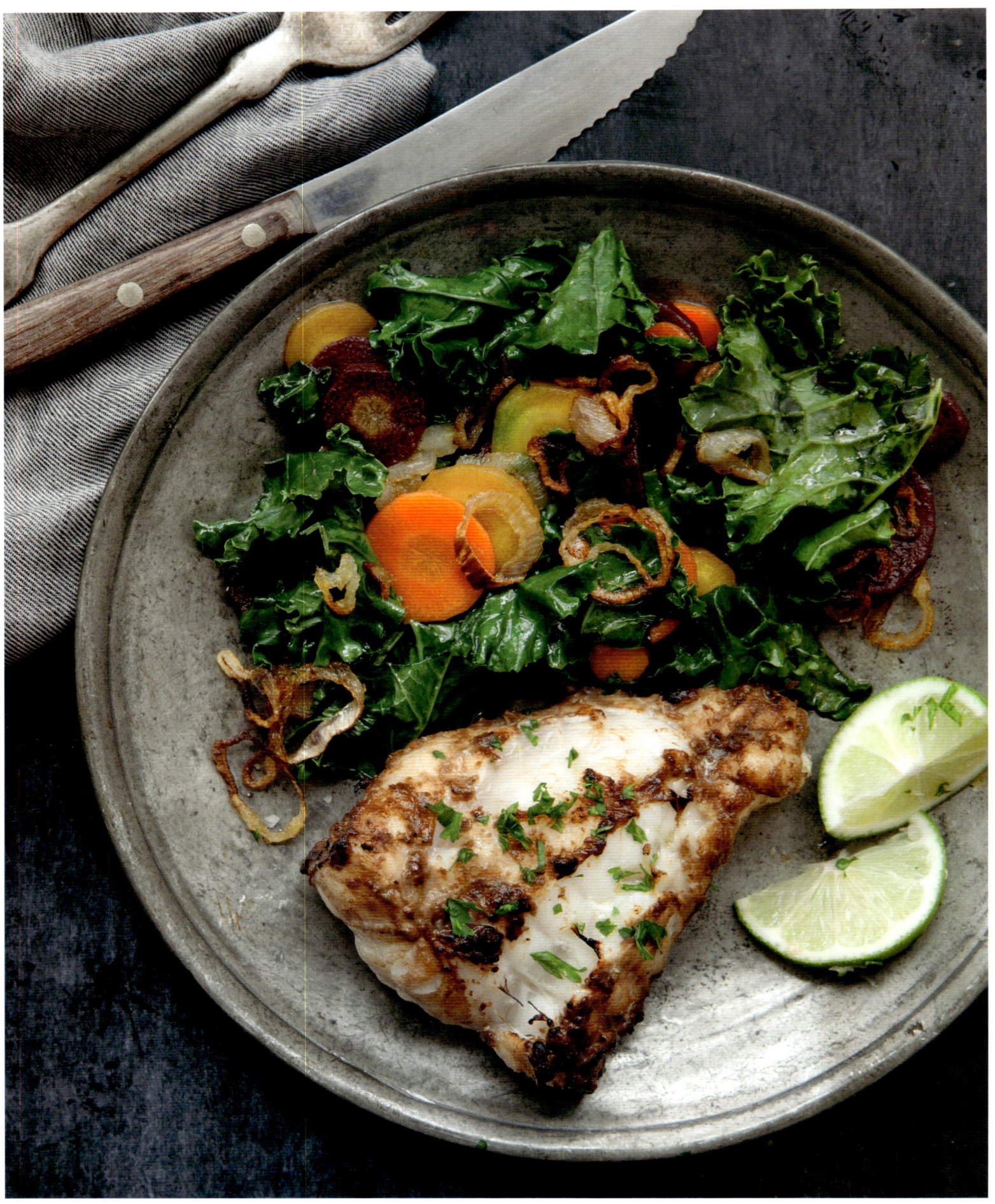

سمك الحمرة المشوي بالتمر الهندي

يمكن تقديم هذا الطبق كوجبة غداء أو عشاء، على حدٍّ سواء. فسمك الحمرة من المصادر المذهلة للبروتين الخالي من الدهون، لكن إن كان يصعب عليك إيجاده من مصادر مستدامة فيمكنك استبداله بسمك القاروس. تمنح زبدة الكاجو الجسم النحاس (وهو من العناصر الأساسية لإنتاج الطاقة وإصلاح الأنسجة الضامة)، والمغنسيوم المعدني (وهو من العناصر المهمة لسلامة العظام)، والزنك (اللازم لمكافحة العدوى). أما التمر الهندي الذي يعطي الطبق نكهة حامضة لكنها حلوة، فقد اعتاد الكثير من الأفراد استخدامه للمساعدة في حل المشكلات المتعلِّقة بعملية الهضم، وتنظيم سكر الدم، ومسألة الوزن. كما أن التمر الهندي يضيف مزيدًا من المغنسيوم إلى الطبق، وهو من المعادن التي لها أثر كبير في الحد من القلق. إضافةً إلى ذلك يحتوي الطبق على الحديد اللازم لإنتاج خلايا الدم الحمراء. ويدخل في تكوين الطبق الأنشوفة، التي توفر أحماض أوميجا 3 الدهنية التي تُعزِّز عملية التمثيل الغذائي وتعتني بالبشرة. وألفت الانتباه إلى أهمية تناول هذه الدهون، نظرًا إلى كونها مضادة للالتهاب، ومن الممكن أن تسهم في جعل البشرة تبدو أكثر نَضرة وشبابًا.

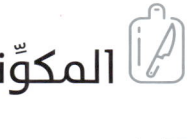

المكوِّنات

■ تكفي فردين

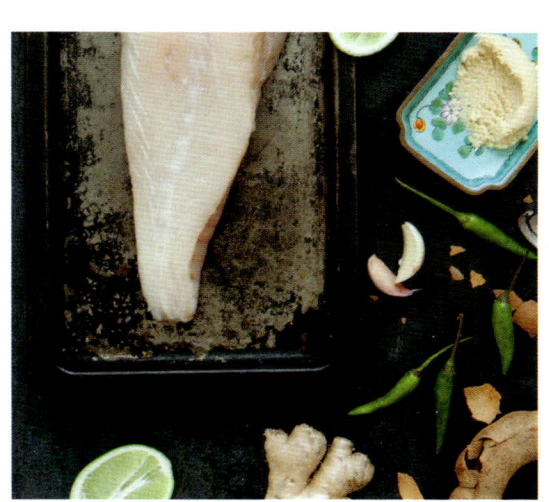

1 فيليه سمكة حمرة

¼ ملعقة صغيرة من حبوب الفلفل الأسود

1.3 سم (7 جم) قطعة طويلة من جذور الزنجبيل (المبشورة)

½ حبة فلفل أحمر أو أخضر حار (مقطَّعة لدرجة النعومة)

1 فص ثوم مسحوق

2 حبة أنشوفة

1 ملعقة كبيرة من زبدة الكاجو - يفضل أن تكون خامًا

2 ملعقة صغيرة من معجون التمر الهندي

عصير ½ ليمونة خضراء

طريقة التحضير

1. سخِّن الفرن عند 180 درجة مئوية.
2. جفِّف السمك باستخدام منشفة ورقية.
3. اسحق حبوب الفلفل الأسود، والزنجبيل، والفلفل، والثوم، والأنشوفة، باستخدام مدقة ووعاء طحن، حتى تصبح عجينًا.
4. انقل العجين إلى وعاء صغير، واخلطه مع زبدة الكاجو والتمر الهندي وعصير الليمون. امزج الجميع جيدًا حتى يختلط بشكل كامل.
5. وزِّع العجين على فيليه السمك حتى يغطيه بالكامل.
6. ضع السمك في صينية مسطحة قليلًا، وضعها في الفرن لمدة 10-12 دقيقة حتى ينضج تمامًا. في حال كان الفيليه يحتوي على عظام السمك، فسيستغرق مزيدًا من الوقت. بعد مرور 8 دقائق، تأكد من نضج السمك من خلال غرس طرف سكين حاد في لحم السمك، فإن استطاع السكين فصل اللحم بسهولة، بحيث تتمكَّن من رؤية اللحم بلونه غير الشفاف بوضوح، يكون السمك قد نضج.
7. والآن، يمكنك تقديم السمك مع سلطة الخضراوات الرائعة (انظر صفحة ١١٥)، وبعض الأوراق الخضراء المستوية على البخار أو السلطة الخضراء.

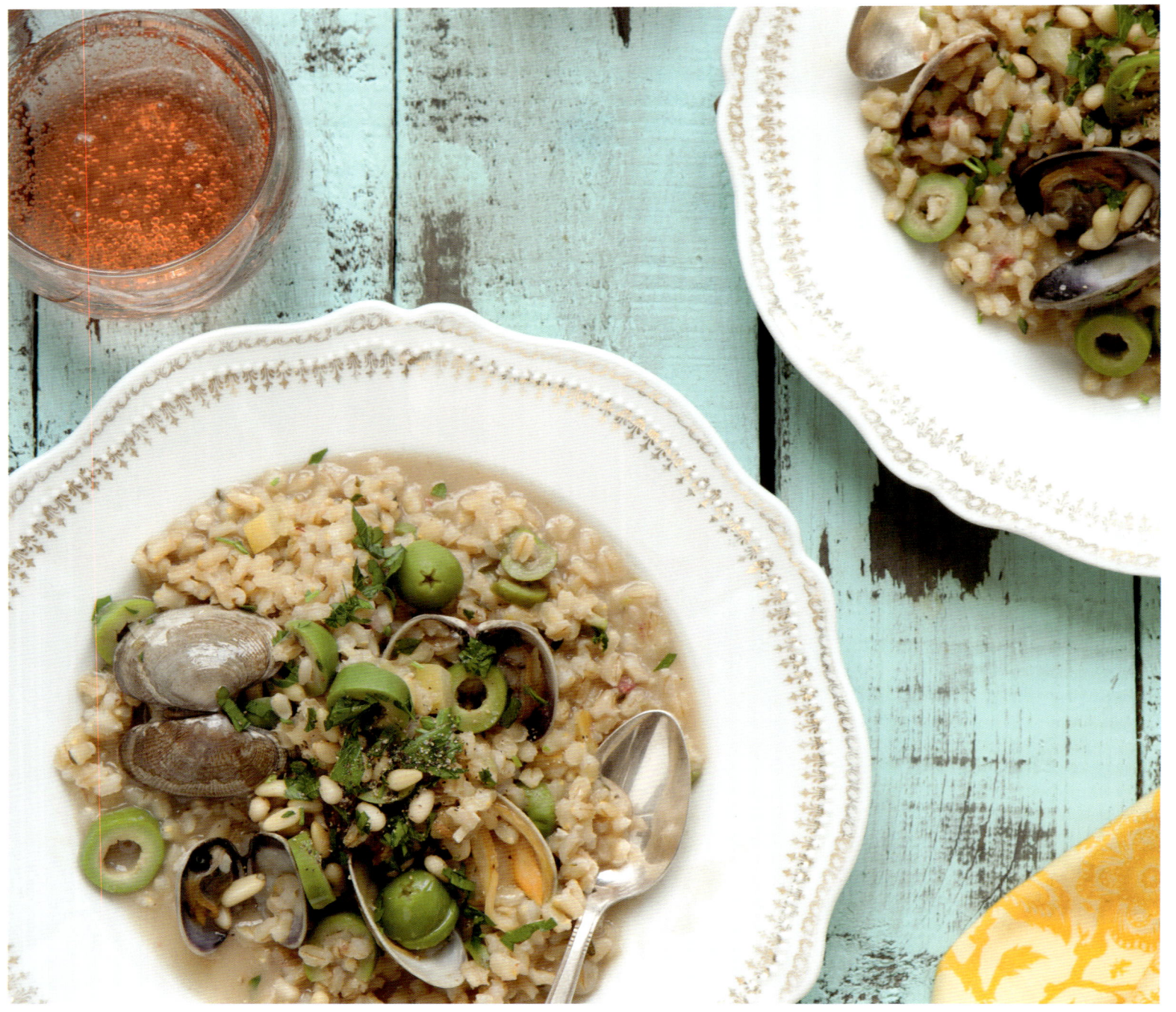

ريزوتو الشعير مع الليمون المخلل والزيتون

يُحضَّر هذا الريزوتو الشهي ذو الملمس الدسم باستخدام الشعير المقشور بدلًا من أرز الريزوتو، لأن الشعير من الحبوب الكاملة، وبالتالي فهو يحتوي على المزيد من العناصر الغذائية والألياف القابلة للهضم، ناهيك عن أنَّ هذا الطبق يمكن تناوله كوجبة قائمة بذاتها، أو كطبق مصاحب لأطباق اللحوم أو الأسماك.

الكراث الموزي (أحد أنواع البصل) غني جدًّا بفيتامين سي، وفيتامين ب6، والبيوتين، وهو من مجموعة فيتامينات ب اللازمة لصحة الجلد والشعر. وقد أشارت الدراسات إلى أنَّ للبصل قدرة على تخفيض نسبة سكر الدم بدرجة كبيرة، مما يجعله ذا فائدة كبيرة للمصابين ببعض أنواع السكري، ومن الممكن أن يعود بالفائدة على مرضى الربو، لأنَّه يحد من تشنجات عضلات الشعب الهوائية. كما يزوِّد الليمون المخلل الطبق بفيتامين سي. والتمر مليء بالألياف التي تُعزِّز من صحة الجهاز الهضمي. أما الصنوبر، فيحتوي على فيتامينات ب1 وب3، والمنجنيز والزنك.

في حال إضافتك المحار، وهو من أغنى المصادر بالحديد، فسيزيد ذلك من محتوى الحديد في الطبق.

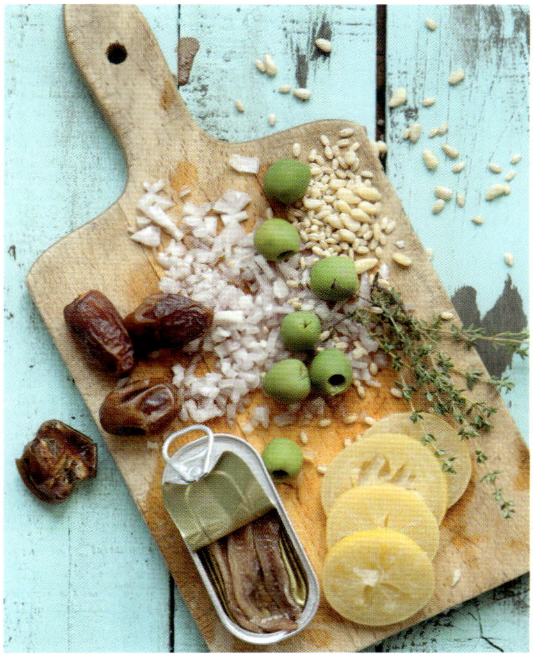

المكوِّنات

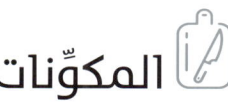

■ تكفي فردين كطبق رئيسي، أو أربعة أفراد كطبق جانبي

1 حبة بصل سلموني أو بصل (مقطَّعة إلى قطع ناعمة)
2 ملعقة صغيرة من زيت جوز الهند الخام
2 فص ثوم (مسحوق ومقطَّع)
1 كوب (150 جم) من الشعير المقشور
1 كوب (250 جم) من الفيرجويس (عصير العنب غير المخمر) أو الماء
4 أكواب (1 لتر) من مرق الخضروات أو الدجاج
1 ليمونة صغيرة مخللة (مقطَّعة إلى مكعبات 1 سم)
3 حبات أنشوفة مقطَّعة
القليل من عيدان الزعتر الطازج (أو ½ ملعقة صغيرة من الزعتر المجفف)
¼ كوب (45 جم) من الزيتون الأخضر (ومن الممكن استخدام الزيتون الأخضر أو المشكل) منزوع النوى
1 ملعقة كبيرة من التمر منزوع النوى والمقطَّع
ملح، وفلفل أسود
للتزيين: 1 ملعقة كبيرة من بذور الصنوبر
1 ملعقة كبيرة ممتلئة من البقدونس ذي الأوراق المسطحة المقطَّع لدرجة النعومة

طريقة التحضير

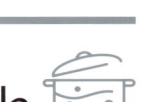

1. اقلي الكراث بزيت جوز الهند في قدر متوسطة الحجم لمدة دقيقتين قبل إضافة الثوم، والاستمرار في القلي على نار متوسطة لحوالي 4-5 دقائق حتى يصبح الكراث والثوم لينين، ولونهما شفافًا.
2. أضف الشعير وقلِّبه حتى يُغطى بقليل من الزيت، ودعه يسخن في القدر. أضف الفيرجويس (إن كنت تستخدمه) أو الماء، وقلِّبه جيدًا لمدة 5 دقائق حتى ينضج على نار هادئة.
3. أضف المرق والليمون والأنشوفة والزعتر، وقلِّبهم جيدًا. قم بتغطية القدر، واترك محتوياتها لتنضج على نار هادئة لمدة 30 دقيقة.
4. قطِّع نصف الزيتون، واترك النصف الآخر دون تقطيع.
5. بعد مرور 30 دقيقة، أضف الزيتون والتمر وقلِّبهما في الخليط. في حال جفاف الخليط، أضف القليل من الماء بحيث يغطي الشعير فقط. اترك الخليط لمدة 30 دقيقة أخرى على نار هادئة - مع تفقد الخليط في منتصف المدة للتأكد من وجود رطوبة كافية. يجب أن يكون الشعير ذا ملمس سلس ورائع.
6. بعد مرور ساعة، يجب أن يكون الشعير قد نضج. أضف الملح والفلفل الأسود، على حسب رغبتك.
7. الآن، يمكنك تقديم الطبق مع وضع رشة عليه من الصنوبر المحمص والبقدونس. وفي حال تقديمك لهذا الطبق كوجبة رئيسية، يمكنك أن تضيف بجانبه بعض الخضراوات الخضراء الطازجة، أو السلطة الخضراء.

للحصول على مذاق مختلف

تضيف الأسماك أو الرخويات (مثل المحار) المطبوخة لهذا الطبق قيمة عظيمة. إن كنت ستقدمه كطبق رئيسي، بكل بساطة، أضف هذه المكوِّنات وقلِّبها جيدًا عند نهاية الطهي.

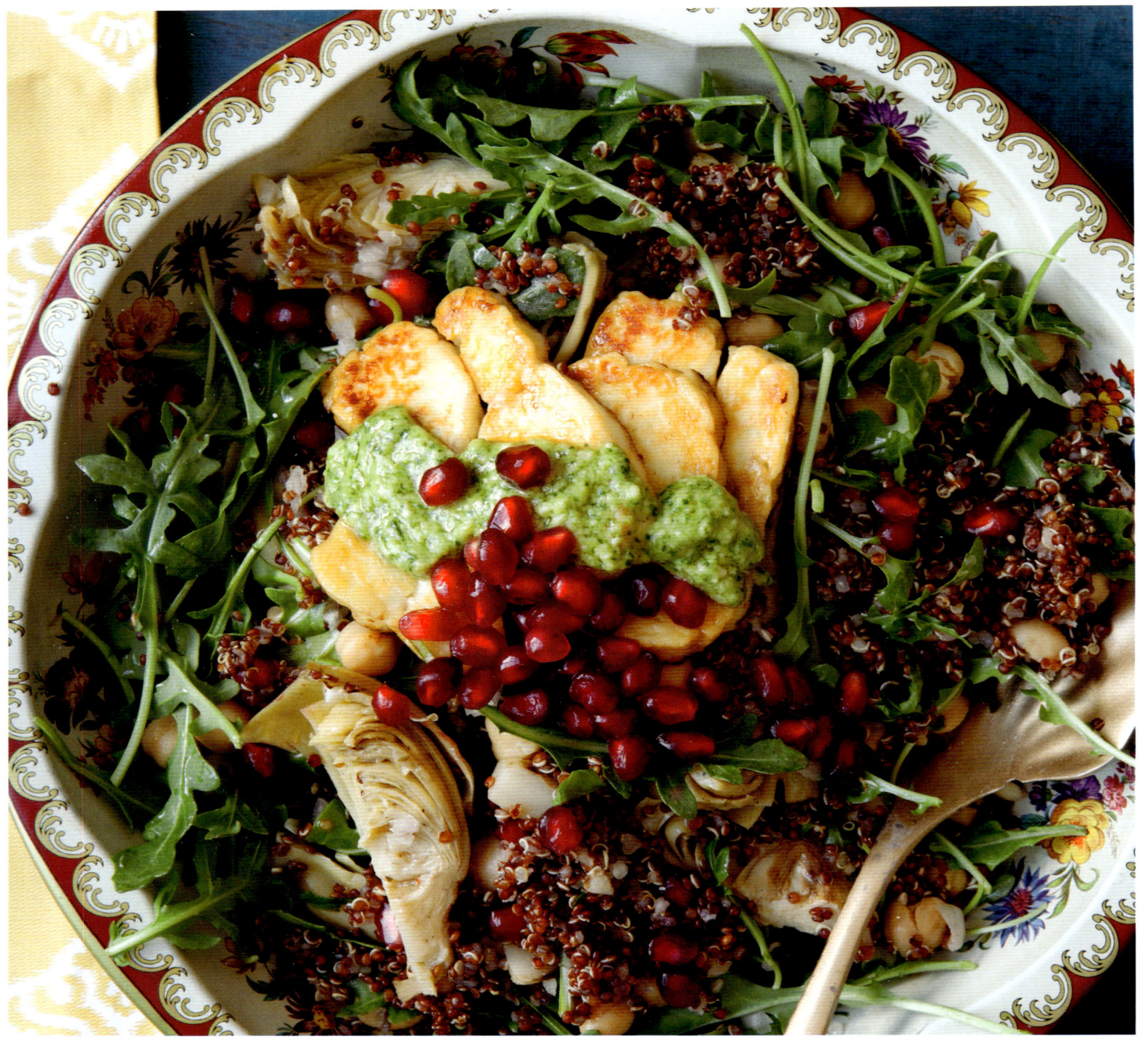

سلطة الكينوا والحمص مع الخرشوف والجرجير

على الرغم من كون هذه السلطة خفيفة، فإنَّها تشعرك بالشبع، وتحتوي على كميات وفيرة من البروتين والحديد الموجودين في الكينوا والحمص. وتتميَّز الكينوا أيضًا بكونها مصدرًا كبيرًا للكالسيوم الذي يُعدُّ من العناصر المهمة لتجلُّط الدم (حيث يحتاج الدم إلى التجلط كي يتوقف النزيف)، كما أنَّها أسهل هضمًا من الكسكس المصنوع من القمح المكرَّر والذي يمكن أن يتسبَّب في حدوث انتفاخ. وقد أشارت الدراسات إلى أنَّ البصل يساعد في خفض ضغط الدم، ويمكنه أن يحول دون تخثر الدم. أما الجرجير، ونبات البقلة، والخرشوف، والليمون، فجميعهم من العوامل التي تساعد الجسم في التخلص من السموم من خلال دعمهم لعملية تطهير الكبد من السموم الضارة. ويُعزِّز فيتامين سي، الموجود في الليمون، امتصاص الحديد غير الهيمي الموجود في الكينوا والحمص.

المكوّنات

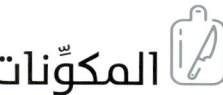

■ تكفي فردين

1 كوب (160 جم) من الكينوا الحمراء (يمكنك أيضًا استخدام الكينوا البيضاء/ ذات الألوان الثلاثية، لكن الحمراء أفضل من الناحية الجمالية)
1 ملعقة صغيرة من زيت جوز الهند الخام
½ حبة بصل سلموني (أو بصل)
1 كوب (200 جم) من الخرشوف المقلي في الزيت (يجفف بعدها)
1 حفنة ممتلئة (50 جم) من أوراق الجرجير
2 كوب (450 جم) من الحمص المطبوخ (يمكنك استخدام الحمص المعلب، أو اطبخ الحمص الجاف بنفسك)
1 ملعقة كبيرة من زيت الزيتون المضغوط على البارد (إضافةً إلى ملعقة أخرى صغيرة لرشها فوق جبن الحلوم)
1 ملعقة صغيرة من عصير الليمون
1 ملعقة صغيرة من خل التفاح الخام
ملح، وفلفل أسود مطحون
4 شرائح من جبن الحلوم (اختياري - يمكنك الاستغناء عنها إن كانت منتجات الألبان تسبب لك المشكلات)
1 ملعقة صغيرة من دبس الرمان (أو العسل)
للتزيين: بذور ½ رمانة

لعمل صوص الأفوكادو:
½ ثمرة أفوكادو ناضجة
1 حفنة كبيرة (20 جم) من كلٍّ من أوراق الكزبرة ونبات البقلة
2 فص ثوم
¼ كوب (25 جم) من بذور الصنوبر الخام
3 حبات أنشوفة مخللة
عصير 1 ليمونة

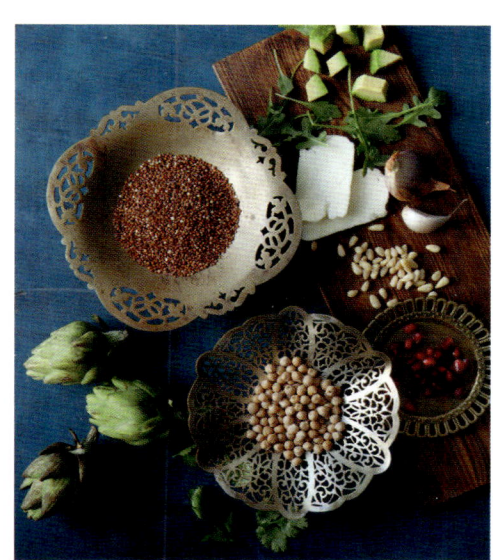

طريقة التحضير

1. ضع الكينوا في قدر مع 1 ملعقة من زيت جوز الهند على حرارة ما بين متوسطة ومرتفعة. أذب الزيت وقلِّب فيه الكينوا حتى تُغطَّى جميع الحبوب بكمية جيدة منه (ستبدو الحبوب لامعة).
2. استمر في التقليب فوق الحرارة حتى تبدأ الحبوب في الانتفاخ، عندئذ أضف كوبين من المياه (بما يعادل ضعف حجم الكينوا). اجعل الماء يغلي، ثم أخفض الحرارة، وقم بتغطية القدر كي يغلي الماء على نار هادئة لمدة 10 دقائق.
3. في الوقت الذي تُطهَى فيه الكينوا، قطِّع الكراث إلى قطع ناعمة، وقطِّع الخرشوف إلى أرباع، واغسل الجرجير وجففه.
4. بعد مرور الـ 10 دقائق، يجب أن تكون الكينوا قد امتصت معظم الماء، وتكون عليها كمية بخار قليلة. توقف عن التسخين، وارفع الغطاء، واترك الكينوا في الماء الساخن كي تنضج بالقدر اللازم، بينما تقوم أنت بتجهيز الصوص.
5. ضع جميع المكوّنات الخاصة بالصوص في الخلاط، واضربها حتى تصبح سلسة. تذوق المكوّنات لتتأكد من حاجتها إلى الملح من عدمه - فالأنشوفة ستمنح الصوص كمية معقولة من الملح، لذا فلست بحاجة إلى كثير منه.
6. في حال كان الصوص كثيفًا إلى حدٍّ ما، أضف إليه القليل من عصير الليمون، أو ملعقة كبيرة من الماء - لا تضف كمية كبيرة حتى لا تخفف النكهة.
7. ضع الكينوا في وعاء سلطة، وأضف إليها الحمص والخرشوف والجرجير والكراث، الذين جرى طهيهم مسبقًا، وقلِّب الخليط. بعدها، أضف زيت الزيتون وعصير الليمون وخل التفاح، وقلِّب الخليط جيدًا. أضف الملح والفلفل الأسود على حسب رغبتك.
8. رش على جبن الحلوم ملعقة زيت الزيتون الإضافية ودبس الرمان، وقم بشويه في صينية ساخنة، مع قلبه على الجانب الآخر.
9. ضع جبن الحلوم أعلى السلطة، ورُش على الجميع بذور الرمان والصوص.

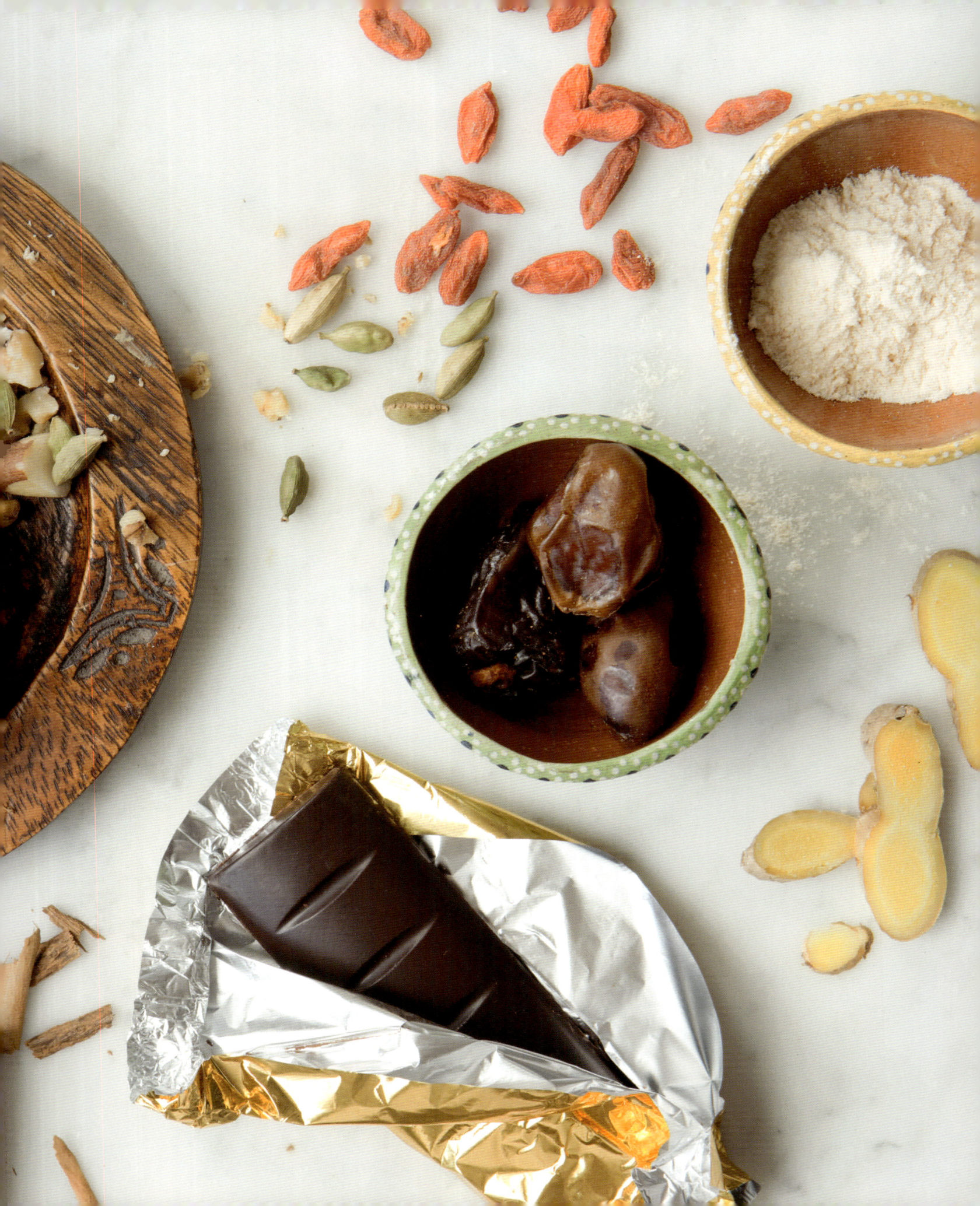

الوجبات الخفيفة والحلويات

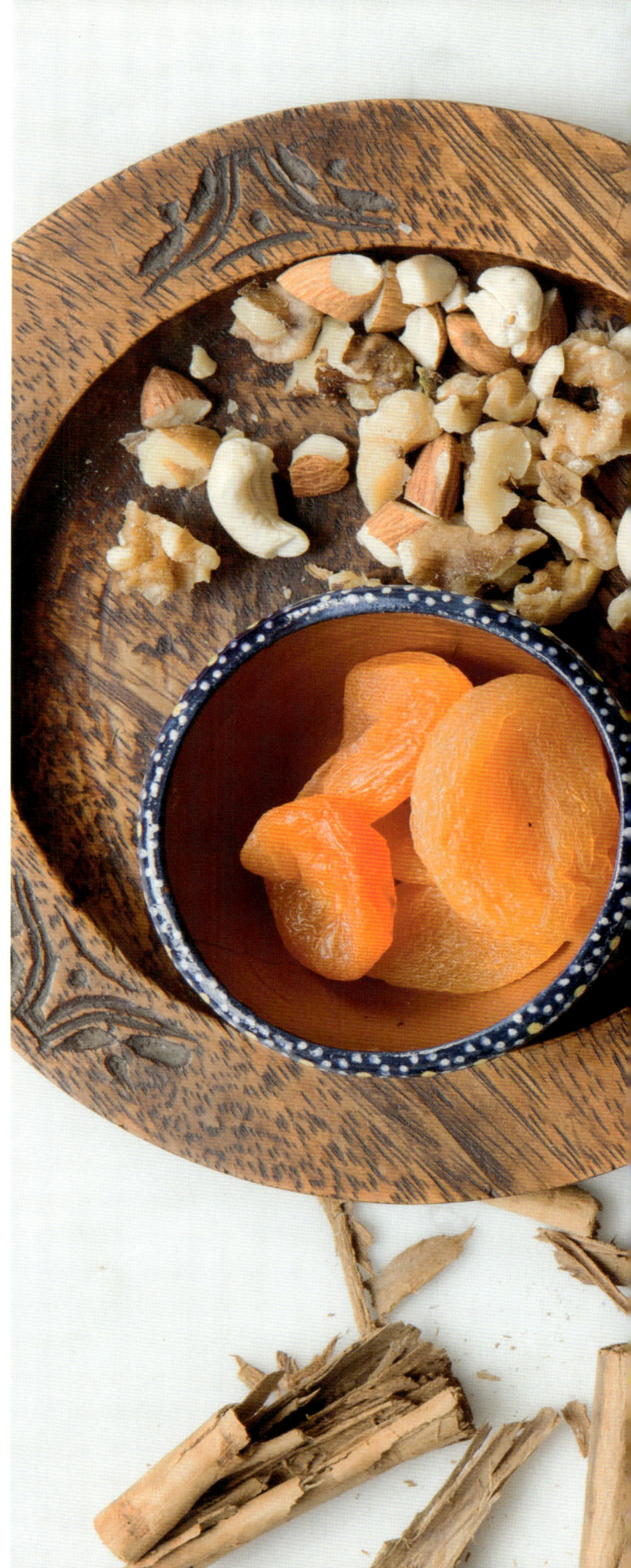

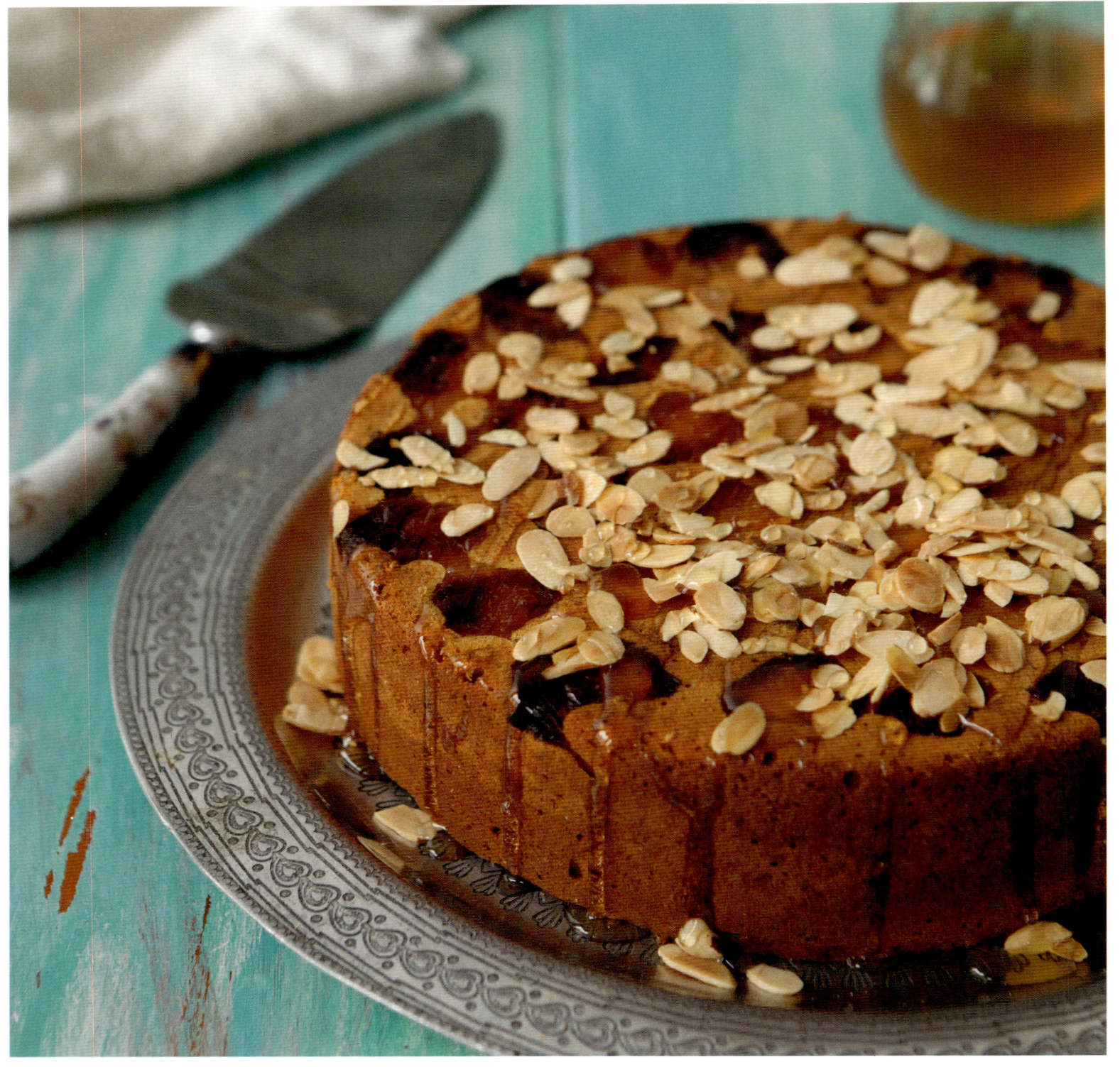

كيك اللوز مع المشمش والهيل

أعشق كثيرًا هذه الكيكة المفيدة، ذات المذاق الحار والملمس اللين! فهي غنية بالبروتين الموجود في جميع المكسرات والبذور والبيض، والتي تجعلها مُغذية جدًّا، وستشعر بعد تناول القليل منها بالشبع التام. بالنسبة إلى اللوز، فهو من أغنى المصادر بالمغنسيوم، الذي يعمل على تهدئة الأعصاب. وكذلك فإنَّ بذور شيا والتوابل - بما في ذلك الهيل والزعفران والقرفة - لها أثر ملحوظ في تعزيز عملية الهضم. ويحتوي كريم جوز الهند على مجموعة من الدهون، التي تسهم في فقدان الوزن، كما يحتوي على الحديد اللازم لإنتاج خلايا الدم الحمراء وتقوية الأظافر والشعر. ويُقدِّم زيت جوز الهند مجموعة من الفوائد المتعلِّقة بعملية التمثيل الغذائي. وبدلًا من تحلية الكيكة بالسكر المكرَّر، نستخدم لذلك سكر أزهار جوز الهند، والتمر، والمشمش المجفف، وجميعها غنية بالألياف والمعادن.

المكوِّنات

- تكفي 8 أفراد

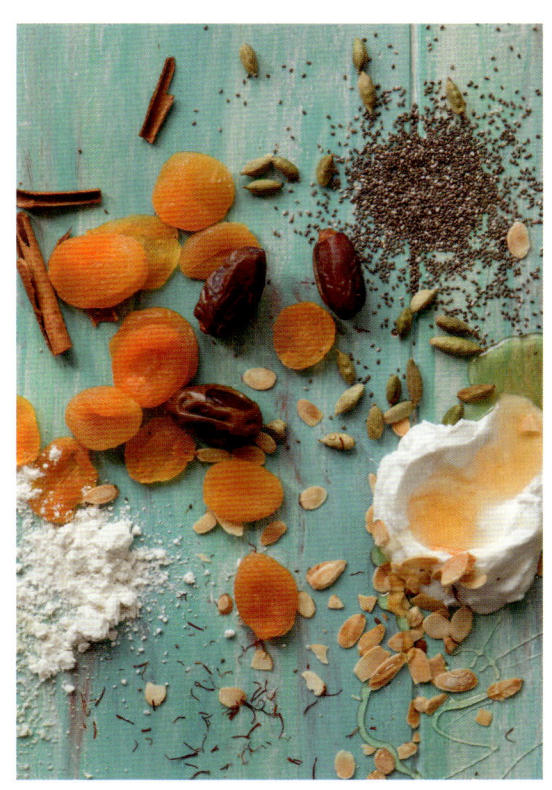

¾ كوب (175 مل) من القهوة ذات الجودة العالية
½ ملعقة صغيرة من خيوط الزعفران
1 كوب (140 جم) من التمر منزوع النوى
2 كوب (275 جم) من الدقيق الخالي من الجلوتين (كأن تستخدم ¾ الكمية من دقيق الكستناء، و¼ الكمية من دقيق الأرز)
1 كوب (130 جم) من اللوز المطحون
3 ملاعق صغيرة من مسحوق الخبيز
1 ملعقة صغيرة من القرفة المطحونة
¼ ملعقة صغيرة من الملح
1 ملعقة كبيرة من بذور شيا
1 ملعقة صغيرة من حبوب الهيل
6 بيضات
½ كوب (85 جم) من سكر أزهار جوز الهند
1 كوب (140 جم) من زيت جوز الهند المذاب الفاتر
2 ملعقة كبيرة من كريم جوز الهند المبشور (أو ¼ كوب (60 مل) من حليب جوز الهند)
1 كوب (250 جم) من المشمش المجفف
للتزيين: العسل الخام، واللوز المقشّر المحمص

طريقة التحضير

1. سخِّن الفرن عند 170 درجة مئوية. جهِّز قالب خبيز بحجم 20 سم للكيكة الكبيرة. يمكنك استخدام قالب مربع أو مستدير.
2. اصنع قهوة إسبرسو ثلاثية (¾ كوب (175 مل) من القهوة أو قهوة كولد برو (انظر صفحة 59)، وضع فيها خيوط الزعفران حتى تنقع.
3. ضع التمر والدقيق في معالج الطعام، واضربهما حتى يُطحن التمر. يمنع الدقيق التمر من الالتصاق به.
4. ضع مزيج الدقيق والتمر في وعاء متوسط الحجم مع اللوز المطحون، ومسحوق الخبيز، والقرفة، والملح، ثم اتركهم جانبًا.
5. اطحن بذور شيا وحبوب الهيل باستخدام وعاء طحن ومدقة (أو مطحنة)، ثم أضفهم إلى خليط القهوة والزعفران حتى تنقع.
6. افصل بياض البيض عن صفاره في وعاءين نظيفين. اخفق صفار البيض برفق حتى يتقطع، ثم أضف سكر جوز الهند، وزيت جوز الهند، وخليط القهوة والزعفران، وكريم جوز الهند (أو حليب جوز الهند) - أضف مكونًا واحدًا من هذه المكوِّنات في كل مرَّة، مع مزج كل إضافة بالخليط حتى يمتزج الخليط ويصبح ذا ملمس دسم.
7. اخفق بياض البيض في وعاء منفصل حتى تظهر عليه فقاعات. يعمل هذا الخفق على إدخال الهواء إلى بياض البيض، ويُسهم في انتفاخ الكيك.
8. قسِّم المشمش المجفف إلى نصفين، وافتح كل نصف. بعد ذلك، ضع المشمش في قاع قالب الكيك.
9. قلِّب خليط الدقيق مع صفار البيض. أضف كوبًا واحدًا ثم قلِّبه في كل مرَّة حتى يمتزج مع الصفار.
10. أضف 1/3 بياض البيض، وقلِّب بسرعة حتى يمتزج مع الخليط. بعد ذلك، أضف المتبقي من البياض مع التقليب برفق لإدخال أكبر قدر ممكن من الهواء.
11. صب الخليط في القالب الذي يحتوي في قاعه على المشمش، ووزِّع الخليط على جوانب القالب بالتساوي. أدخل الخليط في الفرن لمدة 45-55 دقيقة، حتى يخرج السيخ الذي تُدخله وسط الكيكة دون أن يعلق به شيء.
12. اترك الكيكة تبرد لمدة 30 دقيقة قبل إخراجها من القالب. وبينما لا تزال الكيكة دافئة، رش عليها العسل الخام مع إضافة اللوز المحمص.

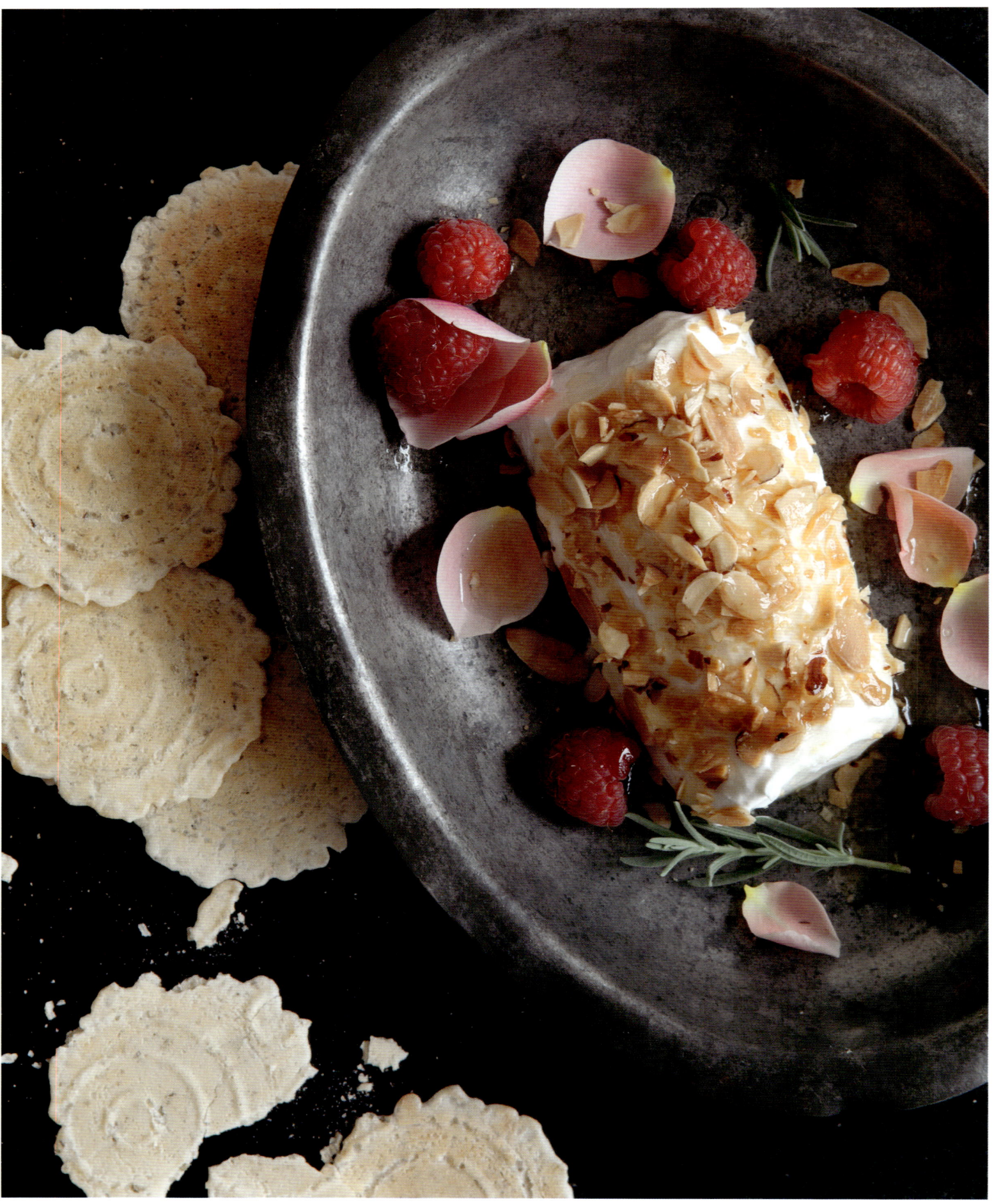

اللبنة مع اللوز المحمص وعسل اللافندر

حلوى خفيفة ذات ملمس كريمي ومذاق في غاية الروعة. تحتوي اللبنة على كمية كبيرة من «البروبيوتيك» المفيد لصحة الجهاز الهضمي. كما تحتوي على البكتيريا التي تُعزِّز المناعة وتدعم توازن هرمونات الدم بصورة سليمة. ويزود اللوز الجسم بالمغنسيوم اللازم للاسترخاء والتهدئة. كما يتميَّز صمغ النحل (البروبوليس) الموجود في العسل الخام بخصائصه المضادة للفيروسات والبكتيريا، وبالتالي فهو يدعم جهاز المناعة. أما زهور اللافندر المجففة، فلها خصائص تتعلَّق بالاسترخاء وتهدئة الأعصاب، مما يُقلِّل من الشعور بالقلق. وبالنسبة إلى توت العليق، فيحتوي على كميات قليلة من السكر الطبيعي، مما يجعل هذه الفاكهة خيارًا جيدًا لمرضى السكري، وكذا فهي مصدر ممتاز لحمض الإيلاجيك المقاوم للسرطان.

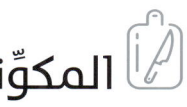

المكوِّنات

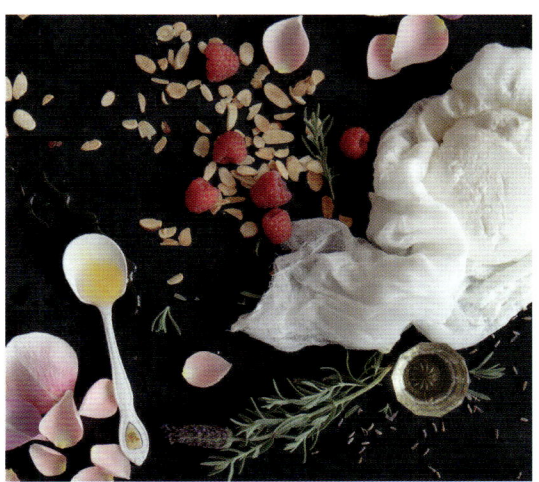

- تكفي فردين

½ كوب من اللبنة العادية

1 ملعقة كبيرة ممتلئة من اللوز المقشر

2 ملعقة صغيرة من العسل الخام

2 ملعقة صغيرة من زيت أرجان المضغوط على البارد (أو أي زيت آخر عالي الجودة، مثل زيت الزيتون، أو الجوز، أو الأفوكادو)

2 قطرة من زيت اللافندر (يجب أن يكون نقيًّا، ومخصصًا للطعام)، أو يمكنك استخدام ½ ملعقة صغيرة من زهور اللافندر المجففة

للتزيين: زهور اللافندر المجففة (أو بتلات الورد المجففة)، وحفنة من توت العليق الطازج

طريقة التحضير

1. ضع اللبنة في كيس شاش أو مصفاة ناعمة، وضعها فوق وعاء في الثلاجة لمدة 1-2 ساعة. خلال هذه المدة، تتخلص اللبنة من السوائل الزائدة وتصبح أكثر تماسكًا.
2. ضع اللوز في مقلاة ذات قاعدة سميكة، وحمِّصه على درجة حرارة متوسطة. قلِّبه باستمرار حتى تنضج جميع الحبوب ولا تحترق.
3. أخرج اللبنة من الثلاجة، وتخلص من أية سوائل في الوعاء. وفي حال كنت تستخدم زهور اللافندر بدلًا من زيت اللافندر، اخلطها مع اللبنة.
4. لف اللبنة على شكل كرات، أو شكِّلها على هيئة سجق أو طاجن بطول 20 سم وعرض 5 سم، وضعها وسط طبق تقديم.
5. اخلط العسل، وزيت أرجان، وزيت اللافندر، إن كنت تستخدمه، في وعاء صغير، وضعه فوق قدر بها ماء مغلي، إن كان الخليط يصعب مزجه.
6. بمجرد أن يبرد الخليط، رش اللوز فوقه وعلى الجوانب حتى تعطي اللبنة مذاق المكسرات المقرمشة. وإن كانت اللبنة متماسكة بالقدر الكافي، يمكنك دحرجتها في اللوز.
7. رش براعم اللافندر، أو بتلات الورد، وتوت العليق الطازج، فوق اللبنة لتزيينها.
8. وفي الختام، رش خليط العسل والزيت فوق اللبنة واستمتع بالمذاق الرائع.

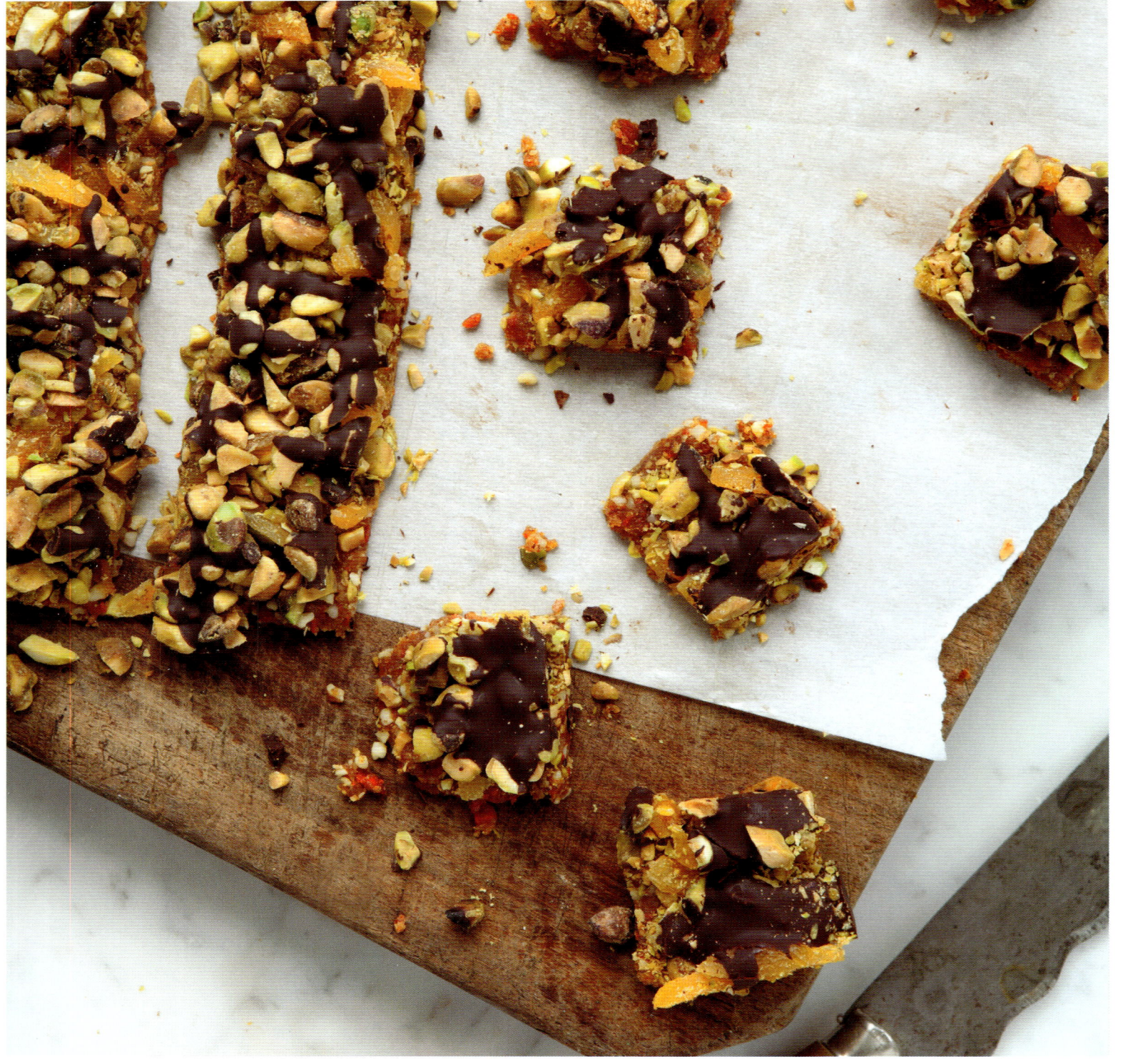

لقيمات بليونير

جمعت هذه اللقيمات الرائعة بين فوائدها الجمة وطعمها الحلو، لذا فهي وجبة خيالية! أما عن مذاقها، فمن روعته تشعر وكأنك غارق في الملذات. وهي، في الوقت ذاته، حلوى مليئة بالعناصر الغذائية الجيِّدة، ومشبعة للغاية - فلن تحتاج إلى تناول المزيد منها. أما عن محتواها، فبها كمية كبيرة من المكسرات المتنوعة، خصوصًا الفستق الذي يحتوي على مركب يُطلق عليه حمض الأولينوليك، وتشير الدراسات إلى دوره في تخفيف التهابات الجلد المصاحبة لبعض الأمراض، مثل الإكزيما وحَب الشباب. ولا تخلو هذه اللقيمات الرائعة من التمر الغني بالمعادن، وتوت غوجي الغني بفيتامين سي، والمشمش المجفف الغني بالبيتا-كاروتين، وجميعها من العناصر الغذائية الداعمة للجلد، وتعمل على تجديده ونضارته. ولا ننسى الشوكولاتة الخام الداكنة، فهي من مضادات الأكسدة التي تقاوم أعراض الشيخوخة.

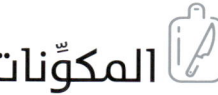

المكوِّنات

■ تكفي إعداد 20 لقمة تقريبًا

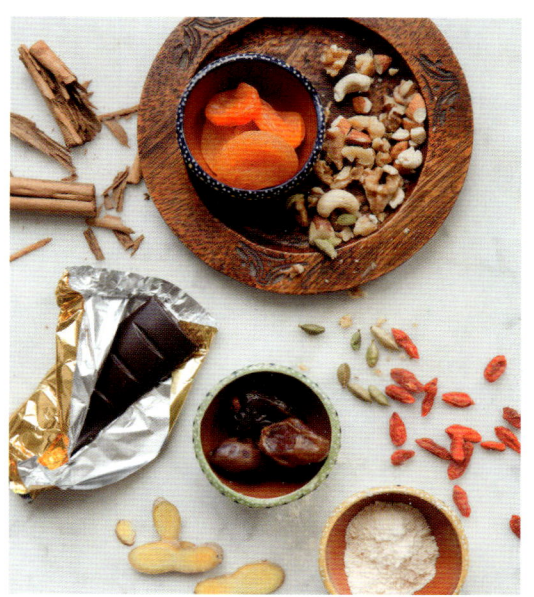

3-4 ملاعق كبيرة من المشمش المجفف

2-3 قطرات من زيت البرتقال الأساسي الحلو (الصالح للأكل)

¼ كوب (30 جم) من كلٍّ من اللوز، والمكسرات البرازيلية، والجوز، والكاجو

½ كوب (60 جم) من التمر

⅓ كوب (50 جم) من توت غوجي

½ ملعقة صغيرة من القرفة المطحونة

½ ملعقة صغيرة من الهيل المطحون

1.3 سم (7 جم) قطعة طويلة من جذور الزنجبيل، مبشورة جيدًا

1 ملعقة كبيرة من كلٍّ من زبدة الكاكاو، وزيت جوز الهند، المذابين (أو 2 ملعقة كبيرة من زيت جوز الهند)

1 ملعقة كبيرة من دقيق جوز الهند

1 كوب (150 جم) من الفستق (المحمص في الفرن لمدة 10 دقائق عند 180 درجة مئوية)

للتزيين: ½ كوب (50 جم) من الشوكولاتة السوداء العضوية الخام (تحتوي على كاكاو بنسبة 70% على الأقل)[1]

طريقة التحضير

1. افرش صينية خبيز عميقة بحجم 20×20 سم بأوراق الزبدة - اترك بعض الأوراق فوق جوانب الصينية لاستخدامها كمقابض.
2. ضع المشمش في وعاء مع بعض الملاعق الكبيرة من الماء الدافئ وزيت البرتقال. اترك المشمش حتى ينقع.
3. ضع جميع المكسرات، باستثناء الفستق، في الخلاط، مع التمر، وتوت الغوجي، والقرفة، والهيل، والزنجبيل المبشور. اضربها في الخلاط حتى تصبح عجينة لزجة وخشنة. يجب أن تكون ملتصقة ببعضها البعض عند أخذ القليل منها بإصبعك.
4. أضف زبدة الكاكاو، وزيت جوز الهند، المذابين، وبعدهما دقيق جوز الهند، واضربهم في الخلاط حتى تمتزج جميعها.
5. ضع الخليط في صينية الخبيز، واضغط عليه بقوة حتى يُشكِّل طبقة قاعدية مستوية. يجب أن يكون الخليط متماسكًا جدًّا ومستويًا. ضعه في الثلاجة لمدة 10-15 دقيقة حتى يبرد.
6. أذب الشوكولاتة في وعاء زجاجي فوق قدر بها ماء حديث الغليان.
7. قطِّع المشمش إلى شرائح، واسحق الفستق جيدًا.
8. أخرِج الخليط من الثلاجة، وانثر فوقه المشمش المقطع، واضغط عليه قليلًا إلى أسفل حتى تحصل على طبقة متساوية.
9. انثر الفستق المسحوق فوق الخليط ليغطيه بشكل متساوٍ، ثم صب عليه الشوكولاتة المذابة بطريقة متقاطعة. أرجِع الخليط إلى الثلاجة لمدة 20-30 دقيقة حتى تتماسك الشوكولاتة.
10. والآن، أخرِج البليونير من الصينية باستخدام المقابض التي تركتها من أوراق الزبدة، وضعه على لوح تقطيع، ثم قطِّعه إلى لقيمات مربعة بحجم 2.5 سم. خزِّن هذه اللقيمات في الثلاجة في وعاء محكم الغلق لمدة تصل إلى شهر.

1 لعمل الشوكولاتة بنفسك: أذب 25 جم من زبدة الكاكاو الخام في وعاء فوق بعض المياه المغلية حديثًا، وأضف 20 جم من مسحوق الكاكاو الخام، و5 جم من سكر جوز الهند أو 1 ملعقة كبيرة من دبس التمر.

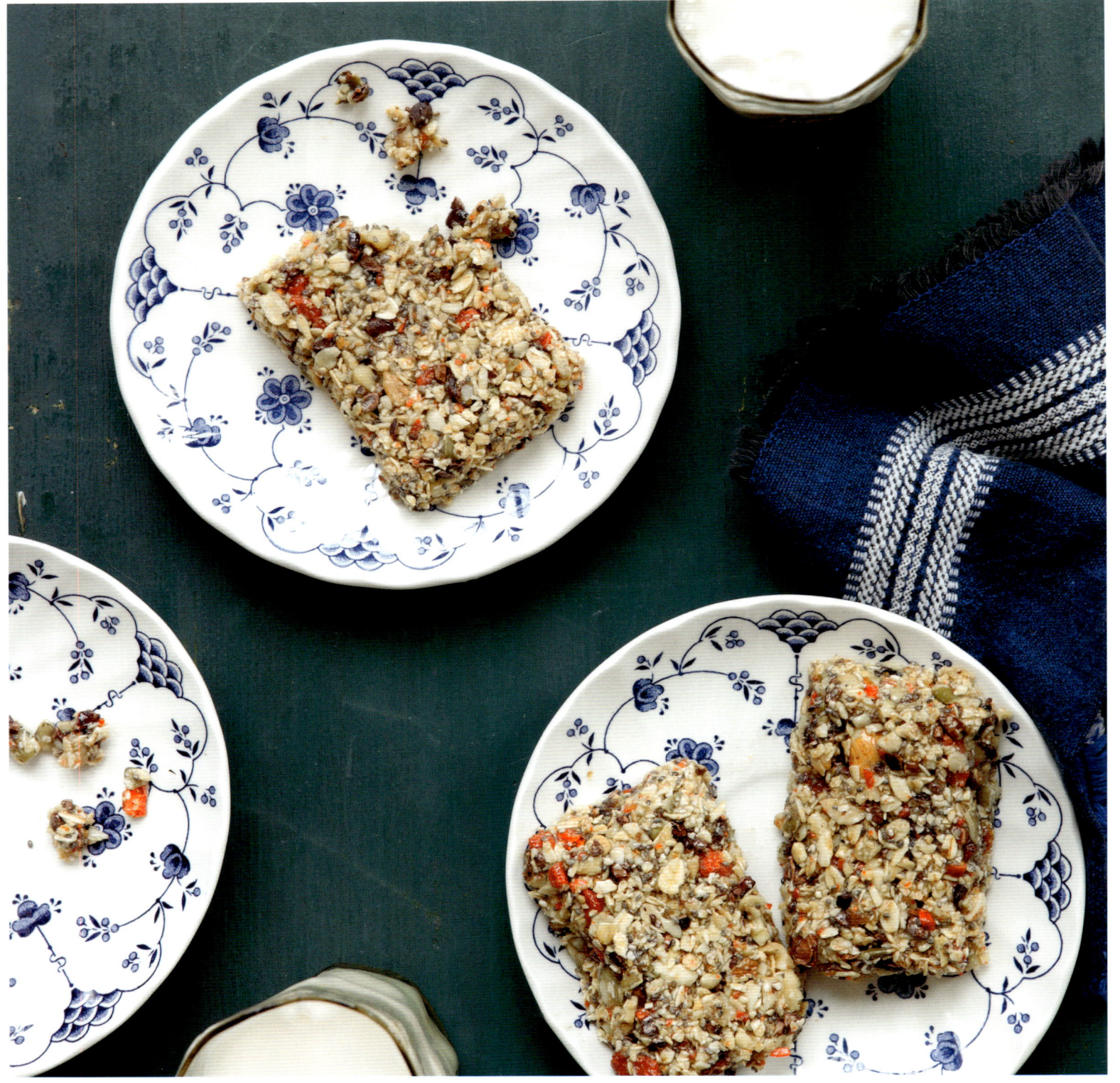

ألواح الكاكاو وتوت الغوجي

حلوى أخرى شعبية، وشهية، وذات مذاق حلو ومقرمش ومغذية. هذه الألواح تمنحك شعورًا حقيقيًّا بالتنوع، ويمكنك الاستمتاع بها مع الشاي أو القهوة في المنزل مع أصدقائك وعائلتك، كما يمكنك تناولها كإفطار خفيف، أو كنوع من المسليات في الطريق. ولعل أبرز ما يميز هذه الألواح أنها مليئة بالشوفان الغني بالألياف، وزبدة الكاكاو التي تحتوي على حمضي الأوليك والبوليفينول، اللذين لهما خصائص مضادة للالتهابات. كما تحتوي هذه الألواح على التمر، وبه ما لا يقل عن 15 نوعًا من المعادن المختلفة، بما في ذلك السيلينيوم، الذي يُعدُّ من مضادات الأكسدة، ومن العناصر التي تعمل على تعزيز نشاط الغدة الدرقية، وتحسين عملية التمثيل الغذائي. أما حبوب الكاكاو الخام، فهي تحفِّز من إفراز الإندورفين الذي يمنحك شعورًا جيدًا.

المكوِّنات

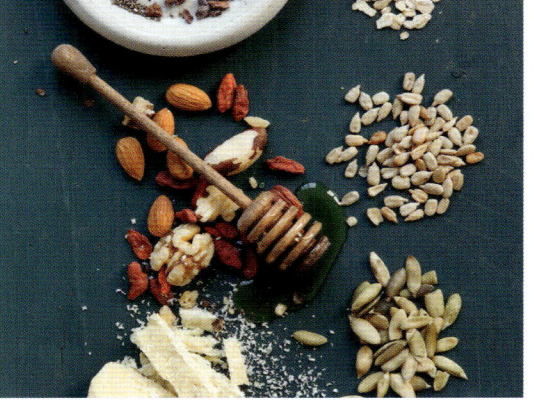

■ تكفي إعداد 10 ألواح كبيرة

1 كوب (100 جم) من زبدة الكاكاو
3 ملاعق من العسل الخام
2 كوب (250 جم) من المكسرات والبذور (تشكيلة من اللوز، والمكسرات البرازيلية، والجوز، وبذور القرع وعباد الشمس)
½ كوب (60 جم) من التمر
2 كوب (250 جم) من الشوفان المجروش
¼ كوب (40 جم) من بذور شيا (أو بذور السمسم)
1/3 كوب (50 جم) من توت الغوجي
1/3 كوب من حبوب الكاكاو الخام

طريقة التحضير

1. أذِب زبدة الكاكاو على حرارة منخفضة (في وعاء زجاجي كبير وضعه أعلى قدر بها ماء مغلي)، ثم أضف العسل واتركه حتى يذوب في زبدة الكاكاو.
2. ضع المكسرات، والتمر، والشوفان المجروش، لفترة وجيزة في معالج الطعام وشغّله لمرات قليلة كي يقوم بتكسيرها (بمعنى أن تكون خشنة لا ناعمة).
3. أضف المكسرات، والبذور، والتمر، والشوفان، وجميع المكوِّنات الأخرى إلى خليط الكاكاو المذاب، وقلِّبه جيدًا.
4. افرش صينية خبيز مستوية قليلًا بأوراق الزبدة - اترك بعض الأوراق فوق جوانب الصينية لاستخدامها كمقابض عند استخراج الألواح. بينما لا يزال الخليط ساخنًا، ضعه في قالب، ثم هزه، وحرِّك المحتويات حتى تسوي الطبقة السطحية للقالب. بعد ذلك، اضغط على الخليط بقوة إلى أسفل، مع مراعاة مساواة السطح. ومن الجيِّد أن تضع ورقة زبدة أخرى أعلى الخليط، حتى لا يلتصق بيدك.
5. اترك الخليط في الثلاجة حتى يبرد ويتماسك.
6. باستخدام المقابض التي تركتها من ورق الزبدة، ارفع الخليط المتماسك من الصينية وضعه على سطحٍ مستوٍ كي تقطعه إلى ألواح بالحجم المطلوب. سيعطيك هذا الخليط 10 ألواح كبيرة. لف كل لوح في ورقة زبدة أو ورقة شمع، وخزنه في الثلاجة. يمكن الاحتفاظ بهذه الألواح لمدة تصل إلى شهر.

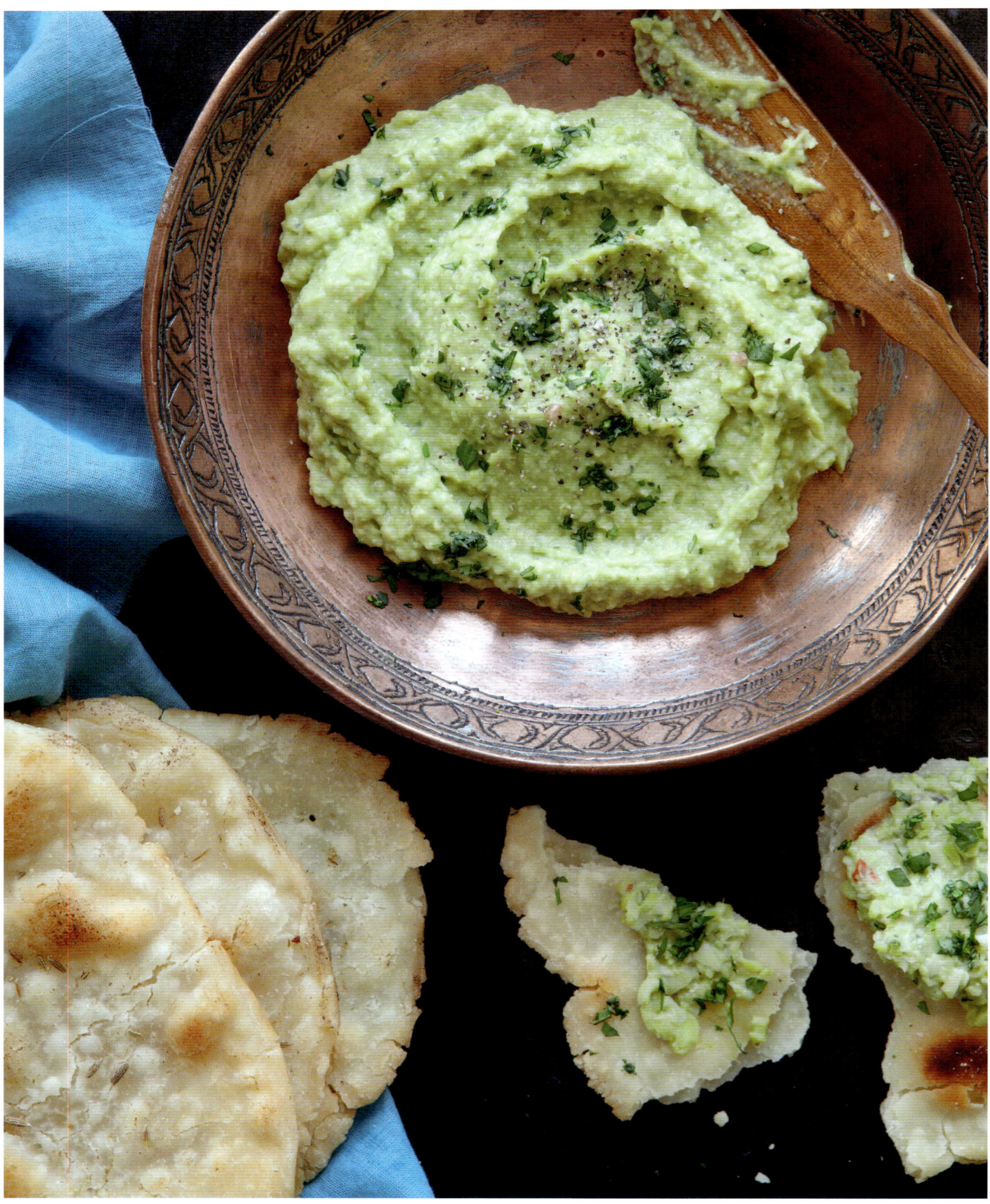

غموس الفول المهروس مع الخبز المفرود

وجبة خفيفة مالحة ولذيذة، تعطيك كمية كبيرة من البروتين والمعادن والألياف. تُعدُّ هذه الوجبة من الفول، والحمص، والدهون الصحية، والأفوكادو، الذي يحتوي على فيتامين إي المغذِّي للجلد. وتتميَّز هذه الوجبة بأنَّها من الوجبات التي تساعد في خفض نسبة السكر في الدم، مما يعني أنَّها ستُسهم في الحفاظ على استقرار مستويات السكر في الدم، وستتحكَّم في مستوى شهيتك للطعام. ويعمل خل التفاح وعصير الليمون على تعزيز عملية الهضم. كما يحتوي الفلفل الحار على خصائص حرارية تُعزِّز من عملية التمثيل الغذائي وحرق الدهون.

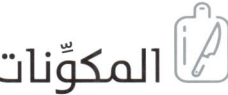

المكوِّنات

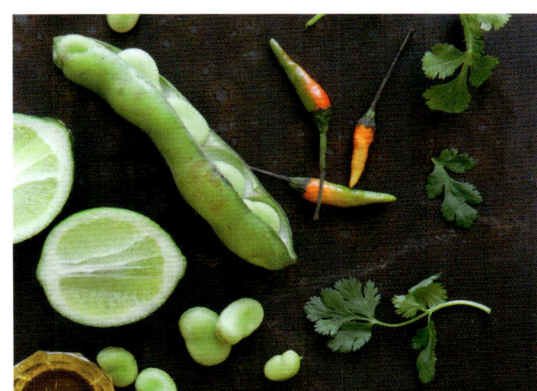

- تكفي فردين

1 كوب (100 جم) من الفول المطبوخ (الطازج أو المجمد)
½ ثمرة أفوكادو ناضجة
2 ملعقة صغيرة من زيت الزيتون
1 ملعقة كبيرة من عصير الليمون الطازج
2 ملعقة صغيرة من خل التفاح
½ حبة فلفل أحمر حار، مقطّعة لدرجة النعومة
ملح، وفلفل أسود مطحون
1 ملعقة كبيرة من أوراق الكزبرة المقطّعة

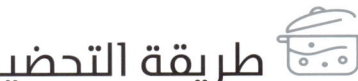

طريقة التحضير

1. ضع جميع المكوِّنات، باستثناء الكزبرة، في وعاء عادي أو وعاء طحن، وباستخدام المدقة اطحن هذه المكوِّنات حتى تُشكِّل خليطًا خشنًا (أو اضربها في معالج الطعام). بعد ذلك، أضف الكزبرة وامزجها بالخليط ليصبح لديك غموس خشن وغليظ.
2. حمِّص الخبز المفرود، أو شريحة من خبز العجين المخمر، وصب عليه بعض الحمص، ثم خليط الفول المهروس والأفوكادو.
3. تبِّل الفول، وقدِّمه مع سلطة الطماطم الطازجة، كتصبيرة أو كوجبة غداء خفيفة.

قائمة طعام لخمسة أيام

أُعدَّت الوجبات والوصفات في هذا الكتاب بطريقة تتيح تناولها مع أي مكوِّنات أخرى قد تزوِّد وجبتك الغذائية بمزيد من العناصر الغذائية والصحية، ومن ثَمَّ فليس هناك ما يمكن وصفه بالطريقة الخاطئة لتناول الوجبات.

وقد أعددت هذه القائمة التي ترافقك على مدار خمسة أيام كنموذج تستشعر من خلاله كيفية التخطيط للأطباق التي يمكنك تناولها على مدار اليوم، إضافةً إلى ما يصحب تلك الأطباق من مكمِّلات.

وعلى سبيل المثال: إن كنت ستستهل يومك بالذهاب لممارسة اليوجا أو الرياضة، فيمكنك حينها تناول سموثي كبداية، ثم تُتبع التمرينات بإحدى وجبات الإفطار الخفيفة (إن كنت تشعر بعدها بالجوع)، أو تنتظر وجبة الغداء دون تناول الإفطار.

وبالنسبة إلى الوجبات اليومية الخفيفة، فأترك لك فيها حرية الاختيار، لكن لا تتناولها إلا إذا كنت تشعر بالجوع بين الوجبات، ولك أن تعلم أنَّ قطعة حلويات صغيرة يمكنها القيام بالمطلوب.

اليوم الأول

- **عند الاستيقاظ**: مياه تعزيز نضارة الجلد (انظر صفحة 59)
- **الإفطار**: أومليت بالجبن الفيتا والسلق الملون والكركم (انظر صفحة 71)
- **الغداء**: سلطة الفول، والشمر، والأفوكادو، مع الدجاج (انظر صفحة 94)
- **وجبة خفيفة**: سموثي لاف بوشن الشوكولاتة والتوت (انظر صفحة 49)
- **العشاء**: ريزوتو الشعير مع الليمون المخلل والزيتون (انظر صفحة 120)

اليوم الثاني

- **عند الاستيقاظ**: شاي الكركم (انظر صفحة 57)
- **الإفطار**: جرانولا سوبر بري (انظر صفحة 75)
- **الغداء**: حساء السمك الحار مع الخضراوات الطازجة (انظر صفحة 96)
- **وجبة خفيفة**: لقيمات بليونير (انظر صفحة 130)
- **العشاء**: الدجاج المغربي مع الليمون والزيتون المخلل (انظر صفحة 107)، والتبولة مع التويست (انظر صفحة 113)

اليوم الثالث

- **عند الاستيقاظ**: مياه تعزيز نضارة الجلد (انظر صفحة 59)
- **الإفطار**: فطائر الكمثرى بالقرفة (انظر صفحة 62)
- **الغداء**: سلطة الشمندر والهندباء البرية مع روب لبن الماعز بالفجل الحار (انظر صفحة 84)
- **وجبة خفيفة**: سكن رينيو (عصير تجديد الجلد) (انظر صفحة 55)
- **العشاء**: سمك الحمرة المشوي بالتمر الهندي (انظر صفحة 119) مع سلطة الخضراوات الرائعة (انظر صفحة 115)

اليوم الرابع

- **عند الاستيقاظ**: سوبر جرين ديتوكس (عصير التخلُّص من السموم) (انظر صفحة 55)
- **الإفطار**: فريتاتا الهليون (انظر صفحة 64)
- **الغداء**: سلطة الهندباء البرية، والشمر والتفاح مع السلمون الحار المدخن (انظر صفحة 86)
- **وجبة خفيفة**: غموس الفول المهروس مع الخبز المفرود (انظر صفحة 135)
- **العشاء**: لحم الضأن بالكمون والكزبرة (انظر صفحة 102)، مع كسكس القرنبيط المتبل مع الرمان (انظر صفحة 108)

اليوم الخامس

- **عند الاستيقاظ**: مياه تعزيز نضارة الجلد (انظر صفحة 59)
- **الإفطار**: بيرشير موسلي مع فاكهة باشن فروت (المعروفة بزهرة الآلام) وجوز الهند (انظر صفحة 69)
- **الغداء**: سلطة الكينوا والحمص مع الخرشوف والجرجير (انظر صفحة 122)
- **وجبة خفيفة**: سموثي بيري الفانيليا بالكريمة (انظر صفحة 51)
- **العشاء**: حساء الفطر المخملي (انظر صفحة 80)

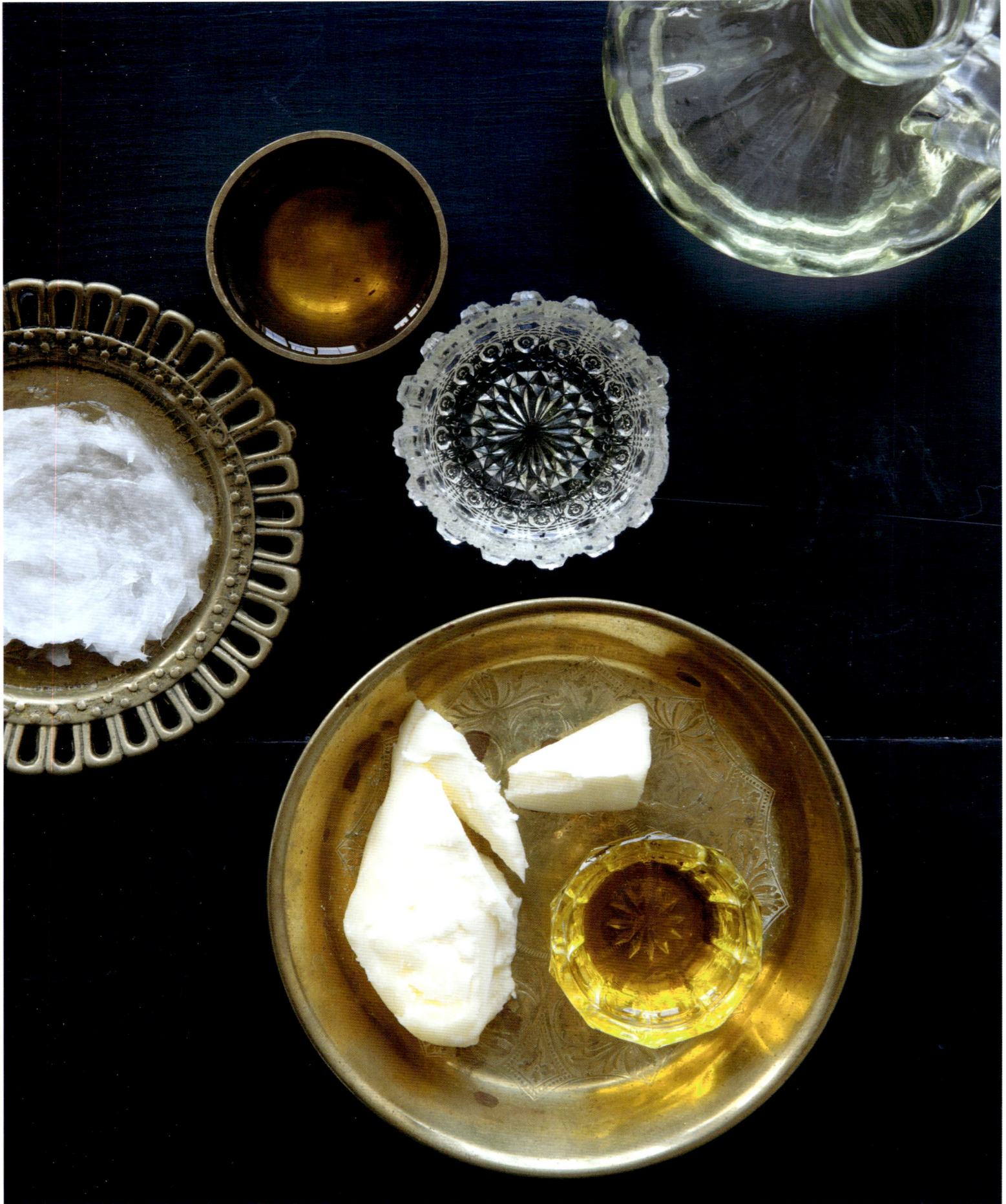

دليل مكوِّنات الطعام الصحي والمفيد

ليس هناك أدنى شك في أنّنا نستفيد كثيرًا من تناول المزيد من الأطعمة الغنية بالعناصر الغذائية التي تحتوي على خصائص تسهم في تعزيز الصحة والحفاظ عليها. وباعتباره واحدًا من ركائز الصحة الست، فإن النظام الغذائي الصحي له دور محوري في الارتقاء بصحتنا، وإحداث فارق ملموس في جودة حياتنا.

لذا، أضع بين يدي القارئ الكريم عبر السطور التالية قائمة بالأطعمة الصحية الرئيسية التي استخدمتها في الوصفات التي عُرضت بين دفتي الكتاب، كما أذكر نبذةً عن فوائدها.

وألفت الانتباه إلى أن إدخال المزيد من هذه الأطعمة في نظامك الغذائي سيُسهم في تحصيلك لفوائدها، مما يجعلك تخطو بخطى راسخة نحو الارتقاء بصحتك إلى آفاق أوسع.

الدهون والزيوت

اشترِ هذه الزيوت النباتية المضغوطة على البارد في عبوات زجاجية داكنة. وإليك قائمة بالزيوت: زيت جوز الهند، وزيت أرجان، وزيت الأفوكادو، وزيت الزيتون البكر الممتاز، وزيت الجوز وزيت بذور الكتان، وليكن اختيارك من الزبدة ما كان عضويًا و«اعتمد في تغذيته على الأعشاب».

زيت جوز الهند - غني بالدهون غير المشبعة متوسطة الحلقات (نوع خاص من الدهون غير المشبعة التي تساعد في التصدي لمسبِّبات الأمراض، وتُعزِّز صحة الإنسان، ولها دور كبير في مقاومة الميكروبات). كما أنَّ لحم ثمرة جوز الهند من المصادر الكبيرة للمعادن، بما في ذلك المنجنيز، والنحاس، والسيلينيوم، والزنك، وجميعها تدعم مناعة الجسم.

زيت أرجان – من الزيوت المضغوطة على البارد، والمستخرجة من لب حبوب شجر الأرجان المغربي. يتميَّز هذا الزيت بكونه غنيًّا بالأحماض الدهنية، التي أشارت الدراسات إلى دورها في تحسين حساسية الأنسولين، وإمكانية مساعدتها في الحيلولة دون وقوع مرض السكري من النوع 2. كما يحتوي هذا الزيت على فيتامين إي اللازم لصحة جهاز المناعة.

زيت الأفوكادو – من الزيوت الغنية بفيتامين إي المضاد للأكسدة، الذي يقاوم أعراض الشيخوخة، ويعمل على تغذية الجلد. ويحتوي هذا الزيت أيضًا على حمضي الأوليك واللينوليك، ولهما دور في خفض نسبة الكوليسترول في الدم.

زيت الزيتون البكر الممتاز – يُصنع هذا الزيت من الزيتون المقطَّع والمضغوط. ونشير بمصطلح «البكر الممتاز» إلى الزيت غير المكرَّر من العصرة الأولى للزيتون، لأنَّه عندما يكون في هذه الحالة فإنه يحتوي على أكبر الفوائد الصحية. وزيت الزيتون من الزيوت الغنية بمضادات الأكسدة، وله خصائص مضادة للالتهابات، وقد يكون مفيدًا في الوقاية من الربو، والتهاب المفاصل، وسرطان الثدي، والسكري، وقد يُسهم في علاج هذه الأمراض عند حدوثها.

"الزبدة الطبيعية المستخرجة من الأبقار التي تعتمد في تغذيتها على الأعشاب، أكثر فائدة للصحة من غيرها من أنواع السمن النباتي المُصنَّع. كما تحتوي على كمية وفيرة من فيتامينات أ، و د، و إي، و ك".

زيت الجوز – من الزيوت الغنية بحمض الإيلاجيك المضاد للأكسدة، الذي يمكنه حماية الخلايا من أضرار الجذور الحرة، إضافةً إلى مساعدته في منع الخلايا السرطانية من التضاعف. كما يحتوي الجوز على أعلى كمية من أحد أحماض أوميجا 3 الدهنية، الذي يُطلق عليه حمض ألفا لينولينيك، وهو من الزيوت التي تدعم أغشية الخلايا السليمة، وتطوير دماغ الأجنة والعيون وشبكياتها، لذا فهو من الأهمية بمكان للحوامل.

الزبدة – تتميَّز الزبدة الطبيعية المستخرجة من الأبقار، التي تعتمد في تغذيتها على الأعشاب، بكونها أكثر فائدة للصحة من غيرها من أنواع السمن النباتي المُصنَّع. كما تحتوي الزبدة الطبيعية على كمية وفيرة من فيتامينات أ، و د، و إي، و ك، وهي مجموعة من

المعادن والدهون المفيدة المُعزِّزة للمناعة، والتي تتميز بخصائصها المضادة للميكروبات. وفي حال كان مصدر الزبدة هو الأبقار التي تتغذي على الأعشاب الخضراء، فيمكنها أن تحتوي أيضًا على مستويات عالية من حمض اللينوليك المقترن، وهو مركب قد يساعد في الحماية ضد مرض السرطان. كما أظهرت الدراسات احتمالية مساعدة هذا المركب للجسم في الحفاظ على كتلة العضلات، وتقليل الدهون أثناء اتباع برامج معينة لفقدان الوزن.

زيت بذور الكتان – يُصنع هذا الزيت من بذور نبات الكتان، وهو مصدر ممتاز لحمض ألفا لينولينيك، وهو أحد أحماض أوميجا 3 الدهنية. وقد أظهرت الدراسات العديد من الفوائد التي يجلبها هذا النوع من الأحماض، بما في ذلك تقليل خطر الإصابة بمرض السكري، وقد يساعد بصورة فعلية في تقليص أورام الثدي. ويمكن لهذا الحمض أيضًا المساعدة في علاج بعض الأمراض الجلدية، مثل الإكزيما. لكن احرص دائمًا على شراء هذا الزيت مضغوطًا على البارد؛ فهو بحاجة إلى التبريد، ويجب ألَّا يُستخدم في الطهي، لأن الحرارة تتسبَّب في إلحاق الضرر به. لذا، يمكنك إضافته إلى الأطباق بعد طهيها، كما يمكنك إضافته إلى الصوص، والمخللات، والسموثي.

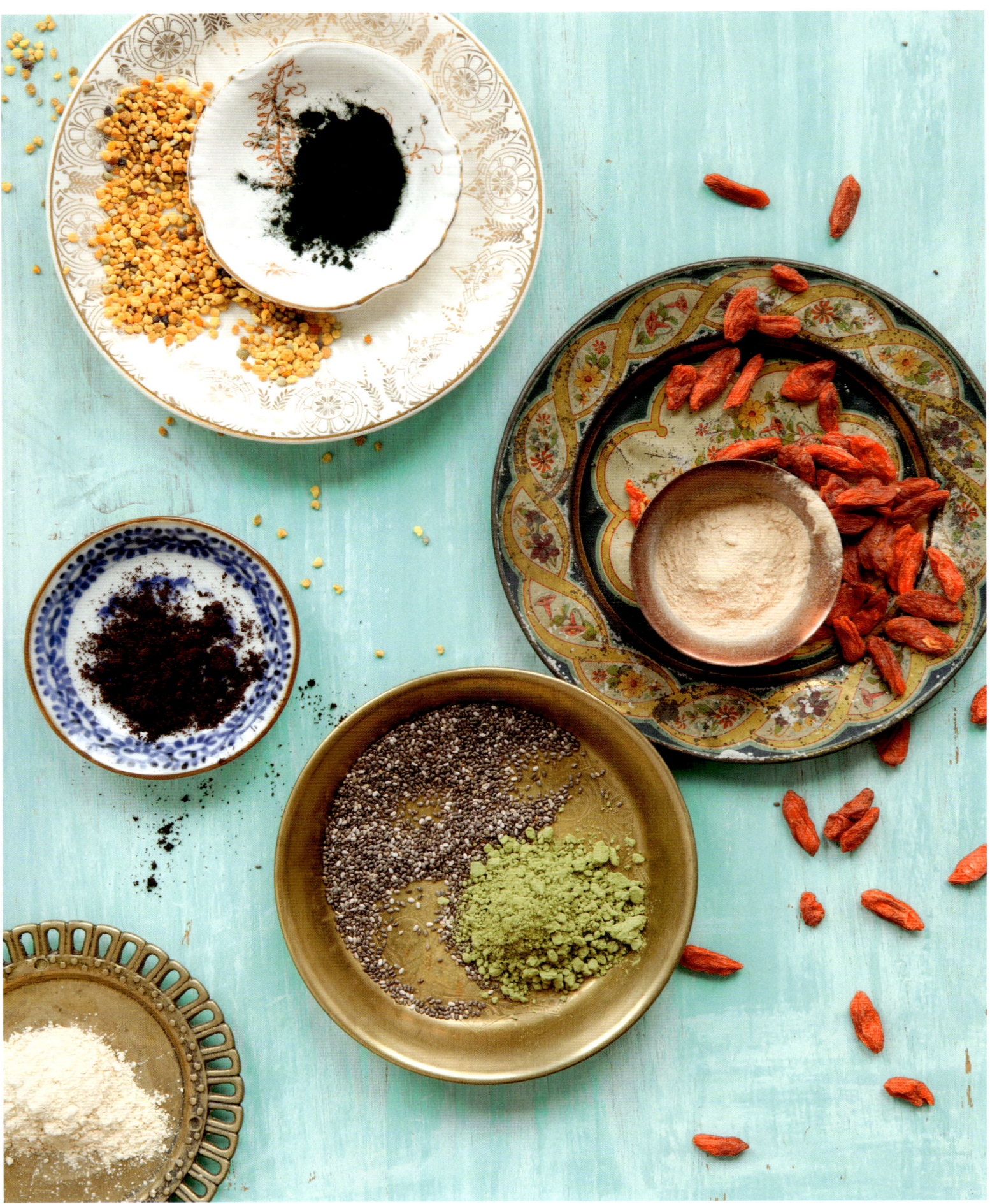

الأطعمة السوبر

الأطعمة السوبر هي أطعمة غنية بالعناصر الغذائية التي تحتوي على كميات وفيرة من المركبات المفيدة للصحة (مثل: مضادات الأكسدة، والأحماض الدهنية، والألياف). وعلى مدار آلاف السنين، تم استخدم بعض هذه الأطعمة في التداوي لعلاج بعض الأمراض والحيلولة دون وقوع البعض الآخر.

بذور شيا – تحتوي هذه البذور، الموجودة في أمريكا الوسطى والجنوبية، على كمية هائلة من العناصر الغذائية، مثل حمض ألفا لينولينيك. كما أنها غنية بالبروتين والألياف، مما يعني أنها تُسهم في تعزيز انتظام حركة الأمعاء، وقد تساعد في شعور الإنسان بالشبع لمدة طويلة، ناهيك عن أنَّها مليئة بمضادات الأكسدة الواقية. وقد أظهرت الدراسات أنَّها تساعد في الحفاظ على توازن الدهون في الدم، وأن لها آثارًا مفيدة في خفض مستويات الكوليسترول، كما أنَّها تساعد في تقليل التهابات الجسم (تتسبَّب الالتهابات في تطوير أمراض القلب والعديد من المشكلات الصحية الأخرى).

> **استُخدمت جذور الماكا كنباتات طبية لآلاف السنين، إذ اعتاد الناس استخدامها بغرض زيادة الطاقة، والقوة، والقدرة على التحمُّل".**

جذور الماكا – هي مسحوق جذور نبات بيرو الذي ينمو في جبال الأنديز. وقد استُخدمت هذه الجذور كنباتات طبية لآلاف السنين. كما اعتاد الناس استخدامها بغرض زيادة الطاقة، والقوة، والقدرة على التحمُّل، ومعالجة الاضطرابات الهرمونية، ذلك لأنَّها تحتوي على كميات هائلة من الكالسيوم والألياف والبروتين. وتتميَّز هذه الجذور بقدرتها على تنظيم النظام الهرموني ودعمه. ومن خلال تجربتي مع العملاء، رأيت بنفسي مدى تأثيرها على النساء خلال فترة الدورة الشهرية، أو عند سن اليأس. لكن، من بين الأشياء المذهلة لهذه الجذور أنها ليست «خاصة بجنس بعينه»، بل هي مفيدة للجنسين، الرجال والنساء، على حدٍّ سواء. غير أنه يُرجى تجنب استخدام جذور الماكا أثناء فترة الحمل والرضاعة، حيث إنَّ لها خصائص تُسهم في تحوير الهرمونات.

مسحوق اللوكوما – هو مسحوق ذو لون أصفر فاتح يُصنع من فاكهة اللوكوما المطحونة، وهي فاكهة تُعرف في بيرو باسم «ذهب الإنكا». يُعدُّ هذا المسحوق من المُحليات البديلة التي تساعد في خفض نسبة السكر في الدم، لأنَّها توفر نكهة حلوة فريدة من نوعها للأطعمة، دون التسبُّب في حدوث ارتفاع كبير في مستويات سكر الدم. ومما يُميِّز هذا المسحوق أنَّه غني بالمعادن، مثل الحديد (اللازم لإنتاج خلايا الدم الحمراء والأكسجين في الدماغ والجسم)، والفيتامينات، بما في ذلك البيتا-كاروتين، وهي من مضادات الأكسدة التي تعمل على مقاومة أعراض الشيخوخة وتجديد الجلد واستعادة عافيته. إضافةً إلى ما سبق، تُسهم العناصر الغذائية الموجودة في اللوكوما بصورة كبيرة في تقوية البصر، وزيادة الطاقة، وتعزيز القدرة على التحمُّل.

توت الغوجي – ينمو هذا النوع من التوت في الصين، والهند، والتبت. لونه أحمر فاتح، وهو مليء بمضادات الأكسدة، ويحتوي على عديدات السكاريد. وهو نوع من أنواع السكر يعمل على دعم إنتاج خلايا الدم البيضاء، ويساعد في تعزيز المناعة. وتشمل مضادات الأكسدة التي يحتوي عليها هذا التوت اللوتين، وهو من الفيتامينات التي تُحسِّن من صحة العين وتقيها من التلف.

مسحوق الفانيليا – يعتقد المايا القدماء أنَّ مشروبات الفانيليا لها خصائص تتعلَّق بتنشيط الجسم. ومسحوق الفانيليا حلو المذاق، وله رائحة عطرية، ولون بُني، ويُصنع من قرون الفانيليا النقية، الخام المطحونة. يحتوي هذا المسحوق على كمية قليلة من المعادن، ومجموعة فيتامينات ب المركبة التي تساعد الجهاز العصبي في أداء وظائفه، وتُوفِّر الطاقة للجسم، وتُنظِّم عملية التمثيل الغذائي.

شاي ماتشا الأخضر المسحوق – هو نوع خاص من الشاي الأخضر المسحوق المُصنَّع من الأوراق الصغيرة الغنية بالعناصر الغذائية. تُلتقط أوراق الشاي من أطراف نباتات كاميليا الصينية التي تنمو في الظل، كي يزيد محتوى الكلوروفيل لديها. يمتلئ هذا الشاي بمضادات الأكسدة، بل إنَّه يحتوي على أعلى نسبة من مضادات الأكسدة بين مختلف المشروبات والأطعمة. وبهذا الشاي نوع مخصوص من مضادات الأكسدة يُطلق عليه «الكيتشينز»، وهو يساعد في وقف الضرر الذي يلحق بالخلايا نتيجة الأكسدة. وقد أظهرت الدراسات وجود علاقة وثيقة بين استخدام الشاي الأخضر، والحد من خطر الإصابة بأنواع عديدة من السرطانات، بما في ذلك سرطان الجلد، والثدي، والرئة، والقولون، والمريء، والمثانة.

يحتوي شاي ماتشا أيضًا على إل-ثيانين، وهو من الأحماض الأمينية التي تُعزِّز إنتاج موجات ألفا في الدماغ، وتعمل هذه الموجات على استرخاء الذهن دون توليد الشعور بالنعاس، وكذا فهي تساعد في التصدي للتأثيرات التحفيزية الناجمة عن الكافيين.

ويعزِّز حمض إل-ثيانين أيضًا من إنتاج الدوبامين، والسيروتونين، وحمض الغاما أمينوبوتيريك، وجميعها من المواد الكيميائية الموجودة في الدماغ، التي تُحسِّن من الحالة المزاجية، وتُقلِّل من القلق، وتُحفِّز على التركيز، وتُقوِّي الذاكرة.

يمكن لشاي ماتشا الأخضر، كما بيَّنت بعض الدراسات، أن يحافظ على معدل التمثيل الغذائي، ويدعم عملية حرق الدهون.

مسحوق كرز الأسيرولا – يُصنع هذا المسحوق ذو اللون الأحمر البرتقالي من فاكهة استوائية، وهو غني بدرجة كبيرة بفيتامين سي. لذا، فهو يدعم المناعة، ويُعزِّز من توليف الكولاجين (وهو من العناصر الأساسية لجعل الجلد يبدو أكثر نضارة وشبابًا). إضافةً إلى ما سبق، فإن فيتامين سي من مضادات الأكسدة التي تُسهم في إبطال تأثير أنواع كثيرة من الجذور الحرة، ويدعم أيضًا صحة الأوعية الشعرية.

> يذكر أن حبوب اللقاح قد استُخدمت بصورة تقليدية في تحسين مظهر الجلد والأظافر، والحدّ من أعراض انقطاع الطمث، وتخفيف أعراض حساسية الأنف... وتعزيز الطاقة والأداء الرياضي".

حبوب لقاح النحل – تحتوي حبوب اللقاح كاملة البروتين على جميع الأحماض الأمينية اللازمة للإنسان، إضافةً إلى مجموعة فيتامينات ب، والحمض الديؤكسي رايبونيوكليك، والحمض الرايبونيوكليك، وفيتامين سي، والهرمونات النباتية، ومضادات الأكسدة. وقد أظهرت مستخرجات الإيثانول التي تحتوي عليها هذه الحبوب خصائص مضادة للميكروبات والفيروسات، إضافةً إلى دورها في مقاومة الالتهابات والحساسية - ويُعتقد أن السبب في ذلك يُعزَى إلى وجود فلافنويدات الكامبفيرول والكيرسيتين. يُذكر أن حبوب اللقاح قد استُخدمت بصورة تقليدية في تحسين مظهر الجلد والأظافر، والحدّ من أعراض انقطاع الطمث، وتخفيف أعراض حساسية الأنف (حمى القش)، وتعزيز الطاقة والأداء الرياضي. أما ممارسو رياضة بناء الأجسام وألعاب القوى، فيستخدمون هذه الحبوب في زيادة حجم العضلات، وتقليل أوقات استعادة النشاط بعد التدريبات.

الكلوريلا – يتكوَّن هذا المسحوق الأخضر الفاقع من طحالب المياه العذبة، لذا فهو يحتوي على كمية وفيرة من العناصر الغذائية، كالبروتين، وفيتامينات أ، و سي، و د، و أي، و ك، ومجموعة فيتامينات ب، والعديد من المعادن، والكلوروفيل، والحمض الديؤكسي رايبونيوكليك، والحمض الرايبونيوكليك. وترتبط الأحماض النووية بعملية الاستشفاء، وإصلاح الخلايا ومقاومة الشيخوخة.

المكسرات والبذور

تتميَّز المكسرات والبذور بكونها مصدرًا غنيًا للمعادن، والبروتينات والدهون الصحية، كما أنها وسيلة رائعة لزيادة الطاقة في نظامك الغذائي من خلال تزويده بأحماض أوميجا 3 والزنك. وللمكسرات والبذور دور في المساهمة في توازن للهرمونات الأنثوية.

المكسرات البرازيلية – غنية جدًّا بالدهون الصحية والدهون المتعددة غير المشبعة، وتُعدُّ أغنى المصادر بالسيلينيوم المعدني، وهو من مضادات الأكسدة القوية التي تحد من خطر الإصابة بمرض السرطان، ومن العناصر المهمة لعمل الغدة الدرقية. وكي نعرف أهمية الغدة الدرقية، فهي ذات تأثير كبير على معدل التمثيل الغذائي في أجسامنا، ويتحكَّم مستوى نشاطها في قدرتنا على إنقاص الوزن.

الكاجو – من المكسرات الغنية بالمغنسيوم الذي يساعد على الاسترخاء، والحديد الذي يعمل على تنشيط الجسم، والزنك الذي يُعزِّز المناعة ويدعم تعافي الجلد. إضافةً إلى ذلك، فالكاجو غني أيضًا بحمض الأوليك الدهني، وهو من الدهون الأحادية غير المشبعة التي لها فوائد عديدة، لا سيما في الوقاية من أمراض القلب والسرطان.

الجوز – يحتوي على حمض ألفا لينولينيك، وهو أحد أحماض أوميجا 3 الدهنية، كما أنه غني بقدر هائل من مضادات الأكسدة، والمعادن، وحمض الأرجينين، وهو أحد الأحماض الأمينية، وجميعها من العناصر التي تقي صحة الإنسان وتُعزِّزها. وبالنسبة إلى حمض الأرجينين، فهو يتحول في الجسم إلى أكسيد النيتروز الذي يساعد في استرخاء الأوعية الدموية. وللجوز العديد من الفوائد الأخرى للقلب والأوعية الدموية، ومن بينها أنه يُسهم في خفض نسبة الكوليسترول والدهون الثلاثية.

اللوز – من المكسرات الغنية بالزيوت الأحادية غير المشبعة، والدهون المتعددة غير المشبعة. كما أن البروتين يُشكِّل نسبة 20 بالمائة من تكوينه. واللوز من المصادر الكبيرة

للمغنسيوم الذي يعمل على استرخاء الأعصاب، والكالسيوم الذي يقوي العظام، والحديد، والزنك، وفيتامين إي، وفيتامين ب2، والألياف، ومضادات الأكسدة التي تقاوم أعراض الشيخوخة.

بذور وطحينة السمسم (عجينة من بذور السمسم) - من أغنى المصادر على الإطلاق بالكالسيوم (يحتوي الكوب الواحد من بذور السمسم الطبيعية على 1404 مليجرامات من الكالسيوم، في حين يحتوي الكوب نفسه من الحليب كامل الدسم على 291 مليجرامًا فقط). ولا تخفى أهمية الكالسيوم الكبيرة لصحة العظام والأسنان، إضافةً إلى دوره في تقلص العضلات ووظائف القلب. كما تساعد بذور السمسم في عملية الهضم، نظرًا إلى قيامها بدعم تنظيم حركة الأمعاء.

الكاكاو - الشوكولاتة الحقيقية

حبوب الكاكاو هي بذور فاكهة الشجرة الأمازونية التي يُطلق عليها ثيوبروما كاكاو. والمعنى الحرفي لاسم شجرة ثيوبروما كاكاو هو طعام الآلهة - وقد يُعزَى كون الشوكولاتة طعامًا للآلهة لأسباب وجيهة!

> **المعنى الحرفي لاسم شجرة ثيوبروما كاكاو هو طعام الآلهة - وقد يُعزَى كون الشوكولاتة طعامًا للآلهة لأسباب وجيهة".**

وقد احتل الكاكاو مكانة عظيمة في حضارات المايا والأزتيك القديمتين، لدرجة أنَّهم كانوا يستخدمون هذه الحبوب كعملة في بعض أجزاء أمريكا الوسطى، كما كانوا يعتقدون أنَّ لهذه الحبوب خصائص علاجية، وأخرى تتعلَّق بالتغذية والنشاط. وكان معالجو المايا يستخدمون هذه الحبوب لعلاج المشكلات التي تواجه المرأة، لا سيما في مرحلة ما بعد الولادة، إذ كانوا يوصون النساء بتناولها لاسترداد عافيتهن، ناهيك عن استخدامها في العديد من المشكلات الصحية الأخرى.

مسحوق الكاكاو وزبدة الكاكاو وحبوب الكاكاو – الكاكاو من المصادر الغنية بالمغنسيوم، ومضادات الأكسدة، ومركبات الفلافونويد، التي تساعد في حماية الجسم ضد الأضرار التي قد يلحقها الكوليسترول ببطانة الشرايين. كما يحتوي الكاكاو على مواد يمكنها أن تدعم الصحة النفسية للإنسان.

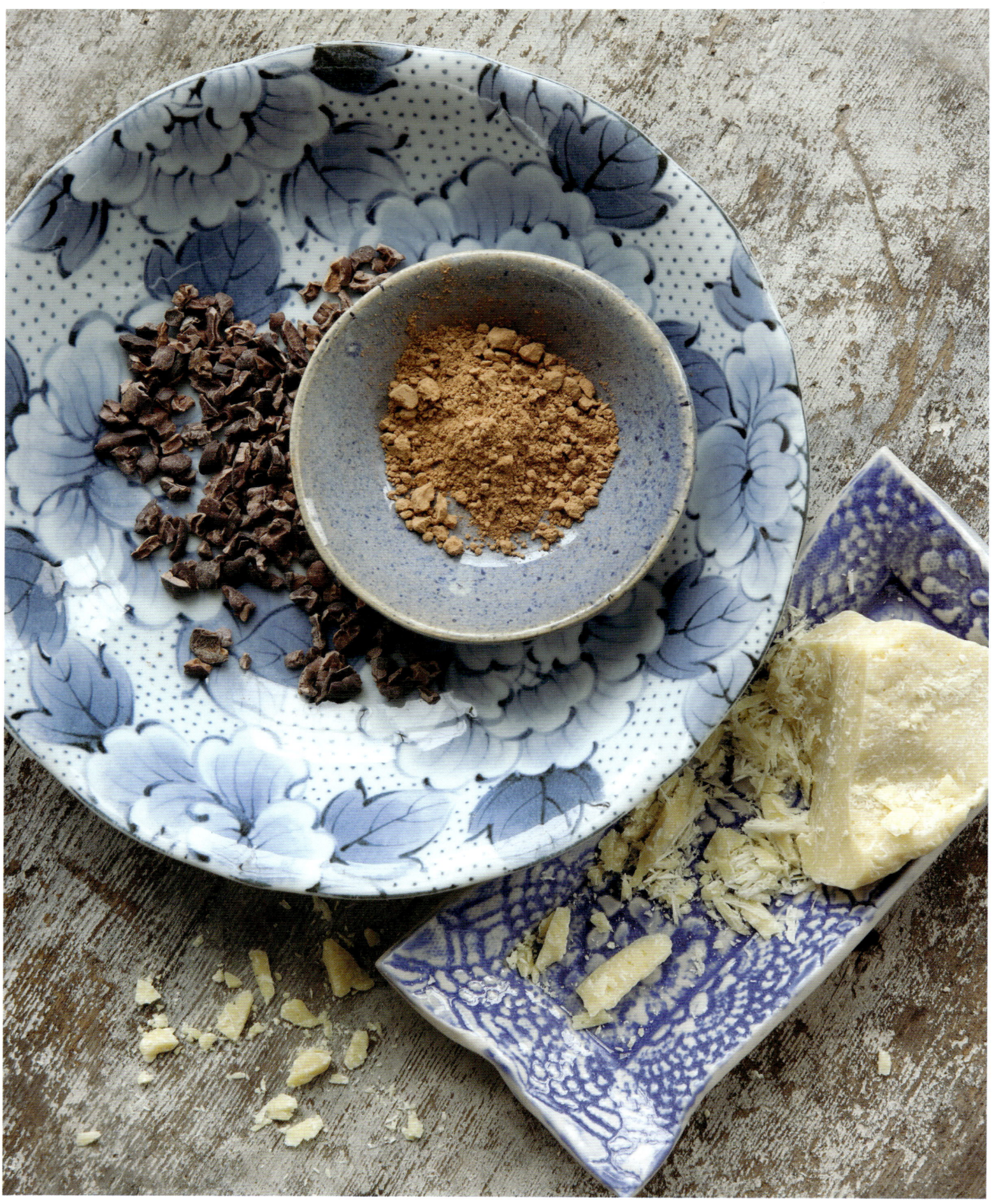

الشوكولاتة والحُب – يحتوي الكاكاو على مركب يُسمَّى الفينيثيلامين، وهو ناقل عصبي يفرزه الدماغ في لحظات النشوة العاطفية، لا سيما عندما تنتابنا مشاعر الحب. ولعل هذا ما يُفسِّر العلاقة العريقة بين الحُب والشوكولاتة في العديد من الثقافات في شتى أنحاء العالم.

كما يحتوي الكاكاو على مادة كيميائية، يُطلق عليها الأناندامید (من الناقلات العصبية الأخرى للمشاعر الممتعة)، والتي تجعلنا نشعر بالرضا والاستمتاع بما حولنا، وهي الفوائد التي نلمسها عن قرب عند تناول الشوكولاتة السوداء الخام العضوية. بيد أننا لا نُحصِّل هذه الفوائد نفسها من تناول شوكولاتة الحليب التجارية، التي تحتوي على ألبان الأبقار، وكمية كبيرة من السكر المكرَّر، وكمية قليلة جدًّا من الكاكاو الفعلي.

الخضراوات

الخضراوات ذات الأوراق الخضراء، والخضراوات الصليبية، والخضراوات ذات الأوراق الخضراء المُرة – الملفوف الأبيض، والقرنبيط، والسلق المضلع، والسلق الملون، والبروكلي ذو البراعم الأرجوانية، والسبانخ، والجرجير، والبقلة، والقرع، وملفوف الكيل، والكيل الأسود (كافولو نيرو)، والخرشوف، والهندباء الحمراء.

تحتوي هذه المجموعة من الخضراوات على كمية كبيرة من الألياف، إضافةً إلى فيتامينات أ، و سي و ك. وتدعم هذه الخضراوات صحة الجلد بدرجة لا تُصدَّق، نظرًا إلى احتوائها على البيتا-كاروتين، وفيتامين سي. كما أن حمض الفوليك الموجود في هذه الخضراوات يجعلها سببًا في تقوية الجهاز العصبي، وفي الوقت ذاته يُعزِّز فيتامين ك من صحة العظام. كما أنَّ هذه الخضراوات يدخل في تكوينها العديد من المعادن، مثل الكالسيوم، والبوتاسيوم، والمغنسيوم، وتحتوي على المُغذيات النباتية ذات الأثر الملموس في العناية بصحة العين.

يُعتقد أن تناول الطعام المُر يساعد في تنشيط براعم التذوُّق، ويُحفِّز إنتاج الإنزيمات وتدفُّق العصارة الصفراء، وجميعها من العوامل المهمة في تعزيز عملية الهضم وامتصاص العناصر الغذائية. كما يعمل المحتوى الكبير من الألياف في الخضراوات المُرة على إزالة رواسب القناة الهضمية.

وتدعم الخضراوات المُرة عملية إزالة سموم الكبد بصورة طبيعية، فللكبد السليم أهمية بالغة في تنظيم نسبة الكوليسترول، والحفاظ على توازن الهرمونات، وتطهير الدم، والتحول الغذائي للدهون.

الخضراوات الصليبية - تشمل القرنبيط، والملفوف، والملفوف الصيني، والبروكلي، وكرنب بروكسل، وغيرها من الخضراوات ذات الأوراق الخضراء. وتحتوي هذه الخضراوات على مركبات تُسمَّى الجلوكوزينولات، التي تنقسم إلى الإيزوثيوساناتس والأندول، وهي مواد ذات تأثير قوي في الوقاية من مرض السرطان.

الأعشاب والتوابل

تعمل التوابل والبهارات على إضفاء نكهة قوية للطعام، كما أنَّها تحتوي على كميات وفيرة من المغذيات النباتية ومضادات الأكسدة، كما أنَّ لها آثارًا طبية قوية؛ فيمكن لبعض التوابل والبهارات المساعدة في خفض مستويات السكر في الدم، بينما يعمل البعض الآخر كمضادات للالتهابات، والبعض بإمكانه علاج الغثيان وللبعض خصائص مضادة للميكروبات.

الهيل – من الأعشاب التي تساعد على الهضم وتنشيط الجسم، إضافةً إلى دوره في منع حدوث امتلاء البطن بالغازات وعسر الهضم، كما يمكن للهيل أن يُسهم في تقليل الانتفاخات. ويحتوي الهيل على كمية كبيرة من مضادات الأكسدة، كما استُخدم بصورة تقليدية في طب «الأيورفيدا» للمساعدة في تخفيف الاكتئاب.

الشطة أو الفلفل الحار – تحتوي على الكابسايسين، وهو مركب يُنشِّط الجهاز الهضمي، ويزيد من معدلات التمثيل الغذائي، إضافةً إلى كونه من المركبات الطبيعية الآمنة لحرق الدهون. ويمكن للشطة أن تخفف الآلام، إذ إنها تعمل على تعزيز إفراز الإندورفين الذي يمنح الإنسان شعورًا جيدًا، وهي في الوقت ذاته من مضادات البكتيريا، ولها دور في قتل البكتيريا التي تنتقل إلى الجسم عبر الطعام.

"الفلفل الحار يحتوي على الكابسايسين، وهو مركب يُنشِّط الجهاز الهضمي، ويزيد من معدلات التمثيل الغذائي، إضافةً إلى كونه من المركبات الطبيعية الآمنة لحرق الدهون".

القرفة – استُخدمت لآلاف السنين باعتبارها عنصرًا طبيًّا، فهي مفيدة بشكل خاص للأفراد الذين يعانون من مشكلات في سكر الدم ومرضى السكري. وقد أظهرت إحدى الدراسات التي أُجريت حديثًا على داء السكري من النوع 2 أن استخدام 1-6 جم من القرفة يوميًّا قد تسبَّب في حدوث انخفاض ملحوظ في نسبة سكر الدم في حال الصيام، وكذا في نسبة

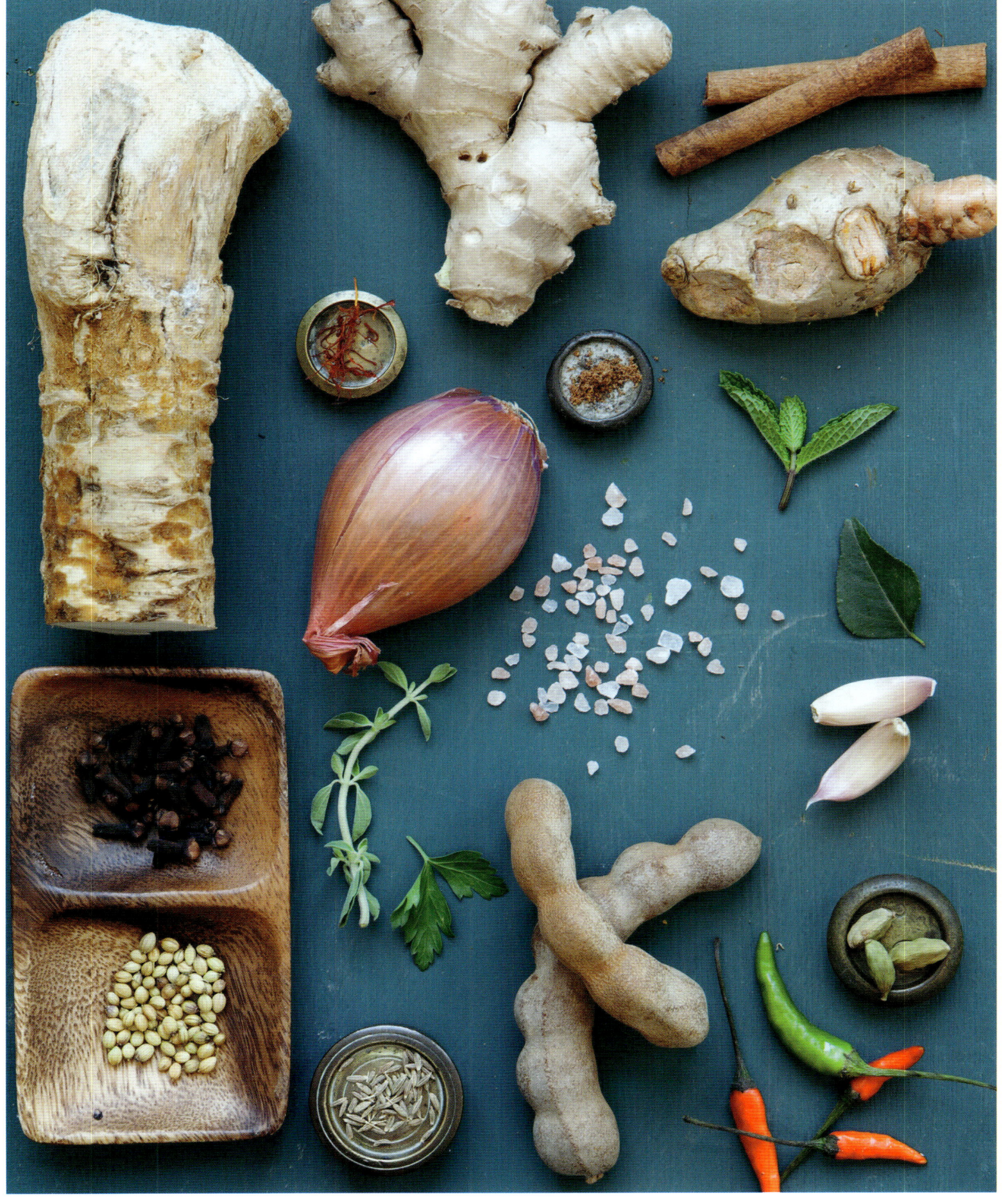

الكوليسترول. ومن المعروف أيضًا أنَّ القرفة لها تأثير إيجابي على الأفراد الذين يعانون من اضطراب نسبة السكر في الدم (انخفاض السكر التفاعلي)، أو ما يُعرف بـ«ما قبل السكري» الذي يحدث عندما تكون نسبة السكر في الدم أو مستويات الجلوكوز عند الحدود العليا من نسبتها الطبيعية. فهؤلاء الأفراد يواجهون خطر تطور حالتهم نحو الإصابة بمرض السكري، ما لم يتبنوا نظامًا غذائيًا محددًا، ونمط حياة مدروسًا للحيلولة دون حدوث ذلك.

القرنفل – تشير الدراسات إلى احتمالية أن يكون للقرنفل تأثير مفيد على التهاب المفاصل، وتعزيز صحة الجهاز الهضمي (وله أيضًا أثر إيجابي في الوقاية من سرطان الأمعاء). وتُعزَى خصائص التخدير الخفيفة في القرنفل إلى وجود مركب يُسمَّى «يوجينول»، وكان يُستخدم بصورة تقليدية في تخفيف ألم الأسنان. كما يمكن للقرنفل أن يساعد في قتل البكتيريا الضارة الموجودة في الجهاز الهضمي. وفي طب الأعشاب التقليدي، استُخدم القرنفل مع خليط من الأعشاب للمساعدة في قتل الطفيليات الموجودة في الجهاز الهضمي.

الكركم – له تاريخ طبي طويل، فقد استُخدم قبل آلاف السنين، نظرًا إلى احتوائه على الكركمين، وهي صبغة مضادة للالتهابات ذات لون أصفر فاتح، ولها التأثير القوي نفسه الذي يُحدثه الأيبوبروفين في علاج الالتهابات. كما أن الكركمين من مضادات الأكسدة القوية، ويحمي الخلايا السليمة من الجذور الحرة التي يمكنها إتلاف الحمض النووي الخلوي والتسبب في الإصابة بمرض السرطان. إضافةً إلى ما سبق، يحتوي الكركم على عامل واقٍ للدماغ يساعد في تخفيض نسبة الكوليسترول في الدم. وقد لاحظت أن بعض الأفراد الذين يعانون من الالتهابات المؤلمة للمفاصل، مثل الروماتيزم، وبعض من يعانون من أنواع الالتهابات الأخرى، مثل الربو، يمكنهم الاستفادة من إدخال الكركم في وجباتهم الغذائية.

> «للكركم تاريخ طبي طويل، فقد استُخدم قبل آلاف السنين، نظرًا إلى احتوائه على الكركمين، وهي صبغة مضادة للالتهابات ذات لون أصفر فاتح، ولها التأثير القوي نفسه الذي يُحدثه الأيبوبروفين في علاج الالتهابات».

الفجل – يساعد في الوقاية من الأمراض التي تُنقل عن طريق الطعام، ويحتوي على مادة كيميائية مضادة للبكتيريا يُطلق عليها أليليسوثيوسيانات. ويدعم الفجل إفراز العصارة الصفراء، وبالتالي فهو يساعد على الهضم من خلال المساهمة في تكسير الدهون

الموجودة في الطعام، وإزالة السموم من الكبد. وقد يُستخدم الفجل في الوقاية من الإصابة بمرض السرطان، نظرًا إلى احتوائه على كمية كبيرة من مركبات مقاومة للسرطان تُسمَّى الجلوكوزينولات، وتعمل على زيادة قدرة الكبد على إزالة سموم المواد المسرطنة، ويمكن لهذه المركبات أن تمنع نمو الأورام. والجلوكوزينولات هي المسؤولة عن الطعم الحار المميز للفجل، والوسابي، والخردل.

الزعفران – استخدمته ثقافات عديدة منذ قديم الأزل كعامل علاجي لمكافحة امتلاء البطن بالغازات، والمساعدة في النوم، والحماية من فقدان الذاكرة. يحتوي الزعفران على نوع من أنواع الكاروتينات يُسمَّى الكروسين، لونه برتقالي داكن، وهو من مضادات الأكسدة القوية، وله تأثير في الوقاية من السرطان ومقاومة الالتهابات.

الثوم – هذا النبات المذهل من المضادات الحيوية الطبيعية القوية، وهو أيضًا مضاد للفيروسات والفطريات، وعامل مساعد في مقاومة البكتيريا، لذا فقد ظل على رأس المعالجات الطبية لآلاف السنين. أما عن فوائده، فهو يُعزِّز المناعة، ويساعد الكبد في إزالة السموم، ويُنظِّم ضغط الدم، ويساعد في خفض الكوليسترول، ويمنع تخثر الدم، لأنَّه يعمل على تخفيف الدم بصورة طبيعية (مما يُقلِّل من احتمالية تكوين الجلطات)، ويحمي القلب والأوعية الدموية والجهاز المناعي بصورة مذهلة.

ملح الهيمالايا الوردي – ملح نقي يكتسي باللون الوردي، ويوجد في جبال الهيمالايا. يحتوي هذا الملح على كمية وفيرة من المعادن النزرة، اللازمة بصورة أساسية لصحة العظام (بخلاف ملح الطعام التجاري الذي جرت معالجته بالتكرير، وتجريده من المعادن). كما أنَّ هذا النوع من الملح يحتوي على نسبة صوديوم أقل من الموجودة في ملح الطعام العادي، مما يسهل على الخلايا امتصاصه. يُعزِّز هذا الملح الطبيعي رطوبة الخلايا، ويُنظِّم ضغط الدم، ويمكنه أيضًا المساعدة في منع تقلص العضلات.

جوز الهند - واحد من أقدم النباتات الغذائية على الإطلاق

جوز الهند الكريمي، أو زبدة جوز الهند، ورقائق جوز الهند، وحليب جوز الهند (المصنوع من عصر لحم جوز الهند المبشور)، وحليب جوز الهند المخفف (المصنوع من نقع جوز الهند في الماء)، وزيت جوز الهند الخام، ودقيق جوز الهند، وماء جوز الهند (السائل الحلو قليلًا الموجود داخل ثمرة جوز الهند الصغيرة الخضراء).

زيت جوز الهند – أكثر الزيوت المشبعة بين جميع أنواع الزيوت النباتية، مما يجعله لا يتأثر بالحرارة لدرجة كبيرة، وبالتالي فهو ممتاز لأغراض الطهي. وبالنسبة إلى الدهون المشبعة التي يحتوي عليها هذا الزيت، فهي نوع خاص جدًّا من الدهون المشبعة متوسطة الحلقات، التي يُطلق عليها حمض الكبريك واللوريك. ولهذه الدهون خصائص قوية في مقاومة الفيروسات والجراثيم، كما أنَّها تساعد في فقدان الوزن. وتشير الدراسات إلى أنَّ هذه الدهون تُسرِّع بالفعل من معدل التمثيل الغذائي للجسم؛ مما يجعل من زيت جوز الهند دهنًا يساعدك في التخلص من الدهون! وكغيره من الأشياء، لا ينبغي الإفراط في استخدام زيت جوز الهند. ويلزمك التأكد من احتواء نظامك الغذائي على باقة متنوعة من الأطعمة الغنية بمختلف الدهون الصحية. فبالإضافة إلى استخدام زيت جوز الهند الخام، يمكنك استخدام زيت الزيتون البكر الممتاز المضغوط على البارد وغيره من مصادر الدهون الصحية، مثل: الأفوكادو، والمكسرات الخام والبذور (والزيوت المستخرجة منها بالضغط على البارد).

الفواكه

تعدّ الفواكه مصدرًا رائعًا للفيتامينات، والمعادن والألياف، شريطة عدم الإفراط في تناولها (وذلك لأنَّها تحتوي على كميات كبيرة من السكر الطبيعي)، وبالتالي فهي إضافة ممتازة وصحية لنظامك الغذائي.

الأفوكادو – غني بفيتامين إي، المضاد للأكسدة، الذي يُعزِّز مناعة الجسم، ومجموعة فيتامينات ب (وبالأخص ب5، المقاوم للإجهاد)، التي تُنشِّط الجسم، وتُعزِّز الحالة المزاجية، والدهون الأحادية غير المشبعة المفيدة للجسم، والبوتاسيوم. وللأفوكادو فوائد جليلة للجلد، والجهاز المناعي، كما أنَّه يُخفِّف من الإجهاد.

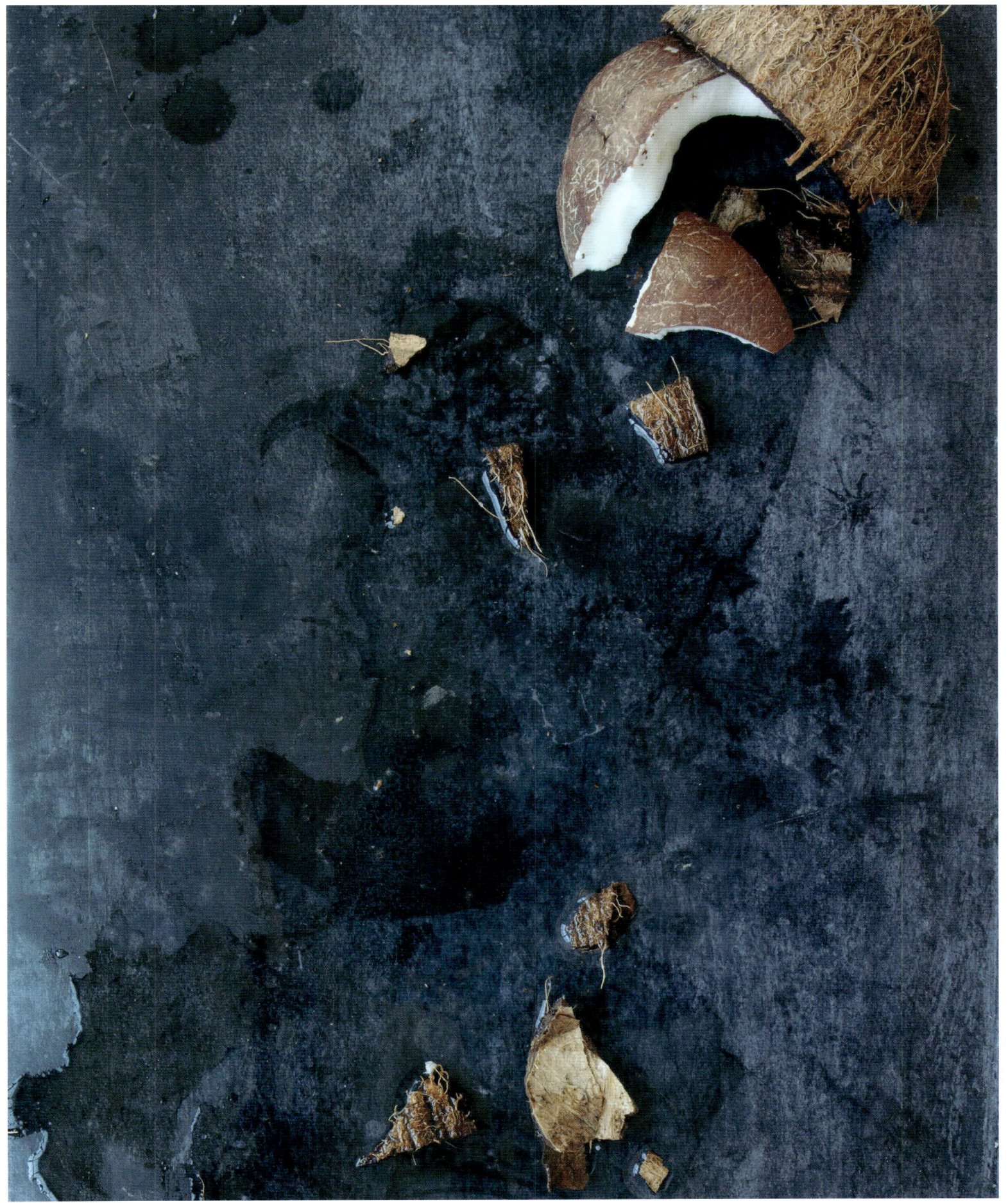

الليمون – من الفواكه القلوية التي تعمل على إزالة السموم. يدعم الليمون عمل الجهاز الهضمي، وهو مليء بفيتامين سي المقوي للمناعة والمُعزِّز لصحة الجلد. وقد أظهرت الدراسات أن له خصائص مضادة للبكتيريا.

التوت الأحمر، والأزرق، والأرجواني، مثل توت العليق والتوت البري – يُعدُّ من الفواكه التي تساعد في خفض نسبة السكر في الدم، وبالتالي لا يتسبَّب في حدوث تقلُّب في نسب السكر في الدم، كما هي حال بعض الفواكه الأخرى، نظرًا إلى احتواء التوت على كمية منخفضة من «الفركتوز»، إضافةً إلى احتوائه على نسبة كبيرة من الألياف. ومما يُميِّز التوت، أنَّه يحتوي على كمية كبيرة من مضادات الأكسدة، بما في ذلك مضادات الهيستامين (الكيرسيتين، والبروانثوسيانيدينز). وتعمل مضادات الأكسدة هذه على مقاومة الالتهابات، وحماية القلب والأوعية الدموية، ومقاومة أعراض الشيخوخة، وذلك لتصديها للجذور الحرة التي تدمر الخلايا وتُسهم في ظهور أعراض الشيخوخة.

باشن فروت (المعروفة بزهرة الآلام) – هذه الفاكهة من الفواكه الغنية بفيتامين سي، وهو من مضادات الأكسدة التي تحمي الجسم من الجذور الحرة المدمرة، وتمنع أعراض الشيخوخة المبكرة، وتساعد في تقوية جهاز المناعة. وتحتوي هذه الفاكهة أيضًا على فيتامين أ، وهو من الفيتامينات الأساسية للحفاظ على جودة البصر، وصحة الجلد، ونمو الخلايا وتكاثرها. إضافةً إلى ما سبق، تحتوي فاكهة باشن فروت على كمية لا بأس بها من الحديد، ومضادات الأكسدة التي تُعزِّز الإبصار، والألياف التي تُنظِّم حركة الأمعاء.

الحبوب القديمة والحبوب الكاذبة

الحبوب القديمة والحبوب الكاذبة هي نباتات لم يطرأ عليها تغير يذكر، جراء التهجين الانتقائي، على مدى قرون عدة، قد تصل إلى آلاف السنين. والعديد من هذه الحبوب تتميز بخلوها من الجلوتين بصورة طبيعية، وكذا بسهولة هضمها مقارنة بالعديد من الحبوب الحديثة، التي تم تعديلها وتهجينها على نطاق واسع، مما تسبب في سلب العديد من عناصرها الغذائية وتحويلها إلى حبوب صعبة الهضم.

الشعير المقشور – تُعدُّ حبوب الشعير الكاملة من أقدم الحبوب المزروعة في العالم. والشعير من المصادر الكبيرة للألياف، لذا فهو يساعدنا في الشعور بالشبع، ويعمل على استقرار نسبة السكر في الدم، ويُحفِّز المعدة على هضم الطعام والتخلُّص من الفضلات. كما أنه يحتوي على المغنسيوم المعدني اللازم للاسترخاء، والسيلينيوم المضاد للأكسدة.

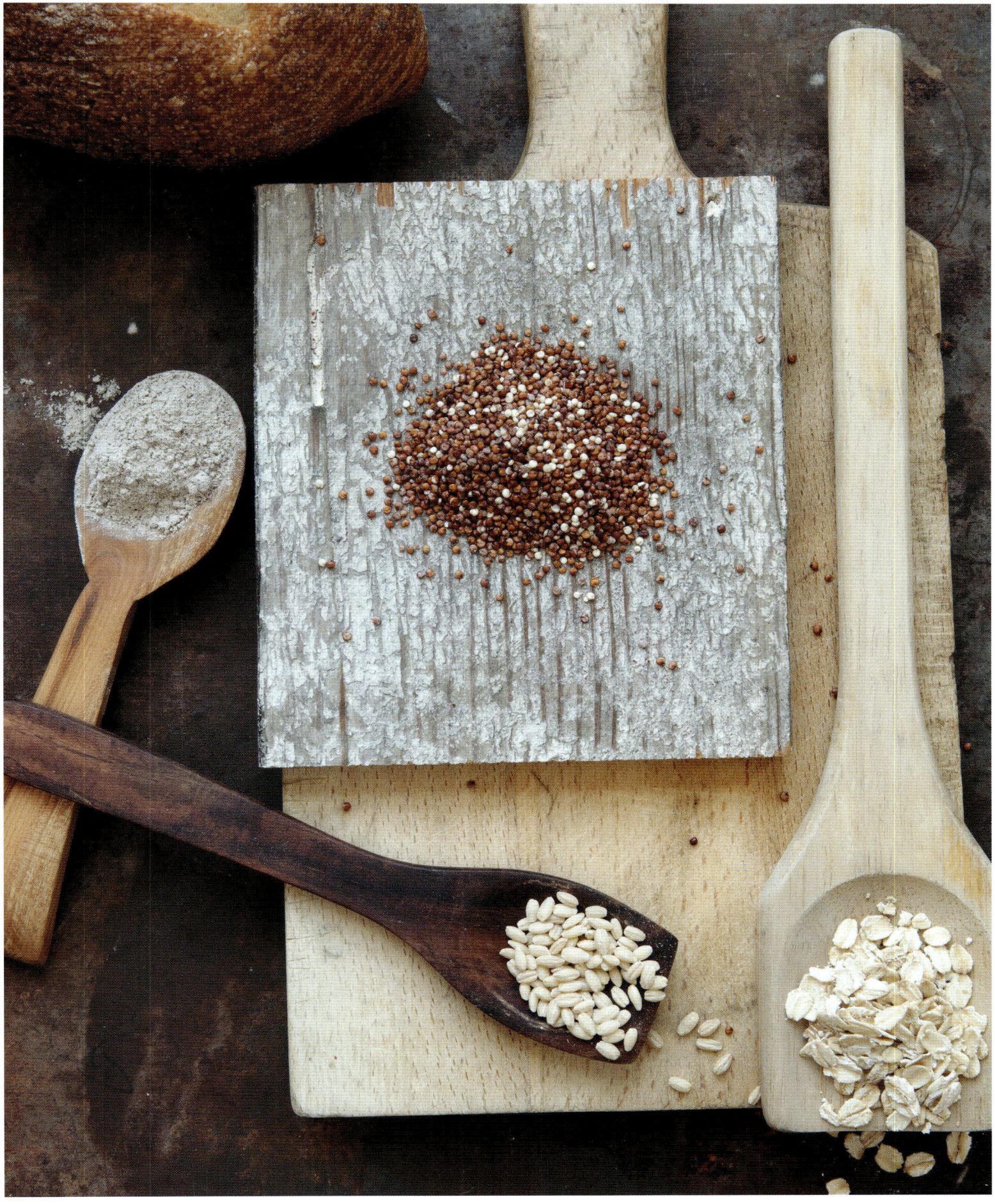

الشوفان – مصدر مُركَّز للألياف والعناصر الغذائية، كما أنه غني بالمعادن، مثل: الفسفور، والسيلينيوم، والمغنسيوم، والحديد، إضافةً إلى فيتامين ب1. وقد أشارت الدراسات إلى أن تناول الشوفان يُسهم في خفض نسبة الكوليسترول، ويُنظِّم مستويات السكر في الدم. وقد اكتشف العديد من الأفراد أنَّ تناول الشوفان الغني بالألياف يساعد في الذهاب إلى دورة المياه بصورة أكثر انتظامًا وسهولة.

دقيق الحنطة السوداء – لا تندرج الحنطة السوداء تحت قائمة الحبوب، لكنها في الواقع بذور مستخرجة من الفاكهة، وهي غنية بمركبات الفلافونويد (الروتين والكيرسيتين) المضادة للأكسدة، والتي لها فوائد عظيمة تتعلَّق بالقلب والأوعية الدموية. يساعد مركب الروتين في تقوية الأوعية الدموية، مما يجعلها أقل عرضة للتلف. وقد ارتبطت الأنظمة الغذائية التي تحتوي على الحنطة السوداء بمخاطر منخفضة من زيادة نسبة الكوليسترول وارتفاع ضغط الدم.

وبالنسبة إلى الكيرسيتين، فهو من مضادات الهيستامين الطبيعية، مما يجعله ذا فائدة كبيرة للذين يعانون من حمى القش، والمشكلات الأخرى المرتبطة بالحساسية التي تنطوي على إفراز الهيستامين، بما في ذلك الربو التحسسي. وتحتوي الحنطة السوداء على كمية كبيرة من المغنسيوم المهدئ، وهو من المعادن التي تعمل على استرخاء العضلات وتغذية الجهاز العصبي، ومن فيتامين «ب5» المقاوم للإجهاد، ومن البروتين عالي الجودة.

دقيق جوز الهند – يُصنع هذا الدقيق من لحم جوز الهند المجفف. ويتميَّز هذا الدقيق باحتوائه على كمية كبيرة من البروتين، والألياف، والدهون المفيدة، كما أنَّه يساعد في خفض نسبة السكر في الدم بدرجة أكبر من دقيق القمح الأبيض (الذي يُطلق سكرياته ببطء أكثر)، لذا فهو مفيد لمرضى السكري، لأنَّه لا يتسبَّب في تقلُّب مستويات السكر في الدم. ولهذا الدقيق فوائد تعود على الذين يعانون من مشكلات في الهضم نتيجة تناول القمح، فدقيق جوز الهند دقيق طبيعي، وهو في الوقت ذاته خالٍ من الجلوتين.

دقيق الحمص – يُصنع هذا الدقيق من حبوب الحمص الصغيرة التي تكون خالية بصورة طبيعية من الجلوتين والقمح. ويحتوي هذا النوع من الدقيق على المزيد من البروتين، وعلى نسبة أقل من الكربوهيدرات الموجودة في دقيق القمح، لذلك فهو مفيد جدًّا لمرضى السكري. ويُعدُّ هذا الدقيق مصدرًا ممتازًا لحمض «الفوليك» (أحد أنواع فيتامينات ب)، والمعادن، بما في ذلك الحديد، مما يجعله خيارًا جيدًا للذين يرغبون في زيادة مستويات الطاقة لديهم.

دقيق التابيوكا - يُصنع هذا الدقيق من نشا نبات الكسافا الذي يُزرع في أمريكا الجنوبية. ويتميَّز هذا الدقيق بخلوه بصورة طبيعية من القمح والجلوتين، لذا فهو من الأطعمة منخفضة الحساسية. ويُستخدم دقيق النشا في زيادة سمك المخبوزات وجعلها تنتفخ، ومن الممكن أيضًا خلطه مع أنواع بديلة من الدقيق واستخدامه بكميات صغيرة في صناعة المخبوزات المحلاة والحلويات.

دقيق الأرز - دقيق خالٍ من الجلوتين والقمح بصورة طبيعية، ومُصنَّع من الأرز البُني والأبيض المطحون. يحتوي هذا النوع من الدقيق على البروتين، والمعادن، ومجموعة فيتامينات ب، التي لها دور جوهري في تعزيز الحالة المزاجية، وتوليد الطاقة، ومساعدة الدماغ في أداء وظائفه.

دقيق الكستناء - دقيق قليل الدهون (الكستناء هي النوع الوحيد بين المكسرات الذي يتميَّز بقلة الدهون)، وغني بالألياف، وفيتامين سي، والبروتين. كما يحتوي هذا الدقيق على مجموعة فيتامينات ب اللازمة لصحة الجهاز العصبي وتوليد الطاقة.

خبز العجين المخمَّر - يخمَّر هذا النوع من الخبز ببطء، ويحتوي على نسبة جلوتين أقل من أي نوع آخر من أنواع الخبز. وبالنسبة إلى الجلوتين، فهو المكوِّن الرئيسي للحبوب (مثل: القمح، والجاودار)، ومنتجات الحبوب (مثل الخبز). ويصعب على بعض الأفراد هضم منتجات الجلوتين، إذ قد تُسبِّب لهم انتفاخات وإمساكًا. وقد لاحظت أنَّ العديد من عملائي يتعذَّر عليهم تناول الخبز العادي نتيجة لما يُسببه من انتفاخات وغيرها، غير أنَّهم يسهل عليهم تناول الخبز المخمَّر دون معاناة من أي مشكلات. ولعل السبب في ذلك أنَّه خلال عملية التخمير تقوم البكتيريا المفيدة بتكسير بروتينات الجلوتين، مما يتسبَّب في تقليل محتوى الجلوتين، أو إزالته بالكلية من العجين. ولا يحتوي الخبز المخمر الحقيقي على الخميرة، بل يستخدم بكتيريا حمض اللبنيك عصوية الشكل كبديل عنها، كما أنَّ هذا الخبز يُعدُّ على درجة حرارة منخفضة، ويستغرق مدة أطول، وبالتالي يحافظ على القيمة الغذائية للحبوب.

الكينوا - أقل الحبوب الزائفة تسببًا في الحساسية على الإطلاق. تُعدُّ الكينوا من الحبوب الخالية بصورة طبيعية من القمح والجلوتين، وهي مصدر غني جدًّا للمغنسيوم والكالسيوم والمنجنيز، كما أنَّها مصدر رائع للبروتين. وتتميَّز الكينوا بكونها من البروتينات القليلة الكاملة من غير المصادر اللحمية، مما يعني أنَّها تحتوي على جميع الأحماض الأمينية الأساسية. كما تحتوي الكينوا على كميات وفيرة من فيتامين ب2، وفيتامين إي، والألياف الغذائية. كما أنَّها مصدر جيد للحديد المُنشِّط، والزنك المُعزِّز للمناعة.

الألبان

من الممكن أن تمثّل منتجات الألبان الطبيعية، كاملة الدسم، العضوية والغنية ببكتيريا البروبيوتيك إضافة متميزة لنظامك الغذائي وأن تسهم في تعزيز صحة الأمعاء والجهاز المناعي. أما إذا كان تناول منتجات الألبان يسبب لك الانتفاخ، أو يفاقم من مشكلة حب الشباب، أو مشاكل الجيوب الأنفية أو يسبب لك أعراضًا أخرى، فبلا شك يجب عليك أن تتجنبها.

> " تُوصف اللبنة بكونها من الأغذية الواعية، والغنية ببكتيريا «البروبيوتيك» المفيدة التي تدعم صحة الجهاز الهضمي، وبالتالي فإنَّ اللبنة تُسهم في الحدِّ من مشكلات الجهاز الهضمي، مثل الانتفاخات".

اللبنة (جبن الزبادي) – هي زبادي جَرَت تصفيته من مصل اللبن كي يُصبح ذا ملمس كريمي أكثر كثافةً، وسُمكًا وتماسكًا. ويمكن استخدام اللبنة في الوصفات حلوة أو مالحة المذاق. أما عن عملية تصفية الزبادي فتعني أنَّ اللبنة تحتوي على نسبة لاكتوز أقل من الزبادي غير المصفى. وتُوصف اللبنة بكونها من الأغذية الواعية، والغنية ببكتيريا «البروبيوتيك» المفيدة التي تدعم صحة الجهاز الهضمي، وبالتالي فإنَّ اللبنة تُسهم في الحدِّ من مشكلات الجهاز الهضمي، مثل: الانتفاخات، واضطراب الهرمونات (خصوصًا خلال فترة الدورة الشهرية)، وتساعد أيضًا في تقوية مناعة الجسم - فأمعاء الإنسان لها دور مهم في قيام جهاز المناعة بوظيفته.

جبن وزبادي الماعز والأغنام – تُعدُّ منتجات ألبان الأغنام من المصادر المتميِّزة للكالسيوم والزنك، وهي أفضل بكثير من منتجات ألبان الأبقار. ويجد بعض الأفراد سهولة في هضم حليب الماعز وأجبانها، نظرًا إلى احتوائها على كمية لاكتوز أقل من غيرها، إضافةً إلى اختلاف بنية البروتين فيها (كما أنَّها تحتوي على نسبة كالسيوم أعلى من الموجودة في حليب الأبقار). ويُسهم زبادي الأغنام والماعز، الذي يحتوي على البكتيريا الحية، في دعم عملية الهضم، نظرًا إلى كونه من الأطعمة المخمرة الغنية بالإنزيمات وبكتيريا «البروبيوتيك» المفيدة. لذا، فهذه المنتجات من المصادر الجيِّدة للعناصر الغذائية، بما في ذلك معدن البوتاسيوم، الذي يُعزِّز عملية التمثيل الغذائي. وأشير هنا إلى أهمية حليب الإبل الخام باعتباره من الأطعمة الغنية جدًّا بالعناصر الغذائية، فهو يحتوي على كمية من فيتامين «سي» والحديد تفوق الموجودة في حليب الأبقار. وقد أظهرت الدراسات الأولية احتمالية الاستفادة من حليب الإبل في التعامل مع مرض السكري.

الكفير – يمكن أن يُصنع من حليب الأبقار، والماعز، والأغنام، والإبل، وكذا يمكن صنعه من حليب المكسرات، إذ تُسهم إضافة حبوب الكفير للحليب في إنتاج حليب مخمَّر يدخل في بعض الصناعات، مثل الزبادي القابل للشرب. وعلى الرغم من أن «حبوب الكفير» لا تمت للحبوب بصلة، لكنها مزيج دقيق من الخميرة والبكتيريا.

تقوم حبوب الكفير بتخمير الحليب الخام في حوالي 24 ساعة، وتُحوِّل الحليب إلى شراب «بروبيوتيك» غذائي ممتاز (كفير)، وهو شراب مكرَّر بصورة طبيعية، وله العديد من الفوائد الطبية. فالكفير يحتوي على نسب عالية من فيتامين ب12، والكالسيوم، والمغنسيوم، وفيتامين ك2، والبيوتين، والفولات، والإنزيمات، والبروبيوتيك، ويمكن للكفير المساعدة في تعزيز المناعة، ودعم صحة الأمعاء، كما وجد أنَّ له تأثيرات إيجابية في علاج الحساسية والربو. ومن الجميل أنك تستطيع صنع الكفير بنفسك في المنزل أو شراءه جاهزًا.

المُحليات البديلة

يمكن استخدام السكريات الطبيعية غير المكرَّرة في تحلية الأطعمة، فهي تمنح الوجبات كميات من المعادن، والألياف والفيتامينات، بجانب طعمها الحلو. غير أنَّه يتعين تناولها باعتدال، فحتى السكريات الطبيعية إذا ما تم الإفراط في تناولها فقد تتسبب في حدوث مشكلات السكر في الدم.

> **يُعدُّ التمر واحدًا من أكثر الأطعمة القلوية على الإطلاق، وهو أيضًا من أكثرها احتواءً على المركبات المقاومة للسرطان والمضادة للأكسدة".**

التمر ودبس التمر الخام – يمكن أن يُوصف التمر بأنَّه طعام مثالي، فهو يمنح الجسم مجموعة كبيرة من المغذيات الأساسية والفوائد الصحية المحتملة. يحتوي التمر على مجموعة فيتامينات ب، والعديد من المعادن، بما في ذلك الحديد، والمغنسيوم، والزنك، والسيلينيوم. كما أنه مصدر غني لألياف بيتا-د-جلوكان، وهي نوع من الألياف تُبطِّئ امتصاص السكر من الأمعاء الدقيقة مما يحافظ على استقرار مستويات سكر الدم. كما تساعد ألياف بيتا-د-جلوكان في الحفاظ على انتظام حركة الأمعاء. إضافةً إلى ما سبق، يُعدُّ التمر واحدًا من أكثر الأطعمة القلوية على الإطلاق، وهو أيضًا من أكثرها احتواءً على المركبات المقاومة للسرطان والمضادة للأكسدة.

سكر أزهار جوز الهند، أو سكر نخيل جوز الهند – سكر طبيعي يُصنع من العصارة المجففة لنبات جوز الهند، الذي يحتوي، بخلاف سكر المائدة الأبيض، على بعض العناصر الغذائية والمعادن النزرة، كالحديد، والزنك، والكالسيوم، والبوتاسيوم، إضافةً إلى بعض الأحماض الدهنية قصيرة السلسلة، ومضادات الأكسدة. كما يحتوي هذا السكر على ألياف يُطلق عليها الإينولين، التي قد تُبطِّئ من امتصاص الجلوكوز، ولعل هذا هو السبب في أن سكر جوز الهند قد أظهر نسبة منخفضة في مؤشر نسبة السكر في الدم، مقارنةً بالسكر المكرَّر.

العسل الخام – وهو العسل الذي لم يُبستر (أي يُعالج حرارياً) أو يُصفَّى، وبالتالي فهو أفضل بكثير للإنسان من العسل المنتج تجاريًّا، بسبب احتفاظه بمحتوى العناصر الغذائية الطبيعية. ويتميَّز العسل الخام بكونه غنيًّا بالفيتامينات والمعادن، بما في ذلك فيتامينات ب2، وب6، والحديد، ومركبات الفلافونويد المضادة للأكسدة (وبعضها يساعد في منع تصلب الشرايين)، وآثار حبوب اللقاح والبروبوليس. وقد وُجِد أنَّ للبروبوليس خصائص قوية مضادة للبكتيريا، كما أنَّه مفيد جدًّا في التعافي من نزلات البرد، والأنفلونزا، والتهابات الحلق.

دبس الرمان والسفرجل والتفاح – تنوع فريد بين الحلو والحامض، تُسخن فيه هذه العصائر وتُخلط مع كمية قليلة من السكر أو سكر جوز الهند وعصير الليمون. يحتوي الرمان على كمية من مركبات البوليفينول المضادة للأكسدة، تفوق معظم الفواكه الأخرى، كما أنه غني بفيتامين سي، لذا فهو مفيد لتعزيز المناعة والعناية بالجلد.

المشمش المجفف – يحتوي على نسبة عالية من الألياف، وهو مصدر كبير للبوتاسيوم، الذي يساعد في بناء العضلات وتحويل الطعام الذي نتناوله إلى طاقة، لذا فإن تناول الطعام الغني بالبوتاسيوم يساعدنا في فقدان الوزن. كما يحتوي المشمش أيضًا على الحديد و«الكاروتينات» المضاد للأكسدة، مثل: الليكوبين واللوتين، التي تُسهم في تعزيز صحة العين والإبصار، ومنع حدوث الضمور البقعي للعين وإعتام عدسة العين.

الزبيب الأرجواني المزرق وزبيب الكشمش – هما من المصادر الغنية بمضادات الأكسدة، مثل مركبات البوليفينول، وهي معروفة بتقليل خطر الإصابة بأمراض القلب والأوعية الدموية. كما يحتوي الزبيب على فيتامينَي ب1 وب6، اللازمين لتعزيز التركيز والذاكرة والطاقة والهضم، إضافةً إلى الحديد، اللازم لإنتاج خلايا الدم الحمراء وتوليد الطاقة. ومما يُميِّز الزبيب، أنَّه يحتوي على كمية كبيرة من الألياف التي تدعم صحة الجهاز الهضمي، وقد يُحفِّز الزبيب الأرجواني المزرق على تنظيم حركة الأمعاء، لذا يستخدمه البعض في علاج الإمساك.

مكوِّنات أخرى

خل التفاح الخام – يمكن الحصول على خل التفاح الخام من خلال عملية تخمير التفاح. وننصح بتفادي أنواع الخل الشفافة تمامًا التي تراها على رفوف المتاجر، ولتستخدم بدلًا منها خل التفاح العضوي، الخام غير المعالَج، الذي يبدو لونه داكنًا وبُنيًّا. وللتعرُّف عليه، ستجد في داخله مادة طافية تشبه خيوط العنكبوت، وتُعرف باسم «الأم»، وتتكوَّن من خيوط البروتينات، والإنزيمات والبكتيريا المفيدة.

وقد أظهرت الأبحاث التي أُجريت على خل التفاح الخام للوقوف على فوائده المتعلِّقة بسكر الدم، أنَّ له دورًا ملحوظًا في زيادة حساسية الأنسولين، وخفض معدل الارتفاع في نسب الأنسولين والجلوكوز التي تحدث بعد تناول الوجبات بصورة كبيرة. لذلك، يمكن أن يكون هذا الخل مفيدًا للأفراد الذين يعانون من داء السكري من النوع 2، ومَن يعانون من أعراض ما قبل السكري. إضافةً إلى ما سبق، فلخل التفاح الخام فوائد تتعلَّق بالحفاظ على مستويات سكر الدم عند نسبها السليمة.

وقد يساعد خل التفاح أيضًا الإنسان في الإقلال من كميات الطعام، ذلك لأنَّ خل التفاح يحتوي على الكثير من حمض الخليك. وعندما أُضيف هذا الخل إلى الوجبات عالية الكربوهيدرات، وُجِد أنَّه يُسهم في خفض مستوى السكر في الدم، ويُحسِّن من استجابة الأنسولين للأطعمة، مما يجعل الإنسان يشعر بالشبع. وتشير الدراسات الأولية إلى أنَّ هذا الخل يمكن أن يساعد في إنقاص الوزن، إضافةً إلى كونه من العوامل المساعدة في عملية الهضم، نظرًا إلى دوره في تكسير الطعام، وبالتالي فهو يساعد في زيادة امتصاص العناصر الغذائية.

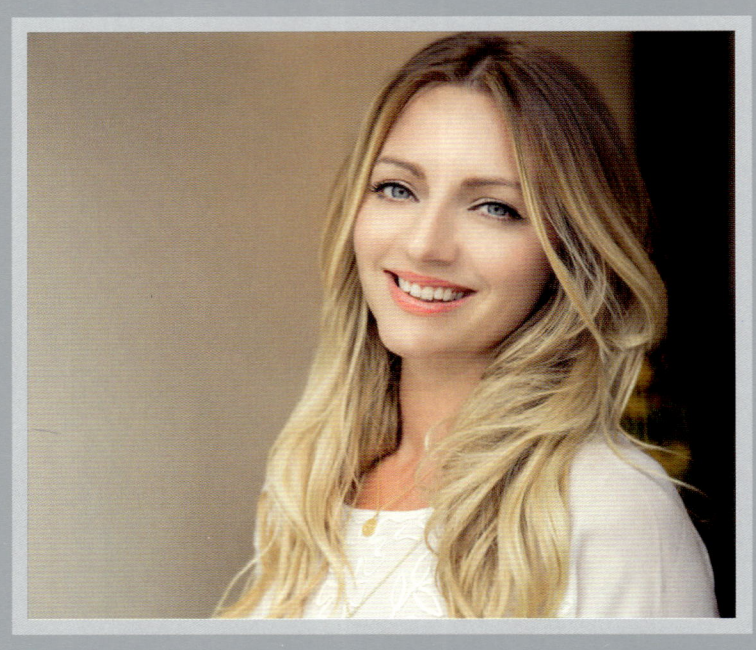

نحو حياة هنية ومتوازنة

آمل أن يسهم تبني القارئ الكريم لمبادئ الأكل الصحيّ واستخدامه للوصفات التي سطّرتها في هذا الكتاب في استكشافه لمواطن البهجة الكامنة في اتباع نظام غذائيّ صحيّ، كما آمل أن يقف بنفسه على مدى تأثير ذلك على صحته ونشاطه. وفي حال بدا تحقيق هذه التغيرات صعب المنال في البداية، فلا داعي للقلق، إذ إنَّ ما يتحتم عليك هو التريث في التعامل مع هذه التغيرات والعمل على إدخالها ببطء وبشكل تدريجيّ حتى تنعكس في صورة تحسينات تجد صداها في نظامك الغذائيّ. ففي بادئ الأمر، يمكنك تناول المزيد من الخضروات الطازجة؛ وليكن هدفك التالي هو تقليل حجم الوجبات التي تتناولها من خلال الأكل بطريقة واعية؛ ولتكن هذه هي نقطة الانطلاقة التدريجية نحو خفض كميات السكر المكرّر الذي تتناوله. ولعل الفوائد الجمّة التي ستلحظها بعينك وتلمسها بنفسك فور إحداثك هذه التغييرات تكون خير معين لك نحو تبني المزيد من العادات الصحية.

أما إن كنت من أنصار نهج "كلّ شيء أو لا شيء"، ممن تحدوهم نزعة عارمة نحو تغيير العديد من الأشياء دفعة واحدة، فلا تدع شيئًا يوقفك! فمما ينبغي التسليم به أنَّنا جميعًا مختلفون، وهو ما ينعكس بدوره على الطرق التي تجدي نفعًا مع كل منا.

ومما أودّ التأكيد عليه أنَّ زمام صحتك يقع، إلى حد بعيد، في يدك، وهذا خلافًا لما اعتقدناه لحقبة طويلة من الزمن بأنَّ صحتنا مرتهنة بجيناتنا وتقع تحت وطأتها. وثمّة برهان لما ذكرته يكمن في أنَّ الصحة الجيدة تعتمد بدرجة كبيرة على عدد من العوامل التي تقع في الغالب في نطاق سيطرتنا. فكيفية الأكل، ونمط الحياة، والسموم التي نتعرض لها، والتمارين التي نقوم بها (أو لا نقوم بها)، والطريقة التي نتعامل بها مع الإجهاد، بل حتى الآليات التي نتّبعها في التفكير، جميعها عوامل يمكنها أن تسهم في تنظيم التعبير الجينيّ وأن تحول دون الإصابة بالأمراض، بما في ذلك بعض الأمراض الوراثية. فلقد ثبت أنَّ معظم جيناتنا قابلة للتعديل وأنَّنا نغيّرها بالفعل طوال حياتنا من خلال ما نمارسه من عادات وسلوكيات. لذا، يمكنني القول بأنَّ الطعام الذي نتناوله ونمط الحياه الذي ننتهجه يمكنهما تغيير مسار صحتنا بشكل جوهريّ، مما يدفعني لتشجيعك أيها القارئ الكريم على الاستفادة من المعلومات التي في ثنايا هذا الكتاب في إحداث تغير إيجابيّ في كيفية تناولك للطعام ونمط حياتك، وذلك كي تصبح عاملًا مؤثرًا في صياغة عافيتك وحيويتك.

مع خالص الحب والتقدير،

زوي بالمر-رايت

الفهرس

نهج متوازن (فلسفتي للطعام) _____ 39

حياة هنية ومتوازنة (إرشادات) _____ 40-43

حياة هنية ومتوازنة (ملاحظة ختامية للمؤلف) _____ 165

مسحوق كرز أسيرولا:

- لاف بوشن الشوكولاتة والتوت (السموثي والمشروبات) _____ 49

بهارات بيمينتو:

- الدجاج المغربي مع الليمون والزيتون المخلل (الغداء والعشاء) _____ 107

اللوز:

- كيك اللوز مع المشمش والهيل (الوجبات الخفيفة والحلويات) _____ 126

- لقيمات بليونير (الوجبات الخفيفة والحلويات) _____ 130

- ألواح الكاكاو وتوت الغوجي (الوجبات الخفيفة والحلويات) _____ 132

- حساء جازباتشو (الغداء والعشاء) _____ 78

- اللبنة مع اللوز المحمّص وعسل اللافندر (الوجبات الخفيفة والحلويات) _____ 129

- حليب المكسرات (السموثي والمشروبات) _____ 57

حليب اللوز:

- لاتيه تشاي ماتشا (السموثي والمشروبات) _____ 49

الأنشوفة:

- ريزوتو الشعير مع الليمون والزيتون المخلل (الغداء والعشاء) _____ 120

- سلطة الكينوا والحمص مع الخرشوف والجرجير (الغداء والعشاء) _____ 122

- سمك الحمرة المشوي بالتمر الهندي (الغداء والعشاء) _____ 119

الحبوب القديمة والحبوب الكاذبة (دليل مكوّنات الطعام الصحية والمفيدة): الشعير المقشور، والشوفان، و(دقيق) الحنطة السوداء، وخبز العجين المخمّر، والكينوا والدقيق البديل للقمح والخالي من الجلوتين، مثل دقيق جوز الهند، والحمص، والتابيوكا، والأرز والكستناء _____ 156-159

دبس السفرجل والتفاح:
- سلطة الهندباء البرية، والشمر والتفاح مع السلمون الحار المدخّن (الغداء والعشاء) _____ 86
- سلطة المأكولات البحرية بصوص النعناع، والليمون ونبات الكبر (الغداء والعشاء) _____ 88

التفاح:
- بيرشير موسلي مع فاكهة باشن فروت (المعروفة بزهرة الآلام) وجوز الهند (الافطار) _____ 69
- سلطة الهندباء البرية، والشمر والتفاح مع السلمون الحار المدخّن (الغداء والعشاء) _____ 86
- سوبر جرين ديتوكس (عصير التخلص من السموم) (السموثي والمشروبات) _____ 55
- سلطة الكرنب الحلو والحامض (الغداء والعشاء) _____ 111

المشمش:
- كيك اللوز مع المشمش والهيل (الوجبات الخفيفة والحلويات) _____ 126
- لقيمات بليونير (الوجبات الخفيفة والحلويات) _____ 130

زيت أرجان:
- سلطة الفول، والشمر والأفوكادو مع الدجاج (الغداء والعشاء) _____ 94

الخرشوف:
- سلطة الكينوا والحمص مع الخرشوف والجرجير (الغداء والعشاء) _____ 122

الهليون:
- فريتاتا الهليون (الافطار) _____ 64

الأفوكادو:
- قهوة كولد برو العربية بالهيل (السموثي والمشروبات) _____ 53
- سلطة الفول، والشمر والأفوكادو مع الدجاج (الغداء والعشاء) _____ 94
- لاتيه تشاي ماتشا (السموثي والمشروبات) _____ 49
- بيري الفانيليا الدسم (السموثي والمشروبات) _____ 51
- غموس الفول المهروس مع الخبز المفرود (الوجبات الخفيفة والحلويات) _____ 135
- سلطة الكينوا والحمص مع الخرشوف والجرجير (الغداء والعشاء) _____ 122
- حساء الجرجير والأفوكادو مع فيردي صلصة الكزبرة (الغداء والعشاء) _____ 82
- سلطة خضروات "زنجي" الرائعة (الغداء والعشاء) _____ 115

الموز:
- قهوة كولد برو العربية بالهيل (السموثي والمشروبات) _____ 53
- لاتيه تشاي ماتشا (السموثي والمشروبات) _____ 49

49	- لاف بوشن الشوكولاتة والتوت (السموثي والمشروبات)
51	- ماتشا ديفاين الشوكولاتة والموز (السموثي والمشروبات)

لقاح النحل:

51	- ماتشا ديفاين الشوكولاتة والموز (السموثي والمشروبات)

الشمندر:

84	- سلطة الشمندر والهندباء البرية مع روب لبن الماعز بالفجل الحار (الغداء والعشاء)
115	- سلطة خضروات "زنجي" الرائعة (الغداء والعشاء)

التوت (المشكّل):

49	- لاف بوشن الشوكولاتة والتوت (السموثي والمشروبات)
51	- بيري الفانيليا الدسم (السموثي والمشروبات)

المكسرات البرازيلية:

130	- لقيمات بليونير (الوجبات الخفيفة والحلويات)
132	- ألواح الكاكاو وتوت الغوجي (الوجبات الخفيفة والحلويات)
75	- جرانولا سوبر بري (الافطار)

الفول:

94	- سلطة الفول، والشمر والأفوكادو مع الدجاج (الغداء والعشاء)
135	- غموس الفول المهروس مع الخبز المفرود (الوجبات الخفيفة والحلويات)

البروكلي:

96	- حساء السمك الحار مع الخضروات الطازجة (الغداء والعشاء)
55	- سوبر جرين ديتوكس (عصير التخلص من السموم) (السموثي والمشروبات)

الملفوف (الأبيض)

111	- سلطة الكرنب الحلو والحامض (الغداء والعشاء)

الكاكاو:

130	- لقيمات بليونير (الوجبات الخفيفة والحلويات)
132	- ألواح الكاكاو وتوت الغوجي (الوجبات الخفيفة والحلويات)
49	- لاف بوشن الشوكولاتة والتوت (السموثي والمشروبات)
51	- ماتشا ديفاين الشوكولاتة والموز (السموثي والمشروبات)

نبات الكبر:

88	- سلطة المأكولات البحرية بصوص النعناع، والليمون ونبات الكبر (الغداء والعشاء)

- حساء الجرجير والأفوكادو مع فيردي صلصة الكزبرة (الغداء والعشاء)	83

الجزر:

- سكن رينيو (عصير تجديد الجلد) (السموثي والمشروبات)	55
- حساء السمك الحار مع الخضروات الطازجة (الغداء والعشاء)	96

الهيل:

- كيك اللوز مع المشمش والهيل (الوجبات الخفيفة والحلويات)	126
- قهوة كولد برو العربية بالهيل (السموثي والمشروبات)	53
- لقيمات بليونير (الوجبات الخفيفة والحلويات)	130
- لاتيه تشاي ماتشا (السموثي والمشروبات)	49

زبدة الكاجو:

- صوص الخردل الدسم (الغداء والعشاء)	105
- سمك الحمرة المشوي بالتمر الهندي (الغداء والعشاء)	119

الكاجو:

- لقيمات بليونير (الوجبات الخفيفة والحلويات)	130
- بيرشير موسلي مع فاكهة باشن فروت (المعروفة بزهرة الآلام) وجوز الهند (الافطار)	69
- حليب المكسرات (السموثي والمشروبات)	57

حليب الكاجو:

- لاتيه تشاي ماتشا (السموثي والمشروبات)	49

القرنبيط:

- كسكس القرنبيط المتبّل مع الرمان (الغداء والعشاء)	108
- التبولة مع التويست (الغداء والعشاء)	113

الملفوف الأسود:

- سوبر جرين ديتوكس (عصير التخلص من السموم) (السموثي والمشروبات)	55

الفلفل الحار:

- دجاج مشوي مع تتبيلة الزبادي الحارة (الغداء والعشاء)	92
- سمك الماكريل أو الدنيس المشوي في الزبدة المتبّلة (الغداء والعشاء)	117
- الشاي بالكركم (السموثي والمشروبات)	57

الكرفس:

- حساء الفطر المخملي (الغداء والعشاء)	80

82	- حساء الجرجير والأفوكادو مع فيردي صلصة الكزبرة (الغداء والعشاء)
115	- سلطة خضروات "زنجي" الرائعة (الغداء والعشاء)

السلق:

71	- أومليت بالجبن الفيتا والسلق الملوّن والكركم (الافطار)
55	- سكن رينيو (عصير تجديد الجلد) (السموثي والمشروبات)
96	- حساء السمك الحار مع الخضروات الطازجة (الغداء والعشاء)

الجبن (الفيتا):

67	- هريسة البيض المخبوز (الافطار)
71	- أومليت بالجبن الفيتا والسلق الملوّن والكركم (الافطار)

جبن (الماعز):

73	- توست مخمّر مع جبن الماعز (الافطار)

الجبن (الحلوم):

122	- سلطة الكينوا والحمص مع الخرشوف والجرجير (الغداء والعشاء)

دقيق الكستناء:

62	- فطائر الكمثرى بالقرفة (الافطار)

بذور الشيا:

126	- كيك اللوز مع المشمش والهيل (الوجبات الخفيفة والحلويات)
69	- بيرشير موسلي مع فاكهة باشن فروت (المعروفة بزهرة الآلام) وجوز الهند (الافطار)
132	- ألواح الكاكاو وتوت الغوجي (الوجبات الخفيفة والحلويات)
49	- لاتيه تشاي ماتشا (السموثي والمشروبات)
49	- لاف بوشن الشوكولاتة والتوت (السموثي والمشروبات)

الدجاج:

94	- سلطة الفول، والشمر والأفوكادو مع الدجاج (الغداء والعشاء)
91	- الدجاج بالكزبرة، والكمون والكركم (الغداء والعشاء)
92	- دجاج مشوي مع تتبيلة الزبادي الحارة (الغداء والعشاء)
91	- الدجاج بالليمون والزعتر (الغداء والعشاء)
91	- الدجاج بالليمون، والزعتر والزيتون الأخضر (الغداء والعشاء)
107	- الدجاج المغربي مع الليمون والزيتون المخلل (الغداء والعشاء)
91	- الدجاج بمزيج الزعتر (الغداء والعشاء)

دقيق الحمص:
- الخبز المفرود الخالي من الجلوتين (الغداء والعشاء) _____ 101

الحمص:
- سلطة الكينوا والحمص مع الخرشوف والجرجير (الغداء والعشاء) _____ 122

الهندباء البرية:
- سلطة الشمندر والهندباء البرية مع روب لبن الماعز بالفجل الحار (الغداء والعشاء) _____ 84
- سلطة الهندباء البرية، والشمر والتفاح مع السلمون الحار المدخّن (الغداء والعشاء) _____ 86

الفلفل الأحمر الحار:
- غموس الفول المهروس مع الخبز المفرود (الوجبات الخفيفة والحلويات) _____ 135
- حساء جازباتشو (الغداء والعشاء) _____ 78
- أوملیت بالجبن الفيتا والسلق الملوّن والكركم (الافطار) _____ 71
- حساء السمك الحار مع الخضروات الطازجة (الغداء والعشاء) _____ 96
- سمك الحمرة المشوي بالتمر الهندي (الغداء والعشاء) _____ 119
- حساء الجرجير والأفوكادو مع فيردي صلصة الكزبرة (الغداء والعشاء) _____ 82
- سلطة خضروات "زنجي" الرائعة (الغداء والعشاء) _____ 115

الكلوريلا (مسحوق):
- سوبر جرين ديتوكس (عصير التخلص من السموم) (السموثي والمشروبات) _____ 55

الشوكولاتة (الداكنة والعضوية):
- لقيمات بليونير (الوجبات الخفيفة والحلويات) _____ 130

القرفة:
- كيك اللوز مع المشمش والهيل (الوجبات الخفيفة والحلويات) _____ 126
- قهوة كولد برو العربية بالهيل (السموثي والمشروبات) _____ 53
- لقيمات بليونير (الوجبات الخفيفة والحلويات) _____ 130
- لاتيه تشاي ماتشا (السموثي والمشروبات) _____ 49
- لحم الضأن بالكمون والكزبرة (الغداء والعشاء) _____ 102
- حليب المكسرات (السموثي والمشروبات) _____ 57
- فطائر الكمثرى بالقرفة (الافطار) _____ 62
- جرانولا سوبر بري (الافطار) _____ 75

القرنفل:
- قهوة كولد برو العربية بالهيل (السموثي والمشروبات) 53
- لاتيه تشاي ماتشا (السموثي والمشروبات) 49

جوز الهند (سكر أزهار):
- كيك اللوز مع المشمش والهيل (الوجبات الخفيفة والحلويات) 126

جوز الهند (رقائق):
- بيرشير موسلي مع فاكهة باشن فروت (المعروفة بزهرة الآلام) وجوز الهند (الافطار) 69

جوز الهند (دقيق):
- لقيمات بليونير (الوجبات الخفيفة والحلويات) 130
- فطائر الكمثرى بالقرفة (الافطار) 62

جوز الهند (كفير):
- فطائر الكمثرى بالقرفة (الافطار) 62

جوز الهند (حليب):
- كيك اللوز مع المشمش والهيل (الوجبات الخفيفة والحلويات) 126
- فريتاتا الهليون (الافطار) 64
- لاف بوشن الشوكولاتة والتوت (السموثي والمشروبات) 49
- بيري الفانيليا الدسم (السموثي والمشروبات) 51
- ماتشا ديفاين الشوكولاتة والموز (السموثي والمشروبات) 51
- فطائر الكمثرى بالقرفة (الافطار) 62

البن:
- كيك اللوز مع المشمش والهيل (الوجبات الخفيفة والحلويات) 126
- قهوة كولد برو العربية بالهيل (السموثي والمشروبات) 53
- قهوة كولد برو (السموثي والمشروبات) 59

الكزبرة:
- سلطة الفول، والشمر والأفوكادو مع الدجاج (الغداء والعشاء) 94
- الدجاج بالكزبرة، والكمون والكركم (الغداء والعشاء) 91
- غموس الفول المهروس مع الخبز المفرود (الوجبات الخفيفة والحلويات) 135
- لحم الضأن بالكمون والكزبرة (الغداء والعشاء) 102
- دجاج مشوي مع تتبيلة الزبادي الحارة (الغداء والعشاء) 92
- كفتة لحم الضأن (الغداء والعشاء) 98

- الدجاج المغربي مع الليمون والزيتون المخلل (الغداء والعشاء) 107
- سلطة الكينوا والحمص مع الخرشوف والجرجير (الغداء والعشاء) 122
- سمك الماكريل أو الدنيس المشوي في الزبدة المتبّلة (الغداء والعشاء) 117
- حساء السمك الحار مع الخضروات الطازجة (الغداء والعشاء) 96
- حساء الجرجير والأفوكادو مع فيردي صلصة الكزبرّة (الغداء والعشاء) 82
- سلطة خضروات "زنجي" الرائعة (الغداء والعشاء) 115

الكوسة:

- سلطة المأكولات البحرية بصوص النعناع، والليمون ونبات الكبر (الغداء والعشاء) 88
- سلطة خضروات "زنجي" الرائعة (الغداء والعشاء) 115

الكابوريا:

- سلطة المأكولات البحرية بصوص النعناع، والليمون ونبات الكبر (الغداء والعشاء) 88

الخيار:

- حساء جازباتشو (الغداء والعشاء) 78
- مياه تعزيز نضارة الجلد (السموثي والمشروبات) 59
- سكن رينيو (عصير تجديد الجلد) (السموثي والمشروبات) 55
- سوبر جرين ديتوكس (عصير التخلص من السموم) (السموثي والمشروبات) 55

الكمون:

- الدجاج بالكزبرة، والكمون والكركم (الغداء والعشاء) 91
- لحم الضأن بالكمون والكزبرة (الغداء والعشاء) 102
- حساء جازباتشو (الغداء والعشاء) 78
- الخبز المفرود الخالي من الجلوتين (الغداء والعشاء) 101
- كفتة لحم الضأن (الغداء والعشاء) 98
- الدجاج المغربي مع الليمون والزيتون المخلل (الغداء والعشاء) 107
- سمك الماكريل أو الدنيس المشوي في الزبدة المتبّلة (الغداء والعشاء) 117
- هريس القرع المشوي (الغداء والعشاء) 104
- كسكس القرنبيط المتبّل مع الرمان (الغداء والعشاء) 108
- سلطة الكرنب الحلو والحامض (الغداء والعشاء) 111
- حساء الفطر المخملي (الغداء والعشاء) 80
- سلطة خضروات "زنجي" الرائعة (الغداء والعشاء) 115

أوراق الكاري:
- سمك الماكريل أو الدنيس المشوي في الزبدة المتبّلة (الغداء والعشاء) _____ 117

الألبان (فلسفتي للطعام):
- لماذا الإقلال من الألبان؟ _____ 26
- تنحية منتجات الألبان للحدّ من الالتهابات والآلام (دراسة حالة)

الألبان (دليل مكوّنات الطعام الصحية والمفيدة):
- اللبنة، وجبن وزبادي الماعز، وجبن وزبادي الأغنام والكفير _____ 160-161

التمر:
- كيك اللوز مع المشمش والهيل (الوجبات الخفيفة والحلويات) _____ 126
- ريزوتو الشعير مع الليمون والزيتون المخلل (الغداء والعشاء) _____ 120
- لقيمات بليونير (الوجبات الخفيفة والحلويات) _____ 130
- ألواح الكاكاو وتوت الغوجي (الوجبات الخفيفة والحلويات) _____ 132
- حليب المكسرات (السموثي والمشروبات) _____ 57

دبس التمر:
- بيرشير موسلي مع فاكهة باشن فروت (المعروفة بزهرة الآلام) وجوز الهند (الافطار) _____ 69
- لاتيه تشاي ماتشا (السموثي والمشروبات) _____ 49
- لاف بوشن الشوكولاتة والتوت (السموثي والمشروبات) _____ 49
- ماتشا ديفاين الشوكولاتة والموز (السموثي والمشروبات) _____ 51

الشبت:
- سلطة الهندباء البرية، والشمر والتفاح مع السلمون الحار المدخّن (الغداء والعشاء) _____ 86

الصوص:
- سلطة الفول، والشمر والأفوكادو مع الدجاج (الغداء والعشاء) _____ 94
- صوص الخردل الدسم (الغداء والعشاء) _____ 105
- سلطة الكينوا والحمص مع الخرشوف والجرجير (الغداء والعشاء) _____ 122
- سلطة المأكولات البحرية بصوص النعناع، والليمون ونبات الكبر (الغداء والعشاء) _____ 88
- سلطة الكرنب الحلو والحامض (الغداء والعشاء) _____ 111
- سلطة خضروات "زنجي" الرائعة (الغداء والعشاء) _____ 115

البيض:
- كيك اللوز مع المشمش والهيل (الوجبات الخفيفة والحلويات) _____ 126

- الخبز المفرود الخالي من الجلوتين (الغداء والعشاء) _____ 101
- هريسة البيض المخبوز (الافطار) _____ 67
- أومليت بالجبن الفيتا والسلق الملوّن والكركم (الافطار) _____ 71
- فطائر الكمثرى بالقرفة (الافطار) _____ 62
- سلطة المأكولات البحرية بصوص النعناع، والليمون ونبات الكبر (الغداء والعشاء) _____ 88

الاستدامة البيئية (فلسفتي للطعام):
- الخيارات المستدامة المراعية للبيئة _____ 19
- لماذا الأطعمة العضوية؟ _____ 21
لماذا الأسماك والمأكولات البحرية المستدامة؟ _____ 25
قائمة طعام لخمسة أيام (كأنموذج للتخطيط) _____ 136

زيت بذور الكتان:
- بيري الفانيليا الدسم (السموثي والمشروبات) _____ 51

الشمر:
- سلطة الفول، والشمر والأفوكادو مع الدجاج (الغداء والعشاء) _____ 94
- سلطة الهندباء البرية، والشمر والتفاح مع السلمون الحار المدخّن (الغداء والعشاء) _____ 86
- كفتة لحم الضأن (الغداء والعشاء) _____ 98
- سلطة الكرنب الحلو والحامض (الغداء والعشاء) _____ 111

الأسماك والمأكولات البحرية:
- ريزوتو الشعير مع الليمون والزيتون المخلل (الغداء والعشاء) _____ 120
- سلطة الهندباء البرية، والشمر والتفاح مع السلمون الحار المدخّن (الغداء والعشاء) _____ 86
- سمك الماكريل أو الدنيس المشوّي في الزبدة المتبّلة (الغداء والعشاء) _____ 117
- سلطة المأكولات البحرية بصوص النعناع، والليمون ونبات الكبر (الغداء والعشاء) _____ 88
- حساء السمك الحار مع الخضروات الطازجة (الغداء والعشاء) _____ 96
- سمك الحمرة المشوي بالتمر الهندي (الغداء والعشاء) _____ 119
- لماذا الأسماك والمأكولات البحرية المستدامة (فلسفتي للطعام)؟ _____ 25

الطعام دواء (فلسفتي للطعام):
- أثر النظام الغذائيّ على صحة الإنسان؛ المشكلات الصحية المزمنة الناجمة عن القصور الغذائيّ _____ 17

إطار الصحة: ركائز الصحة الست:

- التغذية؛ الحركة؛ التفكير الإيجابيّ؛ النوم؛ التواصل الاجتماعي؛ وجود غاية _____ 9-11

الفواكه (دليل مكوّنات الطعام الصحية والمفيدة):

- الأفوكادو، الليمون، التوت، باشن فروت (المعروفة بزهرة الآلام) _____ 154-156

الخلنجان:

- حساء الفطر المخملي (الغداء والعشاء) _____ 80

الجارام مسالا:

- دجاج مشوي مع تتبيلة الزبادي الحارة (الغداء والعشاء) _____ 92

الثوم:

- ريزوتو الشعير مع الليمون والزيتون المخلل (الغداء والعشاء) _____ 120
- لحم الضأن بالكمون والكزبرة (الغداء والعشاء) _____ 102
- حساء جازباتشو (الغداء والعشاء) _____ 78
- دجاج مشوي مع تتبيلة الزبادي الحارة (الغداء والعشاء) _____ 92
- هريسة البيض المخبوز (الافطار) _____ 67
- كفتة لحم الضأن (الغداء والعشاء) _____ 98
- الدجاج المغربي مع الليمون والزيتون المخلل (الغداء والعشاء) _____ 107
- أومليت بالجبن الفيتا والسلق الملوّن والكركم (الافطار) _____ 71
- سلطة الكينوا والحمص مع الخرشوف والجرجير (الغداء والعشاء) _____ 122
- كسكس القرنبيط المتبّل مع الرمان (الغداء والعشاء) _____ 108
- حساء السمك الحار مع الخضروات الطازجة (الغداء والعشاء) _____ 96
- سمك الحمرة المشوي بالتمر الهندي (الغداء والعشاء) _____ 119
- حساء الفطر المخملي (الغداء والعشاء) _____ 80
- حساء الجرجير والأفوكادو مع فيردي صلصة الكزبرة (الغداء والعشاء) _____ 82

الأطعمة المعدّلة وراثيًا:

- تغيير الحمض النووي؛ الأدلة العلمية؛ المبيدات الحشرية الصناعية السامة؛ أنواع المحاصيل الغذائية المعدّلة وراثيًا؛ أماكن زراعة الأطعمة المعدّلة وراثيًا (الدول) _____ 22

الزنجبيل:

- لقيمات بليونير (الوجبات الخفيفة والحلويات) _____ 130
- لاتيه تشاي ماتشا (السموثي والمشروبات) _____ 49

- دجاج مشوي مع تتبيلة الزبادي الحارة (الغداء والعشاء) 92
- إيميون بووست (عصير تعزيز المناعة) (السموثي والمشروبات) 55
- الدجاج المغربي مع الليمون والزيتون المخلل (الغداء والعشاء) 107
- سمك الماكريل أو الدنيس المشوي في الزبدة المتبّلة (الغداء والعشاء) 117
- حساء السمك الحار مع الخضروات الطازجة (الغداء والعشاء) 96
- سمك الحمرة المشوي بالتمر الهندي (الغداء والعشاء) 119
- الشاي بالكركم (السموثي والمشروبات) 57
- حساء الفطر المخملي (الغداء والعشاء) 80
- سلطة خضروات "زنجي" الرائعة (الغداء والعشاء) 115

الأطعمة الخالية من الجلوتين:
- الخبز المفرود الخالي من الجلوتين (الغداء والعشاء) 101
- فطائر الكمثرى بالقرفة (الافطار) 62

روب لبن الماعز:
سلطة الشمندر والهندباء البرية مع روب لبن الماعز بالفجل الحار (الغداء والعشاء) 84

توت الغوجي:
- لقيمات بليونير (الوجبات الخفيفة والحلويات) 130
- ألواح الكاكاو وتوت الغوجي (الوجبات الخفيفة والحلويات) 132

الجريب فروت:
- إيميون بووست (عصير تعزيز المناعة) (السموثي والمشروبات) 55

الهريسة:
- هريسة البيض المخبوز (الافطار) 67

حمى القش (فلسفتي للطعام – دراسة حالة) 15

الأعشاب والبهارات (دليل مكوّنات الطعام الصحية والمفيدة):
- التمر الهندي، الفلفل الأحمر الحار، الكزبرة، الهيل، الكمون، القرفة، الكركم، الفجل، الزنجبيل، الثوم، الكراث، النعناع، البقدونس، البردقوش، جوزة الطيب، القرنفل، الزعفران، ملح الهيمالايا الوردي، أوراق الكاري، جارام مسالا، بهارات بيمينتو والشبت 150-153

العسل:
- كيك اللوز مع المشمش والهيل (الوجبات الخفيفة والحلويات) 126
- سلطة الفول، والشمر والأفوكادو مع الدجاج (الغداء والعشاء) 94

- ألواح الكاكاو وتوت الغوجي (الوجبات الخفيفة والحلويات)	132
- سلطة الهندباء البرية، والشمر والتفاح مع السلمون الحار المدخّن (الغداء والعشاء)	86
- صوص الخردل الدسم (الغداء والعشاء)	105
- اللبنة مع اللوز المحمّص وعسل اللافندر (الوجبات الخفيفة والحلويات)	129
- فطائر الكمثرى بالقرفة (الافطار)	62
- سلطة المأكولات البحرية بصوص النعناع، والليمون ونبات الكبر (الغداء والعشاء)	88
- توست مخمّر مع جبن الماعز (الافطار)	73
- جرانولا سوبر بري (الافطار)	75
- الشاي بالكركم (السموثي والمشروبات)	57
- حساء الجرجير والأفوكادو مع فيردي صلصة الكزبرة (الغداء والعشاء)	82
- سلطة خضروات "زنجي" الرائعة (الغداء والعشاء)	115
الهرمونات (فلسفتي للطعام – دراسة حالة)	14

الفجل:

- سلطة الشمندر والهندباء البرية مع روب لبن الماعز بالفجل الحار (الغداء والعشاء)	84

ملفوف الكيل:

- ملفوف الكيل بالسمسم (الغداء والعشاء)	105
- حساء السمك الحار مع الخضروات الطازجة (الغداء والعشاء)	96
- سوبر جرين ديتوكس (عصير التخلص من السموم) (السموثي والمشروبات)	55

اللبنة:

- اللبنة مع اللوز المحمّص وعسل اللافندر (الوجبات الخفيفة والحلويات)	129

لحم الضأن:

- كفتة لحم الضأن (الغداء والعشاء)	98
- لحم الضأن بالكمون والكزبرة (الغداء والعشاء)	102

عسل اللافندر:

- اللبنة مع اللوز المحمّص وعسل اللافندر (الوجبات الخفيفة والحلويات)	129

الليمون:

- ريزوتو الشعير مع الليمون والزيتون المخلل (الغداء والعشاء)	120
- سلطة الفول، والشمر والأفوكادو مع الدجاج (الغداء والعشاء)	94
- سلطة الهندباء البرية، والشمر والتفاح مع السلمون الحار المدخّن (الغداء والعشاء)	86

- صوص الخردل الدسم (الغداء والعشاء) 105
- دجاج مشوي مع تتبيلة الزبادي الحارة (الغداء والعشاء) 92
- كفتة لحم الضأن (الغداء والعشاء) 98
- الدجاج بالليمون، والزعتر والزيتون الأخضر (الغداء والعشاء) 91
- الدجاج المغربي مع الليمون والزيتون المخلل (الغداء والعشاء) 107
- سلطة الكينوا والحمص مع الخرشوف والجرجير (الغداء والعشاء) 122
- سلطة المأكولات البحرية بصوص النعناع، والليمون ونبات الكبر (الغداء والعشاء) 88
- مياه تعزيز نضارة الجلد (السموثي والمشروبات) 59
- سكن رينيو (عصير تجديد الجلد) (السموثي والمشروبات) 55
- كسكس القرنبيط المتبّل مع الرمان (الغداء والعشاء) 108
- التبولة مع التويست (الغداء والعشاء) 113
- الشاي بالكركم (السموثي والمشروبات) 57
- حساء الجرجير والأفوكادو مع فيردي صلصة الكزبرة (الغداء والعشاء) 82

العدس:
- حساء الفطر المخملي (الغداء والعشاء) 80

الليمون الحامض:
- بيرشير موسلي مع فاكهة باشن فروت (المعروفة بزهرة الآلام) وجوز الهند (الافطار) 69
- غموس الفول المهروس مع الخبز المفرود (الوجبات الخفيفة والحلويات) 135
- إيميون بووست (عصير تعزيز المناعة) (السموثي والمشروبات) 55
- سمك الماكريل أو الدنيس المشوي في الزبدة المتبّلة (الغداء والعشاء) 117
- حساء السمك الحار مع الخضروات الطازجة (الغداء والعشاء) 96
- سوبر جرين ديتوكس (عصير التخلص من السموم) (السموثي والمشروبات) 55
- سمك الحمرة المشوي بالتمر الهندي (الغداء والعشاء) 119
- سلطة خضروات "زنجي" الرائعة (الغداء والعشاء) 115

مسحوق لوكوما:
- بيري الفانيليا الدسم (السموثي والمشروبات) 51
- بيرشير موسلي مع فاكهة باشن فروت (المعروفة بزهرة الآلام) وجوز الهند (الافطار) 69

مسحوق ماكا:
- بيري الفانيليا الدسم (السموثي والمشروبات) 51

سمك الماكريل:
- سمك الماكريل أو الدنيس المشوي في الزبدة المتبّلة (الغداء والعشاء) _____ 117

شاي ماتشا الأخضر:
- لاتيه تشاي ماتشا (السموثي والمشروبات) _____ 49
- ماتشا ديفاين الشوكولاتة والموز (السموثي والمشروبات) _____ 51

اللحوم - السائبة والعضوية (فلسفتي للطعام):
- الأضرار الصحية الناجمة عن تناول اللحوم الحمراء؛ السمنة، والسرطان، وأمراض القلب؛ الاستهلاك الزائد للحوم؛ زيادة توليد غاز ثاني أكسيد الكربون جراء تربية الماشية؛ غازات الدفيئة؛ الاحتباس الحراري؛ المضادات الحيوية التي توضع في طعام الحيوانات؛ صحة الجهاز الهضمي؛ البكتيريا المقاومة للعقاقير _____ 23

الأكل بوعيّ (فلسفتي للطعام):
- تناول الطعام بغير وعيّ؛ التهام كميات كبيرة من الطعام وزيادة الوزن بصورة مفرطة؛ فكّر فيما تأكله؛ بعض النصائح لتناول الطعام بطريقة واعية؛ التحكم في حجم وجبات الطعام؛ إدارة وزنك؛ تقييم تأثير بعض الأطعمة على صحتك؛ التعرف على الأطعمة التي يجب إزالتها من نظامك الغذائيّ؛ تحديد الأسباب المؤدية لظهور أعراض معينة؛ استشارة أحد المتخصصين في التغذية _____ 35-37

النعناع
- سلطة الفول، والشمر والأفوكادو مع الدجاج (الغداء والعشاء) _____ 94
- لحم الضأن بالكمون والكزبرة (الغداء والعشاء) _____ 102
- كفتة لحم الضأن (الغداء والعشاء) _____ 98
- سلطة المأكولات البحرية بصوص النعناع، والليمون ونبات الكبر (الغداء والعشاء) _____ 88
- مياه تعزيز نضارة الجلد (السموثي والمشروبات) _____ 59
- التبولة مع التويست (الغداء والعشاء) _____ 113

عجينة ميسو:
- حساء الفطر المخملي (الغداء والعشاء) _____ 80

الفطر:
- فريتاتا الهليون (الافطار) _____ 64
- حساء الفطر المخملي، وفطر البورسيني، وفطر المحار، وفطر شيتاكي، والكستناء (الغداء والعشاء) _____ 80

الخردل (ديجون):
- سلطة الفول، والشمر والأفوكادو مع الدجاج (الغداء والعشاء) _____ 94
- صوص الخردل الدسم (الغداء والعشاء) _____ 105
- سلطة المأكولات البحرية بصوص النعناع، والليمون ونبات الكبر (الغداء والعشاء) _____ 88

فلسفتي للطعام:
- الطعام دواء؛ طعامنا والأرض؛ المكوّنات الجيدة هي الأساس؛ الأكل بوعيّ؛ نهج متوازن _____ 13-43

حبة البركة:
- سلطة الكرنب الحلو والحامض (الغداء والعشاء) _____ 111

زبدة المكسرات:
- ماتشا ديفاين الشوكولاتة والموز (السموثي والمشروبات) _____ 51

حليب المكسرات:
- قهوة كولد برو العربية بالهيل (السموثي والمشروبات) _____ 53
- بيرشير موسلي مع فاكهة باشن فروت (المعروفة بزهرة الآلام) وجوز الهند (الافطار) _____ 69
- فطائر الكمثرى بالقرفة (الافطار) _____ 62

عجينة المكسرات (الكاجو أو البندوق):
- حساء الفطر المخملي (الغداء والعشاء) _____ 80

جوزة الطيب:
- قهوة كولد برو العربية بالهيل (السموثي والمشروبات) _____ 53
- فريتاتا الهليون (الافطار)

نقص العناصر الغذائية (فلسفتي للطعام):
- المشكلات الصحية المزمنة؛ أثر النظام الغذائيّ على صحة الإنسان _____ 15-17

المكسرات والبذور (دليل مكوّنات الطعام الصحية والمفيدة):
- المكسرات والبذور الكاملة، وزبدة المكسرات الخام، وحليب وطحينة المكسرات _____ 146-149

الشوفان:
- ألواح الكاكاو وتوت الغوجي (الوجبات الخفيفة والحلويات) _____ 132
- جرانولا سوبر بري (الافطار) _____ 75

الزيتون:
- ريزوتو الشعير مع الليمون والزيتون المخلل (الغداء والعشاء) _____ 120

- الدجاج بالليمون، والزعتر والزيتون الأخضر (الغداء والعشاء) _____ 91
- الدجاج المغربي مع الليمون والزيتون المخلل (الغداء والعشاء) _____ 107
- توست مخمّر مع جبن الماعز (الافطار) _____ 73

البصل/ الكراث:
- فريتاتا الهليون (الافطار) _____ 64
- ريزوتو الشعير مع الليمون والزيتون المخلل (الغداء والعشاء) _____ 120
- سلطة الفول، والشمر والأفوكادو مع الدجاج (الغداء والعشاء) _____ 94
- لحم الضأن بالكمون والكزبرة (الغداء والعشاء) _____ 102
- حساء جازباتشو (الغداء والعشاء) _____ 78
- دجاج مشوي مع تتبيلة الزبادي الحارة (الغداء والعشاء) _____ 92
- هريسة البيض المخبوز (الافطار) _____ 67
- كفتة لحم الضأن (الغداء والعشاء) _____ 98
- الدجاج المغربي مع الليمون والزيتون المخلل (الغداء والعشاء) _____ 107
- سلطة الكينوا والحمص مع الخرشوف والجرجير (الغداء والعشاء) _____ 122
- سلطة المأكولات البحرية بصوص النعناع، والليمون ونبات الكبر (الغداء والعشاء) _____ 88
- كسكس القرنبيط المتبّل مع الرمان (الغداء والعشاء) _____ 108
- حساء السمك الحار مع الخضروات الطازجة (الغداء والعشاء) _____ 96
- التبولة مع التويست (الغداء والعشاء) _____ 113
- حساء الفطر المخملي (الغداء والعشاء) _____ 80
- حساء الجرجير والأفوكادو مع فيردي صلصة الكزبرة (الغداء والعشاء) _____ 82

زيت البرتقال:
- لقيمات بليونير (الوجبات الخفيفة والحلويات) _____ 130

البردقوش:
- فريتاتا الهليون (الافطار) _____ 64
- هريسة البيض المخبوز (الافطار) _____ 67

طعامنا والأرض (فلسفتي للطعام):
- الخيارات المستدامة المراعية للبيئة؛ لماذا يتسم النظام الغذائيّ الصحيّ بكونه أكثر استدامة للبيئة؛ دعم الزراعة العضوية؛ معالجة الطعام بطرق صناعية في مقابل معالجته بطرق طبيعية؛ المساعدة في الحفاظ على كوكبنا _____ 18-19

البابريكا:
- هريس القرع المشوي (الغداء والعشاء) 104

البقدونس:
- فريتاتا الهليون (الافطار) 64
- ريزوتو الشعير مع الليمون والزيتون المخلل (الغداء والعشاء) 120
- هريسة البيض المخبوز (الافطار) 67
- كفتة لحم الضأن (الغداء والعشاء) 98
- الدجاج المغربي مع الليمون والزيتون المخلل (الغداء والعشاء) 107
- سلطة المأكولات البحرية بصوص النعناع، والليمون ونبات الكبر (الغداء والعشاء) 88
- كسكس القرنبيط المتبّل مع الرمان (الغداء والعشاء) 108
- سوبر جرين ديتوكس (عصير التخلص من السموم) (السموثي والمشروبات) 55
- التبولة مع التويست (الغداء والعشاء) 113
- حساء الجرجير والأفوكادو مع فيردي صلصة الكزبرة (الغداء والعشاء) 82

فاكهة باشن فروت (المعروفة بزهرة الآلام):
- بيرشير موسلي مع فاكهة باشن فروت (المعروفة بزهرة الآلام) وجوز الهند (الافطار) 69
- إيميون بووست (عصير تعزيز المناعة) (السموثي والمشروبات) 55

الشعير المقشور:
- ريزوتو الشعير مع الليمون والزيتون المخلل (الغداء والعشاء) 120

الكمثرى:
- فطائر الكمثرى بالقرفة (الافطار) 62
- سكن رينيو (عصير تجديد الجلد) (السموثي والمشروبات) 55

البازلاء:
- حساء الجرجير والأفوكادو مع فيردي صلصة الكزبرة (الغداء والعشاء) 82

الجوز:
- سلطة الكرنب الحلو والحامض (الغداء والعشاء) 111

الفلفل (الأحمر، و/ أو الأخضر و/ أو الاصفر):
- حساء جازباتشو (الغداء والعشاء) 78
- هريسة البيض المخبوز (الافطار) 67

بذور الصنوبر:
- ريزوتو الشعير مع الليمون والزيتون المخلل (الغداء والعشاء) 120

- سلطة الكينوا والحمص مع الخرشوف والجرجير (الغداء والعشاء) ‎ 122

الفستق:
- لقيمات بليونير (الوجبات الخفيفة والحلويات) ‎ 130
- كسكس القرنبيط المتبّل مع الرمان (الغداء والعشاء) ‎ 108

حليب الفستق:
- لاتيه تشاي ماتشا (السموثي والمشروبات) ‎ 49
- حليب المكسرات (السموثي والمشروبات) ‎ 57

الرمان:
- سلطة الفول، والشمر والأفوكادو مع الدجاج (الغداء والعشاء) ‎ 94
- لحم الضأن بالكمون والكزبرة (الغداء والعشاء) ‎ 102
- ملفوف الكيل بالسمسم (الغداء والعشاء) ‎ 105
- كسكس القرنبيط المتبّل مع الرمان (الغداء والعشاء) ‎ 108
- التبولة مع التويست (الغداء والعشاء) ‎ 113
- سلطة الكينوا والحمص مع الخرشوف والجرجير (الغداء والعشاء) ‎ 122

عصيدة الشوفان:
- بيرشير موسلي مع فاكهة باشن فروت (المعروفة بزهرة الآلام) وجوز الهند (الافطار) ‎ 69

القريدس:
- سلطة المأكولات البحرية بصوص النعناع، والليمون ونبات الكبر (الغداء والعشاء) ‎ 88

القرع:
- هريس القرع المشوي (الغداء والعشاء) ‎ 104

بذور القرع:
- بيرشير موسلي مع فاكهة باشن فروت (المعروفة بزهرة الآلام) وجوز الهند (الافطار) ‎ 69
- ألواح الكاكاو وتوت الغوجي (الوجبات الخفيفة والحلويات) ‎ 132
- بيري الفانيليا الدسم (السموثي والمشروبات) ‎ 51

الهريس:
- هريس القرع المشوي (الغداء والعشاء) ‎ 104

المكوّنات الجيدة هي الأساس (فلسفتي للطعام):
- لماذا المكوّنات العضوية/ الطبيعية؟ مشكلات الزراعة المكثّفة (الزراعة الأحادية)؛
المبيدات الصناعية والأسمدة الكيمائية؛ انخفاض خصوبة التربة؛ الأضرار التي تلحق

بالحياة البرية؛ الأطعمة المعدّلة وراثيًّا؛ الأسماك والمأكولات البحرية المستدامة؛ لماذا الإقلال من القمح والجلوتين؟ لماذا الإقلال من السكر المكرّر؟؛ دراسات حالات _____ 21-33

الكينوا:

- سلطة الكينوا والحمص مع الخرشوف والجرجير (الغداء والعشاء) _____ 122

توت العليق:

- اللبنة مع اللوز المحمّص وعسل اللافندر (الوجبات الخفيفة والحلويات) _____ 129

- جرانولا سوبر بري (الافطار) _____ 75

وصفات إعداد الطعام: _____ 45-135

الحمرة (سمك):

- سمك الحمرة المشوي بالتمر الهندي (الغداء والعشاء) _____ 119

دقيق الأرز:

- الخبز المفرود الخالي من الجلوتين (الغداء والعشاء) _____ 101

أوراق الجرجير:

- سلطة الفول، والشمر والأفوكادو مع الدجاج (الغداء والعشاء) _____ 94

- سلطة الكينوا والحمص مع الخرشوف والجرجير (الغداء والعشاء) _____ 122

بلور الكوارتز الوردي:

- مياه تعزيز نضارة الجلد (السموثي والمشروبات) _____ 59

الزعفران:

- كيك اللوز مع المشمش والهيل (الوجبات الخفيفة والحلويات) _____ 126

- قهوة كولد برو العربية بالهيل (السموثي والمشروبات) _____ 53

- الدجاج المغربي مع الليمون والزيتون المخلل (الغداء والعشاء) _____ 107

سلمك السلمون (فيليه):

- حساء السمك الحار مع الخضروات الطازجة (الغداء والعشاء) _____ 96

سمك السلمون (المدخن):

- سلطة الهندباء البرية، والشمر والتفاح مع السلمون الحار المدخّن (الغداء والعشاء) _____ 86

سمك الدنيس:

- سمك الماكريل أو الدنيس المشوي في الزبدة المتّبلة (الغداء والعشاء) _____ 117

بذور/ زيت السمسم:
- سلطة الفول، والشمر والأفوكادو مع الدجاج (الغداء والعشاء) _____ 94
- لاتيه تشاي ماتشا (السموثي والمشروبات) _____ 49
- لاف بوشن الشوكولاتة والتوت (السموثي والمشروبات) _____ 49
- ملفوف الكيل بالسمسم (الغداء والعشاء) _____ 105
- حساء السمك الحار مع الخضروات الطازجة (الغداء والعشاء) _____ 96
- جرانولا سوبر بري (الافطار) _____ 75

الخبز المخمر:
- توست مخمّر مع جبن الماعز (الافطار) _____ 73

السبانخ:
- فريتاتا الهليون (الافطار) _____ 64
- هريسة البيض المخبوز (الافطار) _____ 67

البصل الأخضر:
- حساء السمك الحار مع الخضروات الطازجة (الغداء والعشاء) _____ 96

السكر (المكوّنات الجيدة هي الأساس):
- لماذا الإقلال من السكر المكرّر؟ ما هو السكر المكرّر؟ المشكلات الناجمة عن تناول كميات كبيرة من السكر المكرّر؛ اختلال توازن نسب السكر في الدم؛ نقص سكر الدم؛ داء السكري _____ 33

زبيب الكشمش:
- كسكس القرنبيط المتبّل مع الرمان (الغداء والعشاء) _____ 108
- سلطة الكرنب الحلو والحامض (الغداء والعشاء) _____ 111

بذور عباد الشمس:
- بيرشير موسلي مع فاكهة باشن فروت (المعروفة بزهرة الآلام) وجوز الهند (الافطار) _____ 69
- ألواح الكاكاو وتوت الغوجي (الوجبات الخفيفة والحلويات) _____ 132
- جرانولا سوبر بري (الافطار) _____ 75

الأطعمة السوبر (دليل مكوّنات الطعام الصحية والمفيدة):
- بذور شيا، والماكا، واللوكوما، وتوت الغوجي، ومسحوق الفانيليا، وشاي ماتشا الأخضر، ومسحوق كرز الأسيرولا، وحبوب لقاح النحل والكلوريلا _____ 143-146

المحليات البديلة (دليل مكوّنات الطعام الصحية والمفيدة):
- التمر، ودبس التمر، وسكر أزهار جوز الهند، والعسل الخام، ودبس الرمان
والسفرجل والتفاح، والمشمش المجفف، والزبيب الأرجواني المزرق وزبيب الكشمش _____ 161-163

الطحينة:
- كفتة لحم الضأن (الغداء والعشاء) _____ 98
- بذور وطحينة السمسم _____ 147

معجون التمر الهندي:
- لحم الضأن بالكمون والكزبرة (الغداء والعشاء) _____ 102
- حساء السمك الحار مع الخضروات الطازجة (الغداء والعشاء) _____ 96
- سمك الحمرة المشوي بالتمر الهندي (الغداء والعشاء) _____ 119

دقيق التابيوكا:
- فريتاتا الهليون (الافطار) _____ 64
- الخبز المفرود الخالي من الجلوتين (الغداء والعشاء) _____ 101

الزعتر:
- ريزوتو الشعير مع الليمون والزيتون المخلل (الغداء والعشاء) _____ 120
- الدجاج بالليمون والزعتر (الغداء والعشاء) _____ 91
- الدجاج بالليمون، والزعتر والزيتون الأخضر (الغداء والعشاء) _____ 91

الكركم:
- الدجاج بالكزبرة، والكمون والكركم (الغداء والعشاء) _____ 91
- دجاج مشوي مع تتبيلة الزبادي الحارة (الغداء والعشاء) _____ 92
- أومليت بالجبن الفيتا والسلق الملّون والكركم (الافطار) _____ 71
- سكن رينيو (عصير تجديد الجلد) (السموثي والمشروبات) _____ 55
- كسكس القرنبيط المتبّل مع الرمان (الغداء والعشاء) _____ 108
- الشاي بالكركم (السموثي والمشروبات) _____ 57

الطماطم:
- حساء جازباتشو (الغداء والعشاء) _____ 78
- توست مخمّر مع جبن الماعز (الافطار) _____ 73

مسحوق الفانيليا النقية:
- بيري الفانيليا الدسم (السموثي والمشروبات) _____ 51
- حليب المكسرات (السموثي والمشروبات) _____ 57

- جرانولا سوبر بري (الافطار) _____ 75

الخضروات (دليل مكوّنات الطعام الصحية والمفيدة):

- الخضروات ذات الأوراق الخضراء، والخضروات الصليبية والخضروات ذات الأوراق الخضراء المرّة – الملفوف الأبيض، والقرنبيط، والسلق المضلّع، والسلق الملوّن، والبروكلي ذو البراعم الأرجوانية، والسبانخ، والجرجير، والبقلة، والقرع، وملفوف الكيل، والكيل الأسود (كافولو نيرو)، والخرشوف والهندباء الحمراء _____ 149-150

الفيرجويس (عصير العنب غير المخمّر):

- ريزوتو الشعير مع الليمون والزيتون المخلل (الغداء والعشاء) _____ 120

الخل (الأبيض أو خل التفاح الخام):

- سلطة الشمندر والهندباء البرية مع روب لبن الماعز بالفجل الحار (الغداء والعشاء) _____ 84
- سلطة الفول، والشمر والأفوكادو مع الدجاج (الغداء والعشاء) _____ 94
- سلطة الهندباء البرية، والشمر والتفاح مع السلمون الحار المدخّن (الغداء والعشاء) _____ 86
- صوص الخردل الدسم (الغداء والعشاء) _____ 105
- غموس الفول المهروس مع الخبز المفرود (الوجبات الخفيفة والحلويات) _____ 135
- حساء جازباتشو (الغداء والعشاء) _____ 78

خل التفاح الخام (دليل مكوّنات الطعام الصحية والمفيدة): _____ 163
- سلطة المأكولات البحرية بصوص النعناع، والليمون ونبات الكبر (الغداء والعشاء) _____ 88
- سلطة الكرنب الحلو والحامض (الغداء والعشاء) _____ 111
- سلطة الكينوا والحمص مع الخرشوف والجرجير (الغداء والعشاء) _____ 122

عين الجمل:

- قهوة كولد برو العربية بالهيل (السموثي والمشروبات) _____ 53
- سلطة الشمندر والهندباء البرية مع روب لبن الماعز بالفجل الحار (الغداء والعشاء) _____ 84
- لقيمات بليونير (الوجبات الخفيفة والحلويات) _____ 130
- ألواح الكاكاو وتوت الغوجي (الوجبات الخفيفة والحلويات)

زيت عين الجمل:

- سلطة الشمندر والهندباء البرية مع روب لبن الماعز بالفجل الحار (الغداء والعشاء) _____ 84

نبات البقلة:

- سلطة الكينوا والحمص مع الخرشوف والجرجير (الغداء والعشاء) _____ 122

- حساء الجرجير والأفوكادو مع فيردي صلصة الكزبرة (الغداء والعشاء)	82
القمح والجلوتين (المكوّنات الجيدة هي الأساس)	**28-31**

- لماذا الإقلال من القمح والجلوتين؟ صعوبة هضم القمح والأعراض المصاحبة لذلك؛ استخدام المبيدات الحشرية الضارة؛ منتجات القمح المكرّر؛ صعوبة هضم الجلوتين والأعراض المصاحبة لذلك؛ مرض الداء الزلاقي؛ تلوث محصول القمح بسبب المبيدات؛ حبوب القمح الكاملة في مقابل منتجات القمح المكرّر؛ تجهيز الحبوب باستخدام التقنيات التقليدية؛ خبز العجين التقليديّ المخمر؛ أصناف القمح القديمة (مثل الحنطة، والقمح ثنائي الحبة والقمح وحيد الحبة)؛ التقنيات التقليدية (مثل التخمير الطويل؛ والخبز المصنوع من القمح المبرعم)؛ دراسة حالة

دليل مكوّنات الطعام الصحية والمفيدة	**139-163**

- الدهون والزيوت، 139؛ الأطعمة السوبر، 143؛ المكسرات والبذور، 146؛ الخضروات، 149؛ الأعشاب والبهارات، 150؛ الفواكه، 154؛ الحبوب القديمة والحبوب الكاذبة، 156؛ الألبان، 160؛ المحليات البديلة، 161؛ خل التفاح الخام، 163

الزبادي:

- بيرشير موسلي مع فاكهة باشن فروت (المعروفة بزهرة الآلام) وجوز الهند (الافطار)	69
- سلطة الهندباء البرية، والشمر والتفاح مع السلمون الحار المدخّن (الغداء والعشاء)	86
- دجاج مشوي مع تتبيلة الزبادي الحارة (الغداء والعشاء)	92
- هريسة البيض المخبوز (الافطار)	67
- كفتة لحم الضأن (الغداء والعشاء)	98
- هريس القرع المشوي (الغداء والعشاء)	104

مزيج الزعتر:

- الدجاج بمزيج الزعتر (الغداء والعشاء)	91

التوازن الجميل

دليلك الصحي والنفسي نحو التغذية الجيّدة والحياة السعيدة.

«زوي بالمر-رايت»، هي أخصائية تغذية ذائعة الصيت في شتى أنحاء العالم، ورائدة في مجال العلاج بالطبيعة، إذ تحظى بخبرة تربو على السنوات العشر في ميادين الطب، والأبحاث، والتعليم. وقد استطاعت «زوي»، على مدار تلكم السنوات، مد يد العون إلى آلاف الأفراد للارتقاء بمستويات حياتهم، على الجانبين الصحي والنفسي.

وسواء كان ذلك من خلال اتصالها المباشر مع عملائها، كلٌ على حدة، أو من خلال تدريسها لمجموعات، تهدف زوي إلى مساعدة الجميع في الوقوف على العلاقة الوثيقة بين الخيارات التي يتبناها الإنسان حيال طعامه ونمط حياته وبين صياغة هذه الخيارات لصحته وعافيته. وانطلاقاً من هذه الزاوية، تضع زوي بين يدي عملائها حلولاً طبيعية، وأدوات عملية، تنشد من خلالها الرجوع بصحتهم نحو مسارها الصحيح.

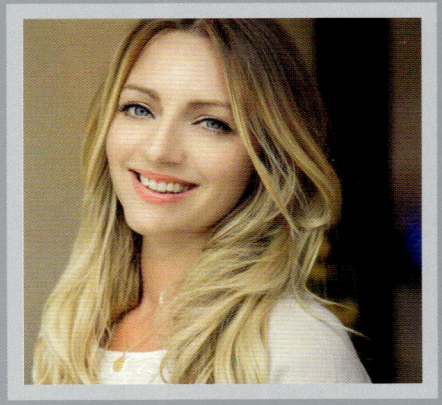

زوي بالمر-رايت